陈柏楠全国名老中医药专家传承工作室成果

齐鲁陈氏解毒活血法治疗周围血管疾病的中医特色技术成果

陈柏楠

周围血管疾病

临证经验

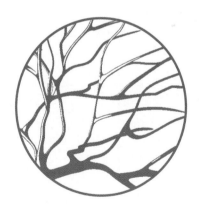

主编　王雁南

许永楷　张大伟

全国百佳图书出版单位

中国中医药出版社

·北京·

图书在版编目（CIP）数据

陈柏楠周围血管疾病临证经验 / 王雁南，许永楷，
张大伟主编 . -- 北京：中国中医药出版社，2024.3
ISBN 978-7-5132-8076-1

Ⅰ . ①陈… Ⅱ . ①王… ②许… ③张… Ⅲ . ①血管疾
病—中医临床—经验—中国—现代 Ⅳ . ① R259.43

中国国家版本馆 CIP 数据核字 (2023) 第 042980 号

中国中医药出版社出版

北京经济技术开发区科创十三街 31 号院二区 8 号楼
邮政编码　100176
传真　010-64405721
保定市西城胶印有限公司印刷
各地新华书店经销

开本 880×1230　1/32　印张 10.25　彩插 0.25　字数 251 千字
2024 年 3 月第 1 版　2024 年 3 月第 1 次印刷
书号　ISBN 978 – 7 – 5132 – 8076 – 1

定价　58.00 元
网址　www.cptcm.com

服 务 热 线　010-64405510
购 书 热 线　010-89535836
维 权 打 假　010-64405753

微信服务号　**zgzyycbs**
微商城网址　**https://kdt.im/LIdUGr**
官方微博　**http://e.weibo.com/cptcm**
天猫旗舰店网址　**https://zgzyycbs.tmall.com**

如有印装质量问题请与本社出版部联系（010-64405510）

《陈柏楠周围血管疾病临证经验》编委会

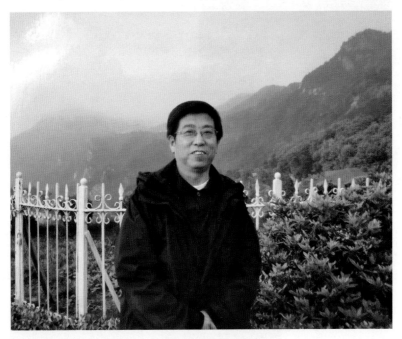

陈柏楠教授于庐山

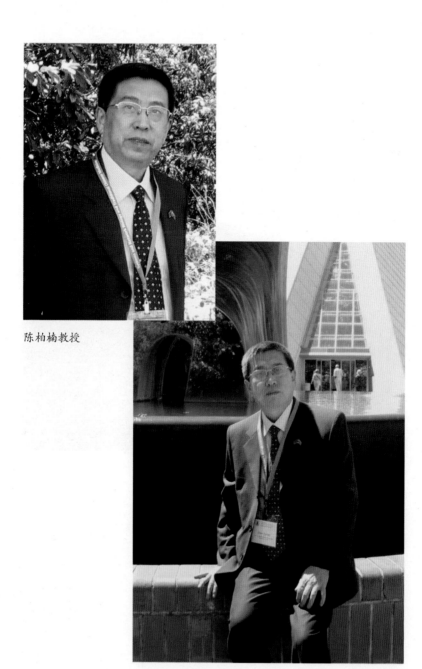

陈柏楠教授

陈柏楠在澳大利亚参加国际学术会议

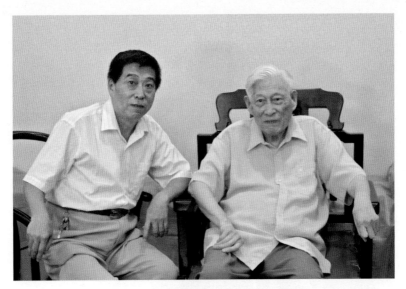

陈柏楠和国医大师尚德俊教授于济南

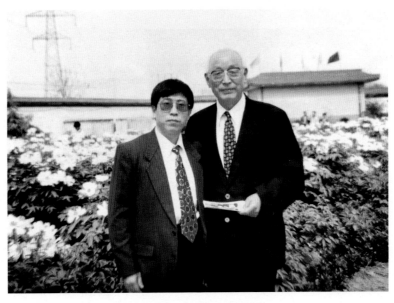

陈柏楠和王嘉桔教授于洛阳

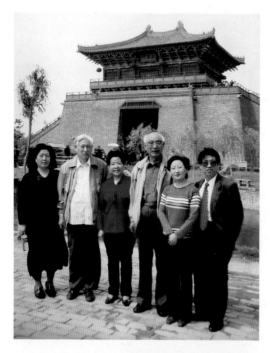

张静菊、尚德俊、陈翠菊、
王嘉桔、杜丽萍、陈柏楠
（自左向右）

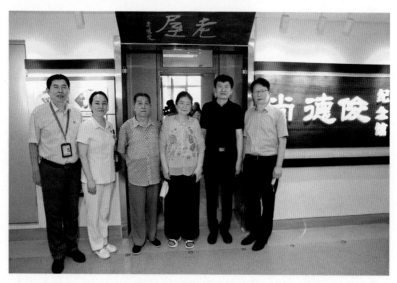

杨公涛、刘淑娟、陈柏楠、周黎丽、秦红松、刘明（自左向右）

内容提要

　　陈柏楠教授是我国著名中医外科专家、周围血管疾病专家，是山东省首届齐鲁杰出医师、山东省名中医药专家、第六批全国老中医药专家学术经验继承工作指导老师。本书从"岐黄之路""学术撷萃""临证经验""方药纵横""验案选编""著述题录"六个方面记录了陈柏楠教授的从医生涯、学术研究成果、临床诊治经验、学术思想和临床常用方剂。本书旨在继承、发扬和传播陈柏楠教授的学术经验和诊疗思路，适合临床医生、医学生和医学爱好者参考阅读。

序

陈柏楠主任，山东中医药大学附属医院教授、主任医师、研究生导师，国内知名中西医结合外科专家。我国著名中西医结合外科专家、国医大师尚德俊教授学术继承人。柏楠教授医德高尚，贯通中西，学术严谨，为人谦和，长期致力于周围血管疾病的研究，在继承尚老周围血管病血瘀证理论基础上，提出了周围血管病瘀毒论。多年主持学科工作，精心谋划学科发展人才培养，带领同志们把周围血管病科建设成国家优势重点专科。

我与柏楠是老同事、好学友，相处几十年。近日他将师承徒弟和学生编写的《陈柏楠周围血管疾病临证经验》书稿给我看。全书分"岐黄之路""学术撷萃""临证经验""方药纵横""验案选编""著述题录"六个部分，全面介绍了柏楠教授的从医生涯；系统介绍了其学术思想和临证经验，收录了临床常用方剂、典型验案及诊治思路；简要介绍了其代表性著作和学术论文，以及指导研究生和师承带徒的论文题目。该书是一位老专家成长之路和几十年临床经验荟萃，内容丰富、实用，很有创新启发意义，值得中青年医师、大学生、师承同道们参阅学习。

丁书文

2023 年 6 月

前　言

陈柏楠教授是我国著名中医外科专家，周围血管疾病专家，山东中医药大学教授，山东省首届齐鲁杰出医师，山东省名中医药专家，第六批全国老中医药专家学术经验继承工作指导老师。曾历任中国中西医结合学会周围血管疾病专业委员会副主任委员、顾问，世界中医药学会联合会外科专业委员会副会长，中华中医药学会名医学术研究分会常务理事，山东中医药学会理事，山东中医药学会周围血管疾病专业委员会主任委员，山东中医药学会外科专业委员会副主任委员，山东中西医结合学会周围血管疾病专业委员会副主任委员。陈柏楠教授家学渊源，师承名家，曾师从国医大师尚德俊教授，对中西医结合诊疗周围血管疾病有其独到的见解，在继承尚德俊教授周围血管血瘀证理论基础之上，守正创新，进一步提出了周围血管疾病的瘀毒致病论。

本书共分六章，包含"岐黄之路""学术撷萃""临证经验""方药纵横""验案选编""著述题录"六个部分。本书首次全面地记录了陈柏楠教授的从医生涯，以探求名老中医的成长规律；重点介绍了陈柏楠教授的学术研究成果、临床诊治经验和心得，并对其临证经验和学术思想进行了系统概述；本书还收录了陈柏楠教授的临床常用方剂、典型验案及诊治思路，并简要概括了他的代表性著作和学术论文、指导研究生和师承带徒的论文题目。

本书首次系统梳理和总结陈柏楠教授从业 40 年的临证经验

和学术思想。陈柏楠教授精湛的医术、杰出的学术成就和高尚的医德，是我们后辈学习的楷模。本书旨在继承、发扬和传播老师的学术经验，突出陈柏楠教授中西医合参、辨病与辨证相结合的周围血管疾病现代诊疗思路，适合临床医生、医学生和医学爱好者参考阅读，也可作为广大周围血管疾病患者增强预防保健知识的参考读物。

本书主要编写人员均为陈柏楠教授师承徒弟和学生，长期随侍老师身边学习、工作，对恩师的诊病特点、治疗思路和用药规律均有一定的认识和体会，整理老师的书稿和临床验案过程，也是弟子学生们继承和再次学习的过程。

感谢恩师陈柏楠教授对本书编写给予的总体指导和细致审阅，感谢全国名中医、山东中医药大学教授丁书文先生为本书撰写序言，感谢国家中医药管理局、山东省中医药管理局、山东中医药大学附属医院等各级领导在本书编写过程中给予的大力支持。

因学识有限，恐有疏漏不足之处，还望同道不吝批评指正，以便再版时修订完善。

编者

2023 年 6 月于泉城

目 录

第一章　岐黄之路

　　陈柏楠，男，中共党员，主任医师，教授，我国著名中医外科专家、周围血管疾病专家。

　　1956 年 1 月，陈柏楠教授出生于济南的一个医生家庭，受父亲的熏陶，少时的陈柏楠就对救死扶伤充满了向往，立志做一名治病救人的医学工作者。他的少年时代正逢"文革"时期，在那个动荡的年代里，失去了正常的学习环境，陈柏楠就躲在家里偷偷地读书。广泛的阅读，为他以后的高考和工作奠定了坚实的文化基础。1974 年，18 岁的陈柏楠随着知识青年上山下乡热潮来到兖州农村参加下乡劳动，跟当地的农民一起下田干活，直到 1976 年底才返回济南，被分配到红旗铸造厂工作。青少年时期的这些经历，为他积累了丰富的生活经验，锻炼了动手能力，以至于在后来的临床工作中，可以触类旁通，迅速地掌握各项临床操作技能。从城市到农村，从田间到工厂，工作中与形形色色的人实地接触，也锻炼了陈柏楠的沟通能力，他在后来的临床工作中非常擅长跟各种层次的患者交流，特别是对基层的劳动人民，他始终怀着一种极大的宽容和理解。陈柏楠在临床中特别注重心理疏导，经常引用通俗易懂的道理，深入浅出地给患者讲解病情和注意事项，获得了广大患者的信任和赞誉，患者们都非常放心地接受他的治疗方案。

　　1977 年，因"文革"的冲击而中断了十年的高考制度得以恢复。陈柏楠得到消息后，立刻投入高考复习中，当年便以优异的成绩如愿考入山东中医学院（现山东中医药大学）学习。重返校园后，陈柏楠非常珍惜这来之不易的学习机会，他刻苦研读每一门功课，为以后的从医生涯打下了坚实的理论基础。陈柏楠教授在教学查房时，经常强调中医院校的学生一定要重视学好西医学基础知识，中西医学知识都要扎实，才能中西医并驾齐驱，在临床工作中游刃有余。同时，陈柏楠还积极参加学校的各项文体活动，文艺汇演中他在舞台上引吭高歌，运动场上留下过他矫健的身影，他在全省大学生运动会上的长跑记录也保存了很多年。

　　1982 年 12 月，陈柏楠以优异的成绩完成大学课程，分配至山东省中医院普外科工作。外科的临床工作非常忙碌，陈柏楠教授经常工作到很晚才回家，但第二天又早早地到医院进行一天的工作准备。那个时候他还住在距离医院十几里之外的铁路大院里，母亲和妻子成为他坚强的后盾，家中多亏她们的照料，陈柏楠才能心无旁骛地投身到工作中去。在工作中，他始终秉持严谨、认真的工作作风，并不断追踪学习新知识、新技术，保持专业上的与时俱进。1985 年 9 月陈柏楠教授又进入山东中医学院的研究生班学习深造，师从我国周围血管疾病专业创始人之一的尚德俊教授，进一步提升自己的专业理论水平和科研能力。1988 年10 月陈柏楠前往白求恩医科大学第三临床学院（现吉林大学中日联谊医院）血管外科进修 1 年，跟随我国血管外科泰斗王嘉桔教授学习工作，熟练掌握了现代血管外科的各项手术操作技巧，在我省率先开展血管搭桥等外周血管手术。20 世纪 90 年代初，血管腔内治疗技术在国内兴起，陈柏楠又前往北京安贞医院进修，学习血管腔内治疗技术，率先在我省开展外周血管的腔内治疗技术。陈柏楠在外科手术中始终坚持追求精益求精，强调操作技术每个步骤都要规范，他常常告诉我们，做手术就像习武，不需要花架子，没有废动作，一招一式如行云流水，就像一个武学高手，看似招式简单古拙，但是招招都直中要害；手术操作也是一样，不需要速度多么快，但是强调稳和准。观摩过他手术的人都感叹，陈柏楠教授的手术简直就是教科书式的，简洁而规范，看似不疾不徐，实则效率极高。台上一分钟，台下十年功，这些都是陈柏楠在私底下反复训练的结果。为此他还想出很多训练手术技能的小妙招，传授给我们年轻医师，比如把压脉带钉在木板上练习缝合，在笔筒底部钉上钉子练习深部打结……

在积极开展各种现代手术的同时，陈柏楠教授一直牢记自己是个中医人。1997 年，尚德俊教授被遴选为第二批全国老中医药专家学术经验继承工作指导老师，陈柏楠正式拜尚老为师，卸去行政职务，进行为期三年的中医师承学习。在这三年里，他认真跟随尚老查房、门诊和手术，全面采集尚老针对周围血管疾病临证诊治讲课录像、临证诊病过程和病证分析的录音、录像资料；整理尚老常用特色方剂 44 首和常用术语词表并建立电子资料库。归纳整理尚老的学术思想和临床经验，收集、整理体现尚德俊教授学术经验和诊疗思路的论文 40 余篇，专著 14 部，共约10 万字。同时，基于尚老学术思想，成功申报了国家"十五"国家科技攻关计划、"十一五"科技支撑计划，对尚老临证经验、名老中医经验传承方法进行系统研究，其科研成果"尚德俊学术思想及临证经验研究"荣获中华中医药学会科技三等奖、山东省科技进步三等奖、山东省中医药学会科学技术奖二等奖和山东软科学优秀成果三等奖等奖项。由于陈柏楠在师承学习期间的工作扎实，其成果丰硕，并于 2007 年师承获得了全国首届名师高徒奖励。

陈柏楠在工作中善于观察，勤于思考，一直致力于探索临床治疗中的中西医结合方法，认为在中医基础理论的大框架之下，把中医诊疗理论与现代治疗技术相结合，才是真正的中西医结合临床。临证时，他注重宏观辨证与微观辨证相结合，整体辨证与局部辨证相结合，总结中医证型判定和辨证规律，尤其重视对中医病机的辨析，主张通过对病机的动态观察，了解病机的变化趋势。在国内率先进行下肢深静脉血栓形成血管张力因素变化，以及血管张力因素与中医证型相关性的研究，为血瘀证微观辨证的判定提供了可参考的客观指标。深入探讨总结糖尿病坏疽的中医辨证分型规律，为临床制定治疗方案和选择用药提供指导。他提倡用中医的辨证思维去对待临床疾病、看待新出现的治疗方法，比如面对现代的腔内减容技术、溶栓技术，陈柏楠教授指出，从中医角度去看，这就是应用现代技术手段的祛邪法，祛邪难免会有伤正，因此中医治疗中对这类患者可适当应用辅助正气之品，以攻补兼施。同时他还非常重视周围血管疾病与其他疾病的并病研究，主持了国家中医药管理局的高血压合并周围血管疾病的证候规律研究，对高血压合并外周动脉疾病的证候类型及辨证依据进行了系统总结。陈柏楠教授的"糖尿病肢体动脉闭塞症中医证候辨证规律研究""中医药治疗糖尿病肢体血管神经病变的系列研究""中药消栓通脉合剂治疗下肢深静脉血栓形成的临床与基础研究""湿润祛瘀生肌法促进创面愈合的研究"等科研成果均荣获山东省科技进步三等奖。2015年被评选为医院"十二五"期间优秀科技工作者。

陈柏楠教授强调中医的发展必须与时俱进，积极与西医和现代技术相结合，因此他一直积极致力于促进中西医结合诊疗周围血管疾病事业在全国的推广和交流，学术水平得到国内同行的认可。1995年担任中国中西医结合学会周围血管疾病专业委员会秘书；1999年当选为中国中西医结合学会周围血管疾病专业委员会副主任委员，协助尚德俊主任委员的工作。卸任副主任委员工作后，他又先后担任中国中西医结合学会周围血管疾病专业委员会顾问，世界中医药学会联合会外科专业委员会副会长，中华中医药学会名医学术研究分会常务理事，山东中医药学会理事，山东中医药学会周围血管疾病专业委员会主任委员，山东中医药学会外科专业委员会副主任委员，山东中西医结合学会周围血管疾病专业委员会副主任委员，为周围血管专业在全国和省内的发展付出了巨大的心血。此外，陈柏楠教授还兼任《中国中西医结合外科杂志》编委，《中国中西医结合影像学杂志》特约审稿专家，对于中医外科论文质量提升和学术出版生态圈的建设和维护发挥了积极的作用。

陈柏楠教授在工作之余，笔耕不辍，主编和副主编了《周围血管疾病中西医诊疗学》《周围静脉疾病学》《尚德俊外科心得录》《中西医结合静脉血栓栓塞性疾病诊疗手册》《闭塞性动脉硬化症临床诊疗实践》《国医大师尚德俊》《中医外科病名释义》《中西医结合治疗闭塞性动脉硬化症》《中西医结合周围血管疾病学》《豫鲁名老中医临证录》，参编《实用周围血管疾病学》《名师与高徒》《当代名老中医典型医案集·外伤科分册》《实用中医外科学》等20余部专著。撰写学术论文90余篇，均在国家级、省级学术期刊发表，在周围血管研究领域产生了较大的影响。其中《周围血管疾病中西医诊疗学》成为学习周围血管疾病中西医诊疗的经典著作，《国医大师尚德俊》一书荣获山东省中医药科技进步一等奖的殊荣。

陈柏楠教授在工作中充分发挥共产党员的先锋模范带头作用，以救死扶伤、服务广大患者为己任，恪尽职守，多次被评为优秀共产党员、先进工作者和临床教学先进个人。2010年荣获山东省卫生系统"服务好，质量好，群众满意"服务明星，记个人三等功。2012 年荣获第四届山东省优秀医师，并被评为山东省卫生系统为民服务创先争优服务标兵。2013 年荣获首届齐鲁杰出医师，并当选为山东名中医药专家。陈柏楠教授在教学中强调温故知新，夯实理论基础；对待年轻医师和学生，循循善诱，因材施教，常采用启发式教学，激发学生的主动思维和综合运用知识的能力。2003 年被山东中医药大学聘为硕士研究生导师，已培养周围血管专业研究生 20 余名，他们大多已经成为医疗战线上的业务骨干。2014 年、2017 年陈柏楠教授两次被聘为山东省名老中医五级师承教育省级指导老师，2017 年被遴选为第六批全国老中医药专家学术经验继承工作指导老师。陈柏楠教授非常重视中医学术的传承和发展，强调中医的理论和临床的传承离不开诵读经典、言传身教，已为周围血管专业培养学术继承人 5 名。2018 年还获批成立"山东省名老中医药专家传承工作室"，2022 年获批成立"陈柏楠国家级名老中医传承工作室"，为更好地传承其学术思想和临证经验搭建了高层次的专业平台。

陈柏楠教授从业 40 年来，兢兢业业，立德树人，为中医外科和周围血管事业做出了卓越的贡献。他精湛的医术、杰出的学术成就和高尚的医德，是我们后辈学习的楷模，也是山东周围血管专业的骄傲。

第二章　学术撷萃

第一节　陈柏楠周围血管疾病学术思想

一、中西合参，辨证为本

中西医结合治疗周围血管疾病始于 20 世纪 50 年代，以辨证治疗血栓闭塞性脉管炎为开端，各地医师逐步积累临床经验，病种不断扩大，发展至今天的周围血管疾病专业。现代的周围血管疾病大多在古代文献中没有系统记载，是随着西医学病理生理的发展，在明确疾病诊断后，由现代中医医师运用中医学辨证理论对具体疾病提出辨证思路。陈柏楠教授师从国医大师、著名中西医结合周围血管疾病专家尚德俊教授，汇通中西医学，结合前辈经验，提出周围血管疾病中医整体辨证体系应包含以下 4 个层次，临证中当循序渐进，如抽茧剥丝、层层递进，最终探明发病机制，方可为后续治疗奠定坚实的基础。

（一）辨病与辨证相结合

"病"即疾病，是包括病因、病机、转归预后的完整病理过程。"辨病"是对疾病总的特点和基本矛盾的概括，具有"整体性"和"特异性"的特征。中医和西医均有"病"的概念。"证"是中医特有的概念，是对疾病某一阶段病因、病位、病性、病势、病机的综合性概括，具有"阶段性"和"非特异性"的特征。"病"重点在全过程；"证"重点在现阶段，辨病与辨证是分别从不同层次、不同角度对疾病进行诊断。实际上，中医学自古以来就一贯重视辨病与辨证的有机结合，《黄帝内经》时期即确立了辨病论治的原则，并产生辨证论治思想的萌芽；东汉张仲景奠定了辨病论治体系下辨证论治的基础。但是周围血管疾病专业是新兴学科，在传统中医中没有确立完整的疾病体系，仅作为其他疾病的合并症状有零星记载和相应的辨证治疗，因此该学科自建立之初便是西医辨病和中医辨证相结合，相伴发展成长。所以，我们在这里讲的辨病论治与辨证论治相结合，指的是西医的辨病和中医的辨证相结合。在临床工作中，既要明确疾病的西医诊断，又不忽视中医学的辨证，以病为纲，先辨病，后辨证，病证合参。辨明疾病，洞悉疾病的病理机制、所处的病理阶段，有利于准确掌握疾病的病情和转归。辨证，则是中医治疗疾病的基本方法，通过详细了解病史、症状和体征，运用中医辨证方法，明确疾病的中医病因、病机、病势、病位，才能制定相应的治疗原则，选择恰当的治疗方法。周围血管疾病的中医病名多以症状命名，如脱疽、脉痹、股肿等，而西医同类疾病中往往会出现类似的症状，因此单纯以中医症状命名很难区分不同病理改变的疾病。例如同为中医的"脱疽"，在《灵枢·痈疽》中记载为"发于足指……其状赤黑，死之治；不赤黑，不死。不衰，急斩之，不则死矣"。西医学中的血栓闭塞性脉管炎、闭塞性动脉硬化症、糖尿病坏疽、坏死性血管炎等疾病均可出现相同症状，但其发病原因和病理改变则有着根本的区别，是完全不同的疾病，有着截然不同的治疗原则和预后。因此，现代临床实践中应当先辨西医的病，再辨中医的证，二者结合可以取长补短，准确掌握疾病的发病原因、病理变化和转归，同时重视中医辨证，既有整体观念、动态观念，又不忽视局部变化，充实诊断的完整性和治疗的全面性。

（二）整体辨证与局部辨证相结合

整体辨证思想是中医诊断疾病的基本原则，旨在通过综合分析望、闻、问、切四诊获取的资料，对疾病某一阶段的病机、病位、病势做出判断，反映了人体的整体状态，是辨证治疗的基础。局部辨证通常是指围绕病变部位进行辨证的方法，是外科常用的辨证方法。当局部病变表现突出，或全身症状不典型时，通过局部辨证判断病变的病因、病机、性质，更能体现专科特点。周围血管疾病的整体辨证和局部辨证结合包含两个层次。其一，全身状况的整体辨证和肢体局部症状的局部辨证相结合。周围血管疾病多有明显的局部症状、体征，采集局部的四诊信息非常重要，通过望、闻、问、切，明确局部病变的病位、形态、寒热、虚实，结合整体辨证，重视外科疾病辨脓、辨肿、辨溃疡、辨痛、辨麻木等方法的运用，才能准确把握患者在某个阶段出现的局部症状和全身反应的主次关系，辨明阴阳、真假和消长转化，综合判断疾病的性质、轻重和预后。例如"臁疮"，因多发于小腿臁部而得名，往往经久难愈和继发感染。临床中需要非常重视辨别溃疡局部的形态、深度、肉芽色泽、渗液性质及疮周情况，并结合患者全身状况，整体与局部辨证并重，辨明患者的阴阳气血盛衰，制定相应的治疗原则，进行辨证治疗，合理应用外治疗法。其二，病灶局部与病灶肢体的整体相结合辨证。这类情况多发生在有溃疡或坏疽的肢体，尤其在糖尿病肢体动脉闭塞症中常见。往往一方面存在疮面肉芽灰白、水肿等气血亏虚的征象，另一方面又同时存在疮周组织红肿、疼痛、皮温高等实热表现。此时需要重视病灶局部辨证和包含病灶周围环境在内的整体辨证相结合，补正虚、祛邪实，标本兼治，才能取得比较理想的临床效果。

（三）宏观辨证与微观辨证相结合

中医学理论体系形成于战国至秦汉之际，是历代医家通过自身医疗实践所总结的、能够指导临床规律与法则的集合。受古时社会历史条件的影响和限制，当时的医家在对人体组织结构、生理功能和病理变化进行力所能及的观察推测和自身体悟的同时，对人类生活的周围事物进行了广泛的观察和分析，并将观察结果与人的生理、病理结合起来进行研究。中医学理论体系中的精气学说、阴阳学说、五行学说、藏象学说及病因病机学说等的形成，莫不是注重宏观观察的结果。通过宏观观察，古代医家能够总体地动态地观察和把握人体的生命活动规律，"观其外以揣其内"；并把自然界的万事万物，包括人类都看成是由无形可见的"气"及其运动构成的。中医学正是在这种思维方式中建立了自己的生命观、疾病观，并依据宏观整体理论指导养生延寿和防病治病。"微观辨证"的概念最早由沈自尹于 1986 年在《微观辨证和辨证微观化》一文中明确提出。微观辨证是指在中医理论的指导下，从细胞、分子及基因等微观层次上辨别证，其吸收了现代科学技术，深化和扩展了宏观四诊，逐步形成微观辨证学。微观辨证在证的本质研究、证的模型构建、证的微观分类、辨证标准、辨证分型甚至辨证施治中均具有重要作用；同时也是宏观辨证（四诊）的必要和有益的补充，它丰富了中医诊断学的内涵，改变了无证可辨的窘境。随着科技的发达，人类借助现代仪器及检测方法对肉眼无法识别的细胞、分子、基因等进行观察，是对宏观观察的延伸，可以弥补宏观辨证证据的不足，扩大医生观察的深度和广度。临床中应当在遵循中医基础理论的前提下，逐步将这些微观证据纳入中医辨证体系中，扩充"证"的物质内涵，实现"宏观辨证"与"微观辨证"相结合，可以提高疾病的早期诊断水平，提高用药的针对性和准确性。但是微观辨证也有其自身的局限性和片面性，微观辨证并不是简单地追求用某个或某组微观指标与"证"画上等号。任何一个微观指标决不可能全面阐释"证"的本质，但可以从另一个侧面说明疾病证候的变化趋势。所以实行"微观辨证"必须强调多指标合参、同步观察，这样才能对各种"证"的认识更趋全面，减少片面性，才能使"微观辨证"研究不断深化，符合现代中医的发展方向。

（四）辨病机论治

病机是研究疾病发生、发展和变化的机理并揭示其规律的中医基础理论分支学科。病机理论源于《素问·至真要大论》的"病机十九条"，这奠定了脏腑病机、六气病机理论基础。尽管临床疾病种类繁多，临床征象错综复杂，各个疾病和疾病的不同时期、各个症状都有其各自的病机，但都离不开邪正盛衰、阴阳失调、气血失常、经络和脏腑功能紊乱等病机变化的一般规律。辨证论治被认为是中医认识疾病和治疗疾病的基本原则。现代临床中也多遵循古法，四诊合参，通过分析、综合、辨清疾病的原因、性质、部位，以及邪正之间的关系，概括为某种性质的"证"。然后根据"证"来施治，确定相应的治疗方法。笔者认为，辨证的过程中除了辨明当下的"证"之外，还要辨明病机的来龙去脉，即明确正邪、气血、阴阳及脏腑功能是如何变化、发展到现在的"证"，其预后又可能是怎样的变化趋势，针对病机，重视气血阴阳、寒热虚实的动态变化，从而在施治时加以兼顾，真正地做到"上工治未病"。比如下肢深静脉血栓形成的急性期，常常应用深静脉置管溶栓的治疗方法，临床疗效显著，从中医的辨证角度看，该方法属于祛邪法，应用现代介入技术直接祛除瘀血，然则祛邪易伤正，正虚则易恋邪，因此，术后的治疗除了活血化瘀的基本原则之外，还需要注意顾护正气，调理阴阳气血平衡，预防血栓复发。

总之，中医学的整体观念内涵博大精深，在科技发展日新月异的今天，应当拓展和充实"证"所包含的内容，不断延伸和发展整体辨证的内涵，更好地融合现代科技成果为己所用。

二、瘀毒致病，解毒为要

周围血管疾病是一类血瘀证疾病，国医大师尚德俊教授根据中医学血瘀证和异病同治的理论，提出了周围血管疾病的"血瘀证"理论。陈柏楠教授师承于尚德俊教授，在总结、传承尚德俊教授"血瘀证"理论的过程中，发现大部分周围血管疾病包括闭塞性动脉硬化症、血栓闭塞性脉管炎、下肢深静脉血栓形成、糖尿病肢体动脉闭塞症、大动脉炎等都有病程长、病情顽固、难治、易反复的特点，这些特点往往是因血瘀蕴久导致，因此进一步提出血瘀日久，蕴生瘀毒的论点。正如清·尤在泾在《金匮要略心典》中所说"毒者，邪气蕴蓄不解之谓"。所论述的"瘀毒"属于内生毒邪的一种，是在血瘀病机基础上延伸的周围血管疾病病机之一。

（一）对"毒"邪及其致病特点的认识

"毒"作为一种致病因素，在古代医籍中早有论述，中医把可以致病的因素称为"邪"，主要为六淫，包括风、寒、暑、湿、燥、火，如果在病程中某种邪气过盛而危害峻猛，中医就称之为毒邪。《黄帝内经》中多处出现对毒的论述，提出了"寒毒""热毒""湿毒""燥毒"及"大风苛毒"等概念。汉代张仲景《金匮要略·百合狐惑阴阳毒病证治第三》则载有"阴毒""阳毒"之病名。唐·王冰注《素问·五常政大论》时说"夫毒者，皆五行标盛暴烈之气所为也"。这说明邪气过盛可化成"毒邪"，清·尤在泾《金匮要略心典》说"毒者，邪气蕴蓄不解之谓"，说明毒邪亦可以由于六淫邪气侵袭人体后不能及时解除，蕴结日久而产生。纵观传统中医论毒之思想，长于外毒，短于内毒，占主要地位的是外感毒邪学说，外来之毒是指存在于自然界，从外侵袭人体的一类毒邪，如六淫之邪、疠气、食物毒、虫兽毒等。虽有医家指出毒可自内而生的观点，但未得到深入研究，如汉·华佗在《华氏中藏经》中指出"五疗者，皆由喜怒忧思，冲寒冒热，恣饮醇酒，多嗜甘肥……蓄其毒邪，浸渍脏腑，久不虑散，始变为疔"，指出毒邪产生，可因于外感，可因于内伤七情、饮食劳逸，为毒邪分内外之雏形。现代中医医家对内生毒邪研究日盛，内毒常发生于内伤杂病的基础上，由于脏腑功能失调，气血运行紊乱导致机体内的生理产物和病理产物不能及时排出，蕴积体内，以致邪气亢盛，诸邪积聚，交结凝滞而成内毒，如所谓瘀毒、热毒、痰毒、湿毒、浊毒、粪毒等。

周围血管疾病属于血瘀证，其病程中往往存在虚实错杂，实邪有气滞、血瘀、水湿、热毒、痰浊等，而正虚有气虚、血虚、阳虚、阴虚等。陈柏楠教授在临证中善于总结前人经验，认为周围血管疾病多因毒邪致病，毒可包含瘀毒、热毒、痰毒、湿毒等。毒邪致病有多重特性：①骤发性：起病急骤，传变迅速。②传染性：是指某些外感毒邪致病具有强烈的传染性或流行性，可引起大面积流行。③广泛性：毒邪致病，脏腑、经络、四肢皆可累及。④酷烈性：致病力强，危害严重，病情多呈急、危、重症。⑤从化性：毒邪往往根据个体体质不同而表现各异。⑥火热性：毒邪致病，证多属火、属热，邪盛为毒，多从火化。⑦善变性：毒邪致病，变化多端，具有多变的临床症状。⑧趋内性：毒邪峻烈，常入里毒害脏腑，导致病变恶化。⑨趋本性：毒由邪生，保留原病邪的某些特点。⑩兼夹性：毒邪常以气血为载体，无所不及，阻遏气机，伤阴耗血，酿液成痰，毒邪为病，常有夹痰、夹瘀之特点。⑪顽固性：毒邪蓄里，气血亏虚，脏腑败伤，其病多深重难愈。其中骤发性、传染性、广泛性、从化性更多的是体现外感毒邪的特性，而趋内性、趋本性、顽固性更多是体现内生毒邪之特性，而酷烈性、火热性、善变性、兼夹性为外感、内生毒邪均有之特性。

（二）瘀毒的源流梳理

在古代文献中，"瘀毒"可最早追溯到东晋时期张湛所撰的《养生要集》，其曰："百病横生……触其禁忌成瘀毒，缓者积而成，急者交患暴至。"金·张从正《儒门事亲》（1279）中治疗杖疮"余以通经散三四钱下神佑丸百余丸，相并而下，间有呕出者，大半已下膈矣！良久，大泻数行，秽不可近，脓血、涎沫、瘀毒约一二斗"。明·薛己《正体类要》（1529）中治疗杖疮"疗痂不结，伤肉不溃，死血自散，肿痛自消，若概行罨贴，则酝酿瘀毒矣"。明·陈实功《外科正宗》（1617）中"一男人项疽十余日……随用铍针左右二边并项之中各开一窍，内有脓腐处剪割寸许顽肉，放出内积瘀毒脓血不止碗许"。清·郭士遂《痧胀玉衡》（1644）曰"天蚕，能治血分之痰，佐山甲透经络，以破瘀毒。用须炒末"。清·顾靖远《顾松园医镜》（1644）中引《金匮要略》大黄牡丹皮汤治疗腹痛，认为"冬瓜仁散瘀毒，治肠痈"。清·张璐《本经逢原》（1700）和清·黄宫绣《本草求真》（1644）中治疗犬伤恶毒"以斑蝥七枚。去翅足炙黄。用蟾蜍捣汁服之。疮口于无风处唧去恶血，小便洗净，发炙敷之，服后小便当有瘀毒泄出"。清·张璐《张氏医通》（1695）中婴儿门身痛中认为"若遍身如啮而色紫者，瘀毒壅滞，最危之兆"。清·吴谦《外科心法要诀》（1742）中"凡痈疽初起肿痛，重若负石，坚而不溃者，桑柴烘之，能解毒止痛，消肿散瘀，毒水一出，即能内消。若溃而不腐，新肉不生，疼痛不止者，用之助阳气，散瘀毒，生肌肉，移深居浅，实有奇验。由上可见中医古代文献对"瘀毒"的记载并不多，而且并没有形成系统的病因病机说。

陈柏楠教授在临床实践中总结认为周围血管疾病之"邪"主要为内生邪毒，其病程中往往存在虚实错杂，实邪有气滞、血瘀、水湿、热毒、痰浊等，而正虚有气虚、血虚、阳虚、阴虚等。陈柏楠教授认为实邪聚集胶着，阻碍气机，在血瘀基础上变生瘀毒，是各类周围血管疾病发展变化的病机基础，并对其病机和临床表现进行系统阐述。

（三）周围血管疾病瘀毒致病的病机特点

1. 血瘀日久，蕴生瘀毒，瘀毒日久，变生他毒

周围血管疾病的瘀毒病机是在血瘀病机的基础上发展起来的，其核心内容是"血瘀日久，蕴生瘀毒，瘀毒日久，变生他毒"。周围血管疾病的发病可由于七情内伤，劳伤气血，感受外邪，或手术创伤等原因引起，出现肢体经络气血运行不畅，瘀血阻滞，导致各种血瘀证候的出现，随着疾病的进展，血瘀日久，脏腑功能失调，不能将其排出或消散，蕴积体内，生成瘀毒。瘀毒积聚留著，阻滞气机，影响津液输布，聚为痰浊、水湿，而痰湿为阴浊之邪，湿性趋下，重浊黏滞，因此多发于下肢。湿浊留滞、痰凝不散形成湿毒、痰毒，从而导致湿、痰、瘀诸毒同生的恶性循环。《血证论》有云："须知痰水之壅，有瘀血使然，然使无瘀血，则痰气自有消溶之地。"在疾病的后期，痰瘀同生，相互搏结，气血运行受阻，日久不解，郁而生热化火，《灵枢·痈疽》则言："营卫稽留于经脉之中，则血泣而不行，不行则卫气从之而不通，壅遏不得行，故热。"这说明痰浊、瘀血均可生热，火热、痰瘀胶结，伏于体内，若不能及时清除于体外，日久弥重，蕴积不解，即可成热毒，热毒既生，可炼津成痰，煎血为瘀，正如缪仲淳所言："内热弥甚，煎熬津液，凝结成痰。"王清任亦言："血受热则煎熬成块。"最终出现湿、热、痰、瘀诸毒互结的病证。

2. 瘀可生毒，毒可致瘀，他毒可祛，瘀毒难消

瘀毒在周围血管疾病毒邪致病病机中占主要地位，瘀毒是湿毒、热毒、痰毒化生的基础，瘀毒多夹湿、热、痰毒发病，临床上患者湿、热、痰、瘀诸毒互结，毒邪羁留，亦可致瘀：①毒邪可以直接损伤经脉，脉络受损致出血或血行不畅，形成瘀血。②毒邪壅遏，气机阻滞，致血脉凝滞。③毒邪克伐正气，气血亏虚，血行不畅，血涩为瘀。而血瘀蕴久，变生瘀毒，周而复始，互因互果。久而入络、病情缠绵难愈。基于瘀可生毒、毒可致瘀的特点，临床上常用解毒祛瘀之法，包括清解热毒、清利湿毒、化散痰毒、祛除瘀毒。湿、热、痰毒多为瘀毒所夹之毒，其毒尚轻浅故所夹之毒可祛；而瘀毒为本源之毒，其毒多深重，故其毒难消。所以周围血管疾病在后期常有余毒未清之症，此余毒既有瘀毒难消之义，亦有瘀毒不去致湿、热、痰毒羁留之义。

（四）周围血管疾病瘀毒的临床表现

在周围血管疾病的进展期或者后期，其血瘀症状加重或病久难瘥，其临床表现出现"内生毒邪"的致病特性，陈柏楠教授对于此期的临床表现进行了进一步的阐述。

1. 肢体疼痛

血瘀期表现为肢体胀痛、静息痛；瘀毒期表现为持续性、固定性、剧烈疼痛。

2. 肢端发绀

血瘀期表现为皮肤瘀斑、瘀点，肢端发绀；瘀毒期表现为肢端发绀明显，呈青紫色或青灰色，按之不退色，上述体现出瘀毒趋本性（血瘀）和酷烈性的特点，此期血瘀证候明显加重，病情进展，呈急、危、疑难之象，此期血瘀之症顽固难退。

3. 肢体青筋肿胀

血瘀期表现为青筋怒张、迂曲，肢体肿胀，按之凹陷，休息可恢复；瘀毒期表现为青筋隆起成团，呈瘤样变，皮色紫暗、红肿，青筋或周围可扪及硬结块，肢体肿胀难以消退，皮肤厚韧，按之不凹陷，或按之凹陷，指起即复。

4. 肢体结节、红斑

血栓性浅静脉炎、血管炎等疾病在血瘀期出现红肿硬结或红斑；瘀毒期表现为硬结疼痛不消，局部皮肤红肿硬韧，甚至溃破。上述表现体现出瘀毒火热性、兼夹性、善变性的特点，此期瘀毒日久，火热内生，夹痰夹湿，变生他证，病情反复难治。

5. 肢体营养障碍

肢体动脉闭塞性疾病在血瘀期出现皮肤干燥、脱屑，汗毛脱落，指（趾）甲干瘪，肌肉萎缩；瘀毒期表现为肌肤甲错、指（趾）甲干厚、脆硬、变形，肌肉板硬、弹性消失，触痛明显。下肢静脉瘀血性疾病血瘀期表现为色素沉着、皮肤干燥、脱屑、光薄；瘀毒期表现为皮肤甲错，纤维性硬化。

6. 溃疡与坏疽

血瘀期的表现为溃疡和坏疽比较局限，溃疡较易愈合，坏疽多呈干性。瘀毒期溃疡长期不愈合，溃疡周围呈火山口样，创面肉芽老化、触痛明显，坏疽多呈湿性或干湿混合性，坏死周围红肿、紫暗，疼痛重。上述表现体现出瘀毒趋内性和顽固性的特点，此期毒邪内侵，脏腑亏损，其所主皮肤、毛发、爪甲、肌肉败坏其形，其病多深重难治。

7. 舌苔与脉象

血瘀期舌质表现为红绛、暗红；瘀毒期表现为紫暗、青紫，伴有瘀点、瘀斑。血瘀期舌苔表现为白或黄苔，瘀毒期表现为黄厚苔或黄燥苔。血瘀期脉象为弦涩、沉涩、沉迟，瘀毒期表现为弦数、弦细涩。

上述表现体现瘀毒兼夹性和趋内性的特点，舌质、舌苔、脉象均表现为毒邪入里，兼夹湿热之邪，克伐正气，耗伤阴液，病情缠绵难愈。

（五）肢体动脉支架内再狭窄瘀毒病机的阐释

当前关于肢体动脉支架内再狭窄的中医药研究主要集中于中药复方、验方的应用，对于病机涉及很少。在诊治周围血管疾病的多年临床实践中，陈柏楠教授形成了自己对"瘀毒"的理解，瘀毒病机是由血瘀病机发展而来，其核心观点是"血瘀日久，蕴生瘀毒，瘀毒日久，变生他毒"。具体阐释如下：肢体动脉支架内再狭窄发生在动脉硬化闭塞症、糖尿病足等疾病介入术后，这些疾病由于斑块或血栓导致管腔闭塞，属于血瘀证的范畴，虽然球囊扩张和支架植入使动脉管腔开通，但斑块和血栓只是被挤压到动脉管壁中，并没有清除，因此其基本病机仍是血瘀，而且病症日久，出现气血亏虚，脏腑机能失调，不能将管壁中的瘀血排出、消散，蕴积于体内，化生为瘀毒。瘀毒积聚，阻滞气机，津液输布失常，聚积为痰浊，痰凝不散形成痰毒，随着病情的进展，痰瘀同生，相互搏结，日久不解，郁久化热，火热、痰瘀胶结，伏于体内，不能及时清除，日久弥重，积聚不解，即成热毒，热毒既生，可炼津成痰，煎血为瘀，最终出现热、痰、瘀诸毒互结的病症。陈柏楠教授分别从宏观辨证角度和微观辨证角度详细阐述了肢体动脉支架再狭窄的"瘀毒"病机的演变过程。宏观辨证角度：斑块、血栓被支架挤压到动脉管壁中，相当于宏观的瘀血、痰浊被动地挤压到管壁中，痰瘀阻滞于经脉中，此外支架为外来有形之邪，导致经脉自身气血运行不畅，形成更广泛的瘀血状态，而且患者多为老年人，肝肾亏虚，气血不足，经脉失养，因此经脉代谢功能降低，无法将瘀血痰浊祛除、消散，导致经脉支架植入部位更明显的血瘀症，血瘀日久化生为瘀毒，此瘀毒不同于单纯瘀血，而是痰瘀夹杂，兼有外来有形之邪毒（完全不能被清除），具有病情重、易反复、难治愈的特点；而瘀毒、外来邪毒壅阻于脉络，易化热生火，火热与痰瘀胶结，伏于体内，生成热毒；瘀毒夹热毒伤津耗液，炼液为痰，痰浊积聚留着，形成痰毒。痰毒、瘀毒均为有形之邪，兼夹热毒，具有毒邪骤发、酷烈、火热的特性，在支架植入部位迅速积聚增殖，阻塞管腔，导致支架内再狭窄甚至闭塞。微观辨证角度：西医学关于支架内再狭窄机制主要包括血管内皮损伤，各种原因所致血栓形成，平滑肌细胞增殖、迁移，局部的炎症反应，血管远期负性重构。陈柏楠教授认为，球囊扩张及支架植入后，对于内皮细胞的机械性损伤甚至剥离，对于中膜平滑肌层及粥样斑块的挤压，都可以理解为血脉受损；内皮损伤后导致血小板活化，引起局部微血栓形成，以及粥样斑块挤压到动脉中膜，可以理解为瘀血阻脉；血管内皮损伤后，中膜的平滑肌细胞被各种炎性因子、生长因子活化，由中膜向内膜迁移，并由收缩表型向合成表型转变，具有了迁移、增殖能力导致内膜增生，可以理解为瘀血、痰浊影响血脉功能正常代谢，引起更广泛的瘀血状态，日久不能清除，即内生瘀毒；内皮损伤以及支架慢性扩张的持续刺激，导致支架后长期的局部炎症反应，可以理解为瘀毒变生热毒；而再狭窄的中后期，增生内膜纤维化，新生粥样斑块形成，外膜的反复炎症导致管腔闭塞以及管壁重构正是痰热瘀毒合而所致。从宏观及微观辨证角度对肢体动脉支架内再狭窄瘀毒病机假说进行探讨，阐述了内生毒邪在支架再狭窄病机中的地位，从而重视在活血化瘀基础上对于各种毒邪的祛除，为防治再狭窄提供了新的思路，为解毒活血法在临床中的应用提供理论依据。

综上，陈柏楠在继承国医大师尚德俊教授活血化瘀治疗体系的基础上，针对血瘀 - 瘀毒病机，确立了解毒活血的治疗原则，法中之活血为祛除瘀毒，法中之解毒包括清解热毒、清利湿毒、清化痰毒。其中瘀毒为本，湿、热、痰毒为标，湿、热、痰毒多为瘀毒所夹之毒，其毒尚轻浅，故所夹之毒可祛；而瘀毒为本源之毒，其毒多深重，故其毒难消。所以周围血管疾病在后期常有余毒未清之症，此余毒既有瘀毒难消之义，亦有瘀毒不去致湿、热、痰毒羁留之义。

三、标本兼治，固本为先

（一）标本兼治，扶正固本

在疾病发展过程中，正邪斗争是疾病的主要矛盾，在斗争过程中的邪正消长决定着疾病的发展与转归。在治疗法则上离不开"扶正"和"祛邪"两种方法，借以改变正邪双方力量对比，恢复机体阴阳平衡，促使疾病向痊愈方向发展。周围血管疾病常常反复发作、缠绵难愈，尤其是久病患者，多有正气不足、气血亏虚、脾肾阳虚等情况存在。陈柏楠教授在临证中主张对此类患者应重视顾护正气，以助祛除瘀毒邪气，主张疾病后期当调补正气以防伏邪卷土重来。

《灵枢·口问》指出："今有故寒气与新谷气，俱还入于胃，新故相乱，真邪相攻，气并相逆，复出于胃，故为哕。"认为"哕"的发生，是先有寒气伏于内，再加以新谷气，"新故相乱"而成。《灵枢》所论"故邪"种类繁多，各种外邪以及瘀血、痰浊等均可留于体内，在某些条件下引发疾病。所谓伏邪，指藏于体内而不立即发病的病邪。其他还有内伤杂病所致之伏痰或父母遗传之毒，逾时而诱发的许多疾病。正如《羊毛瘟疫新论》所说："夫天地之气，万物之源也，伏邪之气，疾病之源也。"

陈柏楠教授指出，外周动脉疾病不属于外感疾病，其发病时故邪与伏邪并没有截然的界限，此类患者多有瘀血、痰浊内伏。陈柏楠教授总结多年临床经验，认为疾病初愈，虽然症状消失，但此时余邪未尽，余毒未清，正气未复，气血未定，气虚血瘀。因此在疾病后期的治疗中，当通过培补正气，调理脏腑功能，健脾化痰，使其紊乱的状态得以恢复。若疾病初愈后调理不当，也易复发或留下后遗症。比如下肢动脉腔内成形术后，虽然主干血管通畅了，肢体血流压力增加，但是组织间的物质交换并没有马上改善，尤其是糖尿病肢体动脉闭塞症的患者，同时存在微血管病变，临床中还需要应用补肾健脾、益气活血类药物，增加促进侧支循环的建立，增加组织血流灌注量，打通"最后一公里路"，以防止疾病的恶性复发。

（二）固本善用独活寄生汤

周围血管疾病的病程中往往存在虚实错杂，陈柏楠教授认为，此类患者多为老年人，或久病患者，往往正气不足，或邪毒久恋耗伤正气，因此治疗时应时刻注意顾护正气，尤其善用独活寄生汤。独活寄生汤出自《备急千金要方》，功可祛风湿、止痹痛、益肝肾、补气血。原方主治肝肾两亏，气血不足，风寒湿邪外侵，腰膝冷痛，酸重无力，屈伸不利，或麻木偏枯，冷痹日久不愈。适用于慢性关节炎，坐骨神经痛等属肝肾不足，气血两亏者。方中用独活、桑寄生祛风除湿，养血和营，活络通痹为主药；牛膝、杜仲、熟地黄补益肝肾，强壮筋骨为辅药；川芎、当归、芍药补血活血；人参、茯苓、甘草益气扶脾，均为佐药，使气血旺盛，有助于祛除风湿；又佐以细辛以搜风治风痹，肉桂祛寒止痛，使以秦艽、防风祛周身风寒湿邪。诸药合用，是为标本兼顾、扶正祛邪之剂。对风寒湿三气着于筋骨的痹证，为常用有效的方剂。陈柏楠教授认为，闭塞性动脉硬化症和糖尿病肢体动脉闭塞症患者多为老年人，血栓闭塞性脉管炎、血管炎患者疾病后期因久病，也多伴有气血亏虚、肝肾不足。陈老师对此类患者多应用独活寄生汤加减治疗。喜去细辛、人参、防风以防辛温太过而化火，加威灵仙通络止痛，加黄芪益气健脾，若同时伴有脱疽久不愈合，加连翘、金银花，芍药多用赤芍凉血散瘀，若阳气不足加少量肉桂，阴虚甚者用熟地黄、山萸肉滋补肾阴、顾护阴液，注意全方阴阳气血俱补，强调扶正以祛邪，而非一味地活血解毒攻邪。

四、循循善诱，身心同治

《三因极一病证方论》云："七情，人之常性，动之则先自脏腑郁发，外形于肢体。"阐明了情志致病因素，人罹患疾病时除躯体症状外，心理状态、情绪变化等因素也参与疾病发展过程，并直接影响疾病的治疗和康复。周围血管疾病患者多为疑难少见疾病，或缠绵难愈性疾病，患者多有焦虑、忧思等情志问题，这些情志问题又会反过来影响着患者的治疗依从性，以及对疗效的主观感受。

陈柏楠教授在临床治疗中也非常重视心理治疗，常引述古人语曰"善医者，必先医其心，而后医其身"（孙思邈《青囊秘录》），在与患者的交流过程中，善于从心理上对患者施加影响，使其消除焦虑，从而配合治疗。

首先，重视外部环境对患者心理的影响。陈柏楠教授认为患者的人生经历、文化程度、家庭背景、思维习惯等均会影响患者对疾病的认知，进而影响患者对治疗者的信任度、配合度。因此，医者首先应当具备丰富的社会、人文知识，从天文、地理、社会学等角度综合掌握病因学体系、生命学体系及临床实践体系之间的关系，当如《素问·著至教论》中主张"上知天文，下知地理，中知人事，可以长久"。在与患者的沟通中，用与患者文化认知水平相类似的语言与患者沟通，可以尽快消除患者顾虑，取得患者的信任，有利于具体治疗方案的开展，提高患者对治疗的依从性。

其次，在疾病治疗过程中应"以人为本"。陈柏楠教授主张治疗对象的核心是"生病的人"，而不是单纯的疾病。即使是同一种疾病，也会因患者的不同而有所区别，治疗方案也需要以患者为核心进行个体化调整，做到"因人制宜"。如血管炎患者长期处于疾病状态，性格多敏感、易猜疑，对他人缺乏信任，患者若为老年人，常常比较固执，难以信任医生；患者若为年轻人，比起老年人更容易掌握疾病相关信息，但容易出现悲观情绪，难以接受病情的反复。陈柏楠教授通过恰当的言语引导、耐心的解释，从心理上帮助患者理解病情的变化，消除其焦虑情绪，循序渐进地引导患者接受正规治疗，鼓励家人多陪伴、多沟通以解除患者心理上的压力和负担。同时，劝导患者多参加社会活动，增强与人的沟通能力，帮助患者改善自身的病理状态，从而在疾病治疗过程中发挥积极的主观能动作用，以达到促进疾病向愈的目的，如《黄帝内经太素》曰："精神进，志意定，故病可愈。"

最后，瘥后防复，重视疾病痊愈后的预防调护。"治未病"首见于《内经》，是中医学预防、治疗的核心思想之一，参与构成中医学治则理论。主要包含未病先防、欲病救萌、既病防变、瘥后防复四个部分，"瘥后防复"是疾病痊愈后的阶段。周围血管疾病大多难以达到病理上的痊愈，患者达到症状消除和（或）理化指标恢复正常的临床治愈，即为痊愈。此时患者多数还需要口服药物治疗以预防病情的复发，部分患者会因为放松警惕而恢复吸烟、饮食不节制、运动损伤等，又诱导疾病的再次发作。陈柏楠教授主张应该结合患者的文化程度、生活习惯等情况，在出院前对患者进行个性化的预防调护教育，使其充分知晓与自身疾病复发相关的关键因素，并用通俗易懂的语言充分阐明这些因素致病机理及其危害，使患者从心理上真正高度重视起来。比如烟草中的尼古丁可促使血管收缩，因此吸烟是血栓闭塞性血管炎等动脉闭塞性疾病的重要致病因素，此类患者应严格戒烟。而糖尿病肢体动脉闭塞症患者应严格控制饮食和血糖，否则高血糖、高脂血症会诱发血管损害加重，促使病情不断进展。

第二节　陈柏楠周围血管疾病学术研究

一、基于客观指标的糖尿病肢体动脉闭塞症辨证规律研究

糖尿病肢体动脉闭塞症是糖尿病（diabetes mellitus，DM）的常见并发症之一，是指糖尿病患者由于发生高血糖、高血脂、血

小板黏附及聚集性增高，血液呈高凝状态，而导致的一系列血管病变，动脉发生粥样斑块及血栓形成，使血管狭窄和闭塞，引起血液循环和微循环障碍，组织因而缺血、缺氧，甚至发生肢体坏疽的一种肢体慢性缺血性疾病。糖尿病是我国常见的内分泌代谢疾病，动脉粥样硬化发病早，病情严重。糖尿病常发生肢体大中小型动脉粥样硬化、微血管病变和周围神经病变，导致肢体缺血或坏疽感染，从而失去正常的活动能力。近30年来由于我国人民饮食结构和生活方式的变化，糖尿病发病率逐年增高，并发外周肢体血管病变者激增，引起临床工作者的广泛重视。糖尿病肢体动脉闭塞症在肢体慢性缺血性疾病中，又是病变复杂、治疗困难和病残率最高的一种疾病，近期国内外报道的平均高位截肢率在20%以上。中医药治疗糖尿病积累了丰富的经验，探寻中医药治疗糖尿病肢体动脉闭塞症的靶点，发展我国传统医药有重要意义，同时对世界医学的进步也有推动作用。

（一）糖尿病肢体动脉闭塞症中医证候辨证规律研究

1. 研究思路

在糖尿病肢体动脉闭塞症的中医临床研究中，对临床辨证分型过多强调各自特色经验，分型过于繁乱，致使一些研究缺少认同，难以达成共识，更谈不上合作和提高，制约了研究工作的深入开展，即使是同一个患者，同一时间里经常会辨出不同的证型来，这种在同一患者中各人所辨证得出的各不相同的证型，其根本原因是所应用的供辨证的参数不一致或客观性不强，或以单一理化指标代替整体变化。因此，主观因素决定就会增多，随意性增大。证型是临床研究的基石，是规范化研究的起点，临床中应确定统一的证型，避免或减少主观随意组合。发展中医药需要将中医证候规范化，使中医证候特色更完善、更科学。因此，进一步扩大可供辨证的参数或指标，并尽可能做到评价指标客观化，用反映检验准确性的敏感度、特异性指标来研究对证候的诊断价值，探寻具有特异性的证候和指标，将诊断标准定量化，这不仅有利于临床诊断，提高辨证论治的质量，更有利于提高科研水平，做好中医的传承和发展，对其他周围血管疾病证型规范的研究也有借鉴作用，与当今科学的发展相适应，从而为确立中医治疗的疗效标准评价奠定基础。更进一步，对发挥中医药重视整体治疗的优势，便于协作攻关，更好造福于广大患者，提高中医药防治糖尿病肢体动脉闭塞症的水平具有重要的意义。

本项研究是在中医整体宏观辨证的基础上，应用血液凝固学、血管内皮功能检测和血管无创性检查等手段对该病的临床证候进行研究，总结符合临床实际的证候和辨证分型规律，并提供客观依据；探索建立新的能够反映中医药临床疗效特点的实验室指标和功能性检测指标。

2. 研究方法

（1）股总动脉内 – 中膜厚度和血液学检查与糖尿病肢体动脉闭塞症中医证型的相关性研究

选取糖尿病肢体动脉闭塞症患者 100 例，其中血瘀证、湿热证各 50 例。选取 20 例健康志愿者为正常对照组。采用美国 GE-LOGIQ700 彩色超声诊断仪（探头频率为 10MHz），由专人检测每位患者患肢的股总动脉内 – 中膜厚度（intima–media thickness, IMT）、股总动脉管腔内径、股总动脉管腔狭窄度。同时采集每位患者空腹周静脉血，检测空腹血糖（fasting blood sugar, FBG）、总胆固醇（total cholesterol, TC）、甘油三酯（triglycerides, TG）、低密度脂蛋白（low density lipoprotein, LDL）、高密度脂蛋白（high density lipoprotein, HDL）、内皮素（endothelin, ET）–1、一氧化氮（nitric oxide, NO）、血小板（platelets, PLT）、纤维蛋白原（fibrinogen，Fib），采用 Logistic 回归分析的方法初步探讨超声和血液指标与中医证型的相关性。

（2）血流动力学及踝臂指数与糖尿病肢体动脉闭塞症中医辨证分型的相关性研究

选取糖尿病肢体动脉闭塞症患者 100 例，其中血瘀证、湿热证各 50 例。选取 20 例健康志愿者为正常对照组。采用美国 GE-LOGIQ700 彩色超声诊断仪（探头频率为 10MHz），由专人检测每位患者患肢的股动脉的平均血流速度（velocity mean，Vm）、阻力指数（resistance index，RI）、脉动指数（pulsation index，PI）及踝臂指数（ankle-brachial index，ABI）。同时采集每位患者空腹周静脉血，检测血栓素 B_2（thromboxane B_2，TXB_2）、6- 酮 - 前列腺素 $F_1\alpha$（6-Keto-Prostaglandin $F_1\alpha$，6-Keto-$PGF_1\alpha$）、活化部分凝血活酶时间（activated partial thromboplastin time，APTT）、Fib。

（3）糖尿病肢体动脉闭塞症不同中医证型炎症指标比较

对 30 例糖尿病肢体动脉闭塞症湿热下注证和 30 例血瘀证患者采用放射免疫法检测白介素（interleukin，IL）-1、肿瘤坏死因子（tumor necrosis factor，TNF）-α 水平，采用免疫比浊散射法检测超敏 C- 反应蛋白（high-sensitivity C-reactive protein，hs-CRP）水平，采用生物酶法测定检测脂蛋白（α）[lipoprotein(α)，LP（α）]水平。观察糖尿病肢体动脉闭塞症湿热下注证患者与血瘀证炎症指标的变化特点。

3. 研究结果

（1）糖尿病肢体动脉闭塞症患者股总动脉管腔 IMT、股总动脉管腔内径、股总动脉管腔狭窄度、FBG，HDL、PLT、Fib、NO、TC、TG，LDL、ET 均较正常对照组有差异，其中湿热证和血瘀证患者股总动脉管腔 IMT、股总动脉管腔内径、股总动脉管腔狭窄度、FBG、HDL、PLT、Fib、NO 证型之间差异有统计学意义，提示这些指标可能对本病辨证分型有影响。湿热证患者hs-CRP 高于血瘀证患者，IL-1、TNF-α、LP（α）与血瘀证患者比较，差异无统计学意义。

（2）各指标的 Logistic 回归分析，TC、Fib、IMT 的 OR 值均 >1，且回归系数（β）>0，提示 TC、Fg、IMT 对本病中医辨证分型有非常强烈的影响，为优化后指标，影响强度从大到小依次为 IMT、Fg、TC；而 HDL 的 OR 值 <1，回归系数（β）<0，故认为 HDL 为本病的强烈保护因素，同样对证型有强烈的影响。根据 Logistic 回归分析结果，得到 Logistic 最优回归预测方程，即：logit（P）=-7.311+0.725×X_{TC}-5.763×X_{HDL}+1.165×X_{Fib}+2.287×X_{IMT}。

（3）糖尿病肢体动脉闭塞症患者股总动脉 Vm、RI、PI 及患肢 ABI。同时采集每位患者空腹周静脉血，检测 TXB_2、Fib 均较正常对照组有差异。其中湿热证和血瘀证患者股总动脉 Vm、RI、PI 及 FBG，HDL、Fib 证型之间有显著性意义，可能对本病辨证分型有影响。

（4）各指标的 Logistic 回归分析，FBG，Fib 的 OR 值均 >1，且回归系数（β）>0，提示自变量 FBG，Fib 对本病中医辨证分型有非常强烈的影响，为优化后指标，Fib 较 FBG 影响强度大；而 HDL、PI 的 OR 值 <1，且回归系数（β）<0，认为 HDL、PI 为本病的强烈保护因素。Vm 及 RI 未被纳入方程，对本病辨证分型无明显影响。通过 Logistic 回归分析，最终得到 Logistic 最优回归预测方程，即：

logit（P）= -5.750-0.494×X_{PI}+0.601×X_{FBG}+2.645×X_{HDL}+1.270×X_{FIB}。

4. 研究结论

该项课题研究是在中医学整体观念的指导下，在宏观辨证的基础上，应用彩色多谱勒超声检查和实验室检测指标，初步总结判断不同中医证型的与微观辨证相关的敏感客观化指标，力图达到宏观辨证与微观辨证的有机结合，以期对糖尿病肢体动脉闭塞症辨证分型标准化、客观化有积极的意义。此次研究中，运用方差分析、秩和检验、Logistic 回归分析等统计学方法，通过对糖尿病肢体动脉闭塞症患者的临床辨证分型和检测指标的相关性分析，结论如下。

（1）在彩色超声多普勒检测指标中，PI、RI、IMT 和股总动脉内径（Rmm）经分析被纳入方程，PI 和 RI 与血瘀证呈正相关，提示病理状态下 PI 和 RI 值越大，临床发生血瘀证的概率越高；IMT 和 Rmm 与湿热证密切相关，提示病理状态下，IMT 增厚越显著，股总动脉狭窄越重，发生湿热证的概率越高，可以作为预测糖尿病肢体动脉闭塞症中医辨证分型的重要参考指标。其他指标虽然对疾病诊断有重要意义，但对中医证型诊断无明显参考价值。

（2）在实验室检测指标中，FBG、LDL、Fib、CRP 和 HDL 经分析被纳入方程，FBG，LDL、Fib、hs-CRP 与湿热证呈正相关，提示病理状态下，其数值越高，临床发生湿热证的概率越高；而 HDL 与血瘀证呈正相关，提示病理状态下，HDL 越高，临床发生血瘀证的概率越高，可以作为预测糖尿病肢体动脉闭塞症中医辨证分型的重要参考指标。其他指标虽然对疾病诊断有重要意义，但对中医证型诊断无明显参考价值。

（3）在血管内皮功能指标中，NO、ET-1、TXB_2 和 6-Keto-$PGF_1\alpha$ 等均未被纳入回归方程，虽然对疾病诊断和病情程度判定有重要意义，但对中医证型诊断无明显参考价值，其原因可能与样本量不够大以及所受外界因素干扰有一定关系。

糖尿病肢体动脉闭塞症是当今医学界新的难点、热点疾病，中西医都缺乏深入的研究。关于实验室检测指标与该病临床辨证分型的相关性研究，最近几年相继有所报道，但文献不多，而彩超指标与本病临床辨证分型的相关性研究更是少之又少。以中医学整体观念和宏观辨证为基础，遵循循证医学思路，充分应用现代科学技术手段，收集整理各项与中医"证"可能相关的检查、检测指标，分析总结与不同中医证型微观辨证相关的敏感和量化指标，积极探求糖尿病肢体动脉闭塞症宏观辨证与微观辨证有机结合的规律，以期推动糖尿病肢体动脉闭塞症辨证分型标准化、客观化的形成进程，如果能够开展多中心协作研究，对于实现这一目标将会有积极意义。我们在此项研究中，虽然寻得几项对糖尿病肢体动脉闭塞症中医辨证分型关系密切，也能够作为本病中医辨证分型的客观化参考指标，但结果尚未量化；研究选取的是本病临床常见的两种证型，且样本量不够大，检测的同时仍可能存在少量其他干扰因素。因此，希望在今后的研究中能够加大样本量，争取能够涵盖其他证型，同时尽量减少干扰因素，以求获得更加完善的量化研究结果，为临床的诊断和治疗研究工作提供全面、客观的理论依据。

（二）糖尿病肢体动脉闭塞症湿热证患者血栓炎症因子相关性研究

1. 研究思路

糖尿病肢体动脉闭塞症是 2 型糖尿病常见的血管并发症，常累及肢体大、中动脉（如髂、股动脉），以肢体动脉粥样硬化为主要病理改变，临床表现为间歇性跛行、静息痛等缺血症状，严重者会导致坏疽，是糖尿病患者致死、致残的最主要原因之一。据统计，全球约 1.5 亿糖尿病患者中 15% 以上将在其病程中发生足部溃疡，该型患者以湿热证为主，此期患者的现代病例机制是一个包含血液高凝、炎症反应等一系列因素的复杂病理过程，研究湿热证患者的代表性客观指标与证型的相关性具有重要临床意义。

2. 研究方法

选取 30 湿热证患者与 30 例正常对照组患者，所有受检者取早晨空腹肘部静脉血 9mL，分离血浆后检测其血浆内皮素 –1（ET–1）、一氧化氮（NO）、C– 反应蛋白（CRP）、血管性假血友病因子（von willebrand factor，vWF）、血小板 α 颗粒膜糖蛋白（CD62P）并对比其差异。

3. 研究结果

（1）湿热证患者的 ET–1、CRP、vWF、CD62P 结果均高于正常对照组，NO 低于正常对照组，有统计学差异。

（2）糖尿病肢体动脉闭塞症湿热证综合评分 y 与 CRP、ET–1 有正相关关系，综合评分与 CRP 的正相关关系最为密切。偏回归系数构成的回归方程为：

$$\text{Logit}(P) = -38.299 + 1.384 \times X_{CRP} + 0.773 \times X_{ET-1}$$

4. 研究结论

C– 反应蛋白可作为糖尿病肢体动脉闭塞症湿热证的微观辨证参考。作为糖尿病肢体动脉闭塞症证型之一的湿热证有以下特点：从症状来看，湿热证的症状类似炎症的表现；从病因的角度来看，湿热证的病因与炎症的病因有相同之处；从实验室指标来看，湿热证亦表现出部分相关炎性因子的增高。在糖尿病肢体动脉闭塞症的发生、发展过程中，虚、瘀是主要的病机之一，炎症指标的升高是重要的微观辨证参考。准确地把握炎症指标的变化特点对掌握病情、制定有效的治疗方案及为中医的辨证分型提供客观指标都有重要的意义。另外，中医的宏观辨证与实验室指标之间的关系，湿热证不能简单地等同于炎症。宏观辨证即指中医传统的辨证方法，其方法论依据是"有诸内必形诸外"，据此便可以"知外揣内"的认识疾病。而西医辨病是用某一种或某些生理生化指标作为描述证候的内在依据的一种方法，其方法论依据是"有诸外必根诸内"。宏观辨证与实验室指标结合，它的方法论本质就是要阐明内外之间、宏观与微观之间、上一层次与下一层次之间的联系。传统辨证与西医辨病毕竟是两个不同的认识层次，两者的参照与结合需要经过反复的比较和深入的探索。

二、早期糖尿病肢体动脉闭塞症规范化中医诊疗优化方案研究

（一）研究思路

糖尿病肢体动脉闭塞症是指糖尿病患者出现的以肢体动脉粥样硬化和微血管病变而导致肢体出现缺血性表现的一种慢性病症，属于中医学"消瘅""脱疽""脉痹"等范畴。糖尿病肢体动脉闭塞症是糖尿病最常见的慢性血管并发症之一，由于社会老龄化及饮食结构的改变等因素，我国的糖尿病患病率急剧升高，糖尿病肢体动脉闭塞症也成为了近年来高发的周围血管疾病之一，研究表明，约15%的糖尿病患者会发生足溃疡。糖尿病患者一旦发生足溃疡，治疗周期长、难度大，且易反复，高昂的治疗费用及较高的致残率，给患者及其家庭带来了巨大的痛苦和经济负担。因此，早期诊断、早期临床干预对避免病情加重、挽救患者肢体和生命至关重要。山东中医药大学附属医院周围血管病科是国家首批周围血管专业重点专科，对糖尿病肢体动脉闭塞症的诊断治疗积累的丰富的经验，逐渐形成以活血化瘀法为核心的辨证治疗方案，对促进侧支循环的形成与开放、降低动脉栓塞率、保全肢体或降低截肢平面具有显著的临床疗效。本研究采用随机、

单盲、阳性对照方法，遵循中医临床路径管理原则将治疗组患者分为血瘀证和湿热证两型，采用糖尿病肢体动脉闭塞症中医优化方案辨证治疗，经两期临床试验，均取得满意疗效。证候积分可作为症状疗效评价的主要依据，内皮功能、凝血功能、血管超声血流动力学检查、踝肱指数（ABI）可作为疾病评价疗效重要佐证。

（二）研究方法

本研究采用随机、单盲、阳性对照方法，将 240 例早期糖尿病肢体动脉闭塞症患者分为治疗组 180 例和对照组 60 例，将治疗组患者分为血瘀证和湿热证两型进行中医优化方案辨证治疗，对照组予以常规西药方案治疗，各组患者均根据病情予以降糖、调脂、降压等基础对症治疗。本研究分两期进行临床试验，治疗周期均为两个疗程，每疗程两周。观察各组患者治疗前、后的中医证候积分、总疗效，以评价其治疗效果。并观察两组患者在治疗前、后的内皮功能（ET、NO、TXB_2、6-Keto-$PGF_1\alpha$）、凝血功能（APTT、凝血酶原时间、凝血酶时间、Fib、血小板计数）、血脂（TC、TG、LDL、HDL）、血管超声（股总动脉 IMT、PI、足背和胫后动脉血流速度）、ABI 等项目变化规律。

（三）研究结果

1. 各组患者证候积分较治疗前均持续降低，治疗 4 周后，治疗组较对照组证候积分低（$P<0.05$），尤其以血瘀组疗效尤为显著。

2. 治疗组患者显愈率均优于对照组（$P<0.05$）。

3. 血瘀证患者治疗后 ET、Fib、血小板计数、PI 均较治疗前降低，NO、APTT、凝血酶原时间、凝血酶时间、ABI、胫后及足背动脉的血流速度均较治疗前升高（$P<0.05$）。疗后 4 周患者 APTT、凝血酶原时间、凝血酶时间、较对照组高（$P<0.05$），ABI 较对照组低（$P<0.05$）。

4. 湿热证患者治疗后 ET、血小板计数、PI 较治疗前降低，APTT、凝血酶原时间、胫后和足背动脉的平均血流速度较治疗前升高（$P<0.05$）。

（四）研究结论

1. 早期糖尿病肢体动脉闭塞症患者辨证分为血瘀证和湿热证。血瘀证患者，以活血化瘀、益气养阴为治则；湿热证患者，以养阴清热、解毒活血为治则。遵循中医临床路径管理原则，对两证型患者分别应用包括口服中药饮片、静滴中成药、外用中药熏洗等方法在内的综合中医优化方案治疗，疗效显著，中医证候积分及疗效显愈率均优于对照组。血瘀证组患者疗效优于湿热证组。

2. 糖尿病肢体动脉闭塞症血瘀证患者，中医优化治疗方案可有效改善其内皮功能，降低 ET 水平，升高 NO 水平；显著改善患者凝血功能，升高 APTT、凝血酶原时间、凝血酶时间，降低 Fib、血小板水平，明显优于对照组；还可提高患者 ABI，增加胫后及足背动脉的血流速度，降低 PI。

3. 糖尿病肢体动脉闭塞症湿热证患者，中医优化治疗方案可以有效改善其内皮功能，降低 ET 水平；可以改善其凝血功能，升高 APTT、凝血酶时间，降低血小板水平；还可以增加胫后及足背动脉的血流速度，降低 PI。但该治疗方案对凝血酶原时间、Fib、ABI 均无影响。

4. 中医优化治疗方案分型治疗早期糖尿病肢体动脉闭塞症疗效确切，证候积分可作为症状疗效评价的主要依据，内皮功能、凝血功能、血管超声血流动力学检查、ABI 可作为疾病评价疗效重要佐证。

三、高血压合并外周动脉闭塞性疾病的证候规律研究

（一）研究思路

高血压是一种常见病、多发病，也是心血管疾病最重要的危险因素。过去几十年中我国人群高血压患病率呈持续增长趋势，据估计 2006 年我国高血压患者人数已达 2 亿。外周动脉闭塞性疾病（peripheral arterial disease，PAD）是系统性动脉粥样硬化疾病的一种表现，也是冠心病和脑卒中之外的一大类常见心血管病，严重威胁老年人的全身性血管病变。我国人群 PAD 流行病学调查发现其患病率可高达 3.08%。作为 PAD 形成和发展的重要危险因素，高血压对 PAD 患病的影响在以往不同国家的流行病学研究中已被充分说明，并逐渐得到共识。目前国内外医学工作者的研究方向是高血压病与 PAD 发病率及相互关系，在国家"十五"科技攻关项目"中国心血管病流行病学多中心协作研究"中，利用横断面抽样调查数据，在我国大样本自然人群中报道不同血压水平的 PAD 患病率及二者间的关系，发现随着血压水平的升高，PAD 的患病呈现逐渐升高的趋势。近年来，应用现代科学技术手段对高血压病、PAD 各证型的客观化研究已取得了一定成果，有学者对高血压合并糖尿病、糖耐量减低患者动脉硬化与中医证型的关系进行研究，发现该类患者动态动脉硬化指数与瘀血型关系最密切。因此，不断探索、完善和发展指导中医临床治疗高血压合并 PAD 病有关键意义的证候规范及规律的研究，成为迫切需要解决的问题。

（二）研究方法

本研究采用回顾性研究方法，对山东中医药大学附属医院住院病例进行回顾性分析，研究分析近10年来高血压合并外周肢体动脉闭塞性疾病住院患者的中医证候特点；根据研究内容建立数据库，输入上述病例调查资料，采用双人双机录入原始的病例资料，对所得数据选取SPSS 20.0软件进行统计学处理，根据数据的差别选取相应的统计学方法。用数据挖掘技术分析患者中医证候分布特点，探究其证候规律，并进行全国专家调查问卷征询意见，最后在社区进行流行性病学调查验证，以探讨高血压合并外周动脉闭塞性疾病的证候规律。

（三）研究结果

1. 统计高血压合并PAD患者的一般信息：284例患者中男女比例约为2.7∶1，以男性多见，其年龄分布以60岁以上人群为主。

2. 统计高血压合并PAD的特征：本研究患者PAD分期以2期患者最多，高血压分级以3级患者最多。高血压合并PAD患者中吸烟者踝肱指数明显低于不吸烟者，且随着患者体质指数的增加，踝肱指数逐渐降低。

3. 统计高血压合并PAD患者的中医四诊信息分布：四诊信息共计出现81项。其中出现频数高于50%的症状是：眩晕、肢体发凉、肢体怕冷、口黏腻、口苦、头矇、口干、呕吐痰涎、头胀。体征中出现频数最高的前3项顺次是皮温低、皮色苍白、趾毛脱失。舌象出现14项，其中出现频数最高的前3项顺次是舌质暗红、苔黄腻、苔薄白。

4. 统计高血压合并PAD患者的中医证型分布：将整理过的

四诊信息作为聚类的变量应用快速聚类法进行统计，并结合临床实际、导师经验及专家意见征询，认定聚为 3 类时分布最为恰当。结合相关专业知识，将所聚出的 3 类分别归纳为 3 个证型，第 1 类为痰浊壅盛证，第 2 类为湿热蕴结证，第 3 类为瘀血阻络证。对各类别（证型）对应的证候要素进行主成分分析，得出：

痰浊壅盛证的主症为头曚、呕吐痰涎、胸闷、舌体胖大、下肢发凉、头胀。

湿热蕴结证的主症为头沉、恶心、纳呆、趾间糜烂，肢体溃疡坏疽、口苦、肢体困重、足色紫暗、足肿胀、便溏、苔黄腻、眩晕。

瘀血阻络证的主症为目眶发暗、口唇紫暗、手掌暗红、舌质暗红、心悸、胸痛、盗汗、皮肤干燥、趾甲变形，趾毛脱失、失眠、头痛、呕吐痰涎、眩晕、局部皮色暗红。

5. 统计高血压合并 PAD 中医证候要素的规律：结合专家问卷调查意见，按照各证候要素得分由高到低依次排列为：血瘀证、痰浊证、阳虚证、寒证、气虚证、湿证、热证、气滞证、血虚证、阴虚证。

对阳虚证、阴虚证、气虚证、血虚证的病位统计中，根据不同病位的得分，可总结出专家多认为高血压合并 PAD 阳虚证患者以肾阳虚为主，阴虚证患者以肾阴虚为主，气虚证患者以脾气虚为主，血虚证患者以肝血虚为主。

据此总结出高血压合并 PAD 证候要素以血瘀证和痰浊证为主，各证候诊断要素的规律如下：

热证：局部皮温高、舌红、苔黄、脉数、脓液稠厚、局部皮色潮红、脓液色黄、脓液腥臭、面红、口干、口苦、目赤。

寒证：肢体冷痛、局部皮色苍白、皮温低、喜暖、肢冷蜷卧、恶寒、脉紧、舌白、苔白而润、小便清长。

血瘀证：疼痛、痛处不移、面色黧黑、唇甲青紫、皮下紫斑、肌肤甲错、舌紫暗、舌有瘀点瘀斑、舌边有青紫色条状线、脉细、脉涩。

湿证：纳呆、恶心、口腻不渴、嗜睡、头昏沉如裹、局部肿胀、创面大量渗液、渗液清稀、脓液稀薄、舌淡、齿痕舌、苔腻、苔滑。

痰浊证：眩晕、体胖、头如裹、胸胁脘腹等处胀闷、呕吐痰涎、痰多、舌胖、苔腻、脉滑。

气滞证：胸胁脘腹等处胀闷疼痛、疼痛部位不固定、与情绪活动有关、伴嗳气、脉弦。

阳虚证：以肾阳虚为主，多表现为面色苍白、形寒肢冷、气短、喜热饮、小便清长、大便溏薄、舌淡，脉沉、迟、无力。

阴虚证：以肾阴虚为主，多表现为面色潮红、潮热、盗汗、五心烦热、舌红绛、脉细。

气虚证：以脾气虚为主，多表现味为神倦乏力、少气懒言、头晕目眩、自汗、活动后诸症加重、肉芽淡白、舌淡、舌胖、舌有齿痕、脉弱。

血虚证：以肝血虚为主，多表现为面色淡白、面色萎黄无华、唇色淡白、爪甲色淡、头晕眼花、手足发麻、妇女经血量少色淡、妇女经期推迟、闭经、肉芽淡红、舌质淡、脉细、脉无力。

6.不同血压级别组患者的踝肱指数不同，各组按照踝肱指数值由高到低依次排列为：1级高血压组、2级高血压组、3级高血压组，且1级高血压组的踝肱指数值明显高于2级血压组和3级血压组。高血压合并PAD患者中吸烟者的踝肱指数明显低于不吸烟者。高血压合并PAD患者中人群体重分布多以超重及肥胖者为主。且随着患者体重的增加，踝肱指数呈下降趋势。

　　高血压合并 PAD 患者中最常见证候分别为趾甲生长缓慢、下肢皮肤干燥、汗毛减少，均为营养障碍征的表现。高血压合并 PAD 患者常见证素出现频率由高到低依次排列为：血瘀证、痰浊证、阳虚证、寒证、气虚证、湿证、热证、气滞证、阴虚证、血虚证。此分布情况与研究中专家问卷的结果基本一致。

　　高血压合并 PAD 阳虚证、阴虚证患者的病位多在肾，气虚证以脾气虚证为主，血虚证以肝血虚证为主。与研究中专家问卷调查的结果相一致。

（四）研究结论

　　本研究通过对高血压合并外周动脉闭塞性疾病的中医证候研究，首次建立了该病的中医四诊信息及证候信息库，研究结果表明痰浊壅盛、瘀血阻络、湿热蕴结是该病的常见证候，并征集全国专家意见对该病证候及证候要素诊断及其依据进行修订，后期前瞻性研究中的验证工作也证实该证候标准具有一定的普适性，该研究结果充实了高血压及其并发症的辨证理论体系，补充了高血压合并 PAD 患者的中医证候诊断的内容。有利于规范该病的临床诊断，提高辨证论治的质量，可进一步进行多中心推广应用，对规范高血压合并外周动脉闭塞性疾病中医辨证具有重要意义。本研究结果充实了高血压及其并发症的辨证理论体系，对其他高血压并发症的证候规范的研究也有借鉴作用，为高血压并发症的中医证候研究提供了清晰的思路。本研究是中医整体论治的体现，该研究有助于发挥中医药重视整体治疗的优势，对提高中医药防治高血压的水平也具有重要的科学意义。

四、下肢深静脉血栓形成的微观辨证依据与治疗研究

（一）深静脉血栓形成血管张力因素与中医辨证分型的关系

1. 研究思路

肢体静脉疾病是临床上最为常见的周围血管疾病，其发病率远远高于肢体动脉疾病的发生率，疾病种类包含多种静脉血液倒流性疾病和静脉血液回流障碍性疾病。深静脉血栓形成（deep venous thrombosis，DVT）是临床常见的静脉回流障碍性疾病，有逐年增多的趋势，已逐渐引起人们的重视。对于静脉血栓性疾病的研究，在血液凝固学和血液流变学方面予以了充分的关注，而血管张力因素与血栓形成的关系尚缺乏系统研究报道。在深静脉血栓形成的发生、发展过程中，血管张力因素的变化是一个不容忽视的重要环节，在病变的不同时期有不同的改变。了解这些变化特点对掌握病情，制定有效的治疗方案，应用有针对性的治疗方法，避免盲目用药有重要的临床意义。我们自 1997 年 9 月开始对 DVT 的血管张力因素进行了研究，并对该因素与中医辨证分型的关系进行了初步探讨。

2. 研究方法

选取 DVT 患者 61 例，所选病例为无活动性下肢溃疡，无新鲜创面或伤口，无严心、脑、肺疾病，肝、肾功能正常的住院患者。男 38 例，女 23 例，年龄 20～76 岁，平均 48.7 岁。根据中医辨证分型分为 3 组，其中 I 组 25 例，为急性期，病程 1～15 天，中医辨证属湿热下注型；II 组 20 例，为稳定器，病程 16～30 天，中医辨证属血瘀湿重型；III 组 16 例，为慢性恢

复期，病程 31 天以上，中医辨证属血瘀型。选取 30 例健康志愿者为Ⅳ组，为无心、脑、肺、肝、肾疾病和血栓性疾病，无已知影响研究指标的疾病，其中男 18 例，女 12 例，年龄 22～60 岁，平均 42.93 岁。采集每位患者清晨空腹静脉血，采用放免法测定 ET-1、NO、TXB_2 和 6-keto-PGF_{1a}。采用 t 检验分析比较分析各组指标间的差异。

3. 研究结果

（1）DVT 不同证型患者的血浆 ET-1 水平均高于对照组，并有显著性差异（$P<0.05$），Ⅰ组、Ⅱ组和Ⅲ组的组间比较有显著性差异（$P<0.05$），Ⅰ组和Ⅱ组的组间比较无显著性差异（$P>0.05$）。

（2）DVT 不同证型患者的血浆 NO 水平均低于对照组，并有显著性差异（$P<0.05$），Ⅰ组、Ⅱ组和Ⅲ组的组间比较无显著性差异（$P>0.05$）。

（3）Ⅰ组、Ⅱ组、Ⅲ组血浆 TXB_2 水平均高于对照组，并有显著性差异（$P<0.05$）；Ⅰ、Ⅱ、Ⅲ各组血浆 TXB_2 水平逐渐下降，但组间比较均无显著性差异（$P>0.05$）。

（4）Ⅱ组血浆 6-keto-PGF_{1a} 水平高于对照组，Ⅲ组低于对照组，并有显著性差异（$P<0.05$）；Ⅰ组血浆 6-keto-PGF_{1a} 水平低于对照组，但无显著性差异（$P>0.05$）；Ⅰ、Ⅱ、Ⅲ组组间比较，Ⅱ组高于Ⅰ、Ⅲ组，并有显著性差异（$P<0.05$）。

（5）Ⅰ组、Ⅲ组 TXB_2 与 6-keto-PGF_{1a} 的比值（T/P）均高于对照组，并有显著性差异（$P<0.05$）；Ⅱ组高于对照组，但无显著性差异（$P>0.05$）；Ⅰ、Ⅱ、Ⅲ组组间比较无显著性差异（$P>0.05$）。

4. 研究结论

在对 DVT 血管收缩因素和血管舒张因素的变化特点与中医

辨证分型的相关性研究发现，该病存在血管张力因子的变化，在 DVT 的病程中，患者的 ET-1 水平始终增高，对静脉血管的收缩作用明显增强，而具有舒张血管作用的 NO 和 6-keto-PGF$_{1a}$ 合成减少，进一步加重血管收缩作用，不利于侧支循环的建立，导致周围静脉系统血液严重瘀滞，在损伤血管内皮细胞的同时，加剧了血小板的聚集与释放功能，TXB$_2$ 含量增多为血栓形成提供有利的条件。在 DVT 成急性期这一改变最为明显，血管收缩和血小板聚集促进了血栓的形成和发展，这是急性期血栓不断扩展、蔓延的重要原因之一。在有血栓复发倾向的患者中，这一特点也十分明显，而急性期过后病情者 T/P 比值趋于正常。

DVT 血管张力因素与中医辨证分型有密切内在关联，不同的辨证分型呈现不同的变化特点，湿热下注型 ET-1、TXB$_2$ 和 T/P 增高明显，NO 降低，提示该型患者血管痉挛、内皮细胞损伤严重，血液呈高凝状态，血栓有扩展、蔓延趋势，病情处急性进展期。血瘀湿重型 ET-1 和 TXB$_2$ 明显低于湿热下注型，但仍高于对照组。说明该型患者血管内膜损伤程度减轻，但受损的血管内皮细胞功能尚未恢复，6-keto-PGF$_{1a}$ 的增高，NO 和 T/P 比值的趋于正常，则表明血管舒张作用和抗血栓形成机能有所加强，病情稳定，正常的内皮细胞代偿功能有所增强。血瘀型 ET-1、T/P 较血瘀湿重型又有所增高，6-keto-PGF$_{1a}$ 和 NO 明显降低，说明该型患者静脉系统瘀血较重，加重对血管内皮的损伤程度，抗血小板聚集功能减弱，深静脉血栓形成有复发可能，应高度重视其治疗方案的调整。

湿热下注型血管张力因素变化最大，及时有效的溶栓、抗凝、解痉治疗，可有效的预防血栓蔓延，控制病情发展，有利于侧支循环建立，促进患肢肿胀消退。血瘀湿重型病情稳定，应抓住有利时机，积极施行活血利湿治疗，使病情进一步改善，以达到治愈目的。血瘀型多呈肢体慢性瘀血状态，有血栓复发倾向，而临床上往往忽视这一时期的抬疗。针对肢体的慢性瘀血状态，应注重活血化瘀治疗，减少血管内膜损伤，改善血管张力因素，消除瘀血状态，预防病情复发。所以，深静脉血栓形成慢性恢复期的治疗是巩固疗效、预防血栓复发，减轻后遗症和并发症的重要保证。研究深静脉血栓形成血管张力因素的变化，也为微观辨证提供了有利的客观依据，使中医辨证分型更科学、更规范。

（二）中西医结合治疗对急性深静脉血栓形成血浆内皮素的影响

1. 研究思路

对下肢深静脉血栓形成（DVT）的辨证论治研究始自 20 世纪 60 年代初期，我国相继报道了对下肢深静脉血栓形成的治疗经验。70 年代，通过临床实践，中西医结合辨病与辨证相结合，初步总结下肢深静脉血栓形成的辨证论治规律。80 年代，中西医结合治疗下肢深静脉血栓形成，从宏观辨证进入微观辨证，宏观辨证与微观辨证相结合，不断加深对疾病的认识，积累了丰富的临床经验。近年来，血浆 ET 与周围血管疾病的关系受到普遍关注。血管损伤是 DVT 主要因素之一，而血管内膜的损伤是静脉血栓形成的使动因素。完整的血管内膜具有良好的抗血栓功能，当内皮细胞受损伤时，为血栓形成提供了有利条件。内皮素是目前发现的作用最强的缩血管活性肽，由血管内皮细胞合成释放。当内皮细胞损伤后，其分泌功能紊乱，内皮素合成、释放增加，血浆 ET 含量增多；同时，血管内膜抗凝血功能明显减弱，纤溶活性降低，促凝因素增加，凝血和抗凝动态平衡严重失调，最终导致血栓形成。而中西医结合治疗对急性 DVT 患者血浆 ET 的影响鲜有报道，本研究从 1997 年 7 月～1999 年 4 月对 20 例经中西医结合治疗的急性 DVT 患者血浆 ET-1 变化进行了研究，并对中西医结合治疗对急性 DVT 血浆 ET-1 的影响进行了探讨。

2. 研究方法

所选 DVT 患者为无活动性溃疡，无新鲜创面或伤口，无严重心、脑、肺疾病，肝、肾功能正常的住院患者，共纳入 DVT 患者 36 例，其中治疗组 20 例，为急性 DVT 患者，病程 1 ～ 10 天，男 11 例，女 9 例，年龄 20 ～ 58 岁；对照组 16 例，为未经系统治疗的慢性 DVT 患者，病程 30 ～ 60 天，男 10 例，女 6 例，年龄 30 ～ 59 岁；同时选取 13 例健康志愿者为正常对照组，其中男 8 例，女 5 例，年龄 24 ～ 57 岁。应用中西医结合治疗方法：中医治疗以清热利湿为原则，方药用四妙勇安汤加味，水煎服，1 剂 / 日。丹参注射液 20mL，加入生理盐水 250mL 中，静脉点滴，1 次 / 日，15 天为 1 个疗程，两个疗程间休息 5 天。西医治疗以溶栓为主，尿激酶 30 万～ 50 万 U，加入生理盐水 250mL 中，静脉点滴，1 次 / 日，总剂量为 300 万～ 500 万 U。采用放免的方法测定各组受试者血浆 ET-1 水平，急性 DVT 患者分别于入院时和治疗 3 周时检测 1 次。慢性 DVT 患者入院时检测 1 次，健康对照组按前述要求检测 1 次。采用 t 检验分析方法初步探讨中西医结合治疗对急性 DVT 血浆 ET-1 的影响。

3. 研究结果

急性 DVT 患者治疗前血浆 ET-1 水平高于健康对照组，有显著性差异（$P<0.01$）；低于 DVT 对照组，无显著性差异（$P>0.05$）。急性 DVT 组患者治疗 3 周后，血浆 ET-1 水平高于健康对照组，无显著性差异（$P>0.05$）；低于 DVT 对照组，有显著性差异（$P<0.01$）。治疗后低于治疗前，有显著性差异（$P<0.01$）。

4. 研究结论

尚德俊教授倡导的中西医结合辨证整体疗法治疗深静脉血栓形成可获得满意的疗效，并能降低血浆 ET 的含量。急性期 DVT 治疗前后 ET-1 含量改变有显著性差异，说明在治疗过程中，除溶栓作用外，对血管内皮细胞功能有一定保护和改善作用，可调整凝血和抗凝平衡。血浆 ET-1 含量的降低，使血管痉挛因素减少，有利于血管扩张和侧支循环建立，促进静脉血液回流，这可能是取得良好治疗效果的机理之一。早期诊断、早期治疗可以及时抑制血管内皮损伤，保护内皮细胞，加速内皮素代谢，促进血管内皮细胞修复和生理功能恢复，有利于提高临床疗效，减轻后遗症状。而未经治疗的 DVT 患者，因静脉系统瘀血严重，代谢产物堆积和缺氧，均导致血管内皮细胞的持续性损害，血浆 ET-1 含量明显增高，并有继发性血栓形成和静脉血栓反复发作。所以，DVT 急性期及时有效的中西医结合治疗，和慢性恢复期的中西医结合辨证整体治疗都是十分重要的，应充分重视。其对提高临床疗效，减轻后遗症和并发症，降低病残率有重要意义。

（三）急性期下肢深静脉血栓形成中西医结合治疗的多中心研究

1. 研究思路

深静脉血栓形成（DVT）是临床常见的周围血管疾病，中医称为股肿。急性期患者极易发生血栓脱落而引起肺栓塞，严重者导致死亡。目前国内以循证医学方法对中西医综合治疗急性期 DVT 的相关研究较少，特别是多中心、大样本的研究，资料、文献较为匮乏，无临床指导性的结论，不利于临床疗效的最大发挥。近年来，不少学者对中西医结合治疗 DVT 的方法进行研究，形成了不同的治疗方案并取得一定疗效。但是，关于各方案间疗效对比研究较少，难以总结中西医结合治疗 DVT 的规律，制约了中西医结合治疗 DVT 方案的规范和优化。本研究通过对两套治疗方案，8 个研究中心的 231 例病例治疗 DVT 的疗效研究，以了解中西医结合治疗 DVT 的规律，为中西医结合治疗方案的规范和优化提供临床依据。

2. 研究方法

病例来源于 8 个研究中心的 231 例病例，其中方案 1 组病例来源于山东中医药大学附属医院、北京中医药大学东直门医院、河南中医学院第一附属医院、洛阳市第一中医院、黑龙江中医药大学第一附属医院 5 家医院的"股肿 1"诊疗方案科研病例，共 160 例。方案 2 组病例来源于上海中西医结合医院、天津中医药大学第二附属医院和上海市中医医院 3 家医院的"股肿 2"诊疗方案科研病例，共 71 例。方案 1 辨证为湿热下注证，治以清热利湿，活血通络，用四妙勇安汤加味（金银花 30g，玄参 30g，当归 15g，生甘草 10g，赤芍药 15g，川牛膝 15g，黄柏 10g，黄芩 10g，栀子 10g，连翘 10g，苍术 10g，紫草 10g，红花 6g），水煎 300mL，早晚两次温服，日 1 剂。选用具有破血逐瘀、凉血活血的中成药，如静脉滴注疏血通注射液 6mL，或血栓通注射液 8mL，或血塞通注射液 500mg 等，日 1 次。外治法采用冰硝散（将冰片 10g，芒硝 2000g 研为粗末，拌匀，装入布袋），每日外敷，用药 2 天后更换药物。静滴溶栓药物：尿激酶 10 万～50 万单位静脉滴注，日 1 次，连续应用 5～7 天；予低分子肝素 4000～5000 单位皮下注射，日 2 次，应用 9～10 天。方案 2 组辨证为热壅络脉证，治以清营泻瘀，方用验 1 号（牛角片 30g，紫草 15g，益母 30g，生大黄 5g，玄明粉 5g，发热重者可加生石膏，皮肤瘀紫灼热甚者，可酌加牛黄粉、牛角粉吞服），水煎 300mL，早晚两次温服，日 1 剂。外治法予将军散（大黄粉 50g，玄明粉 50g，赤小豆粉 50g），共研细粉，用茶水或醋调匀，外敷患肢，每日 1～2 次。两套方案均以 4 周为 1 个疗程，1 个疗程后观察疗效。对比两组患者整体疗效、症状疗效和静脉再通疗效和安全性。

3. 研究结果

（1）方案 1 组整体疗效优于方案 2 组，其中方案 1 组 160 例患者中有效 143 例，总有效率为 89.38%；方案 2 组 71 例患者中有效 54 例，总有效率为 76.06%。

（2）方案 1 组症状疗效优于方案 2 组，其中方案 1 组总有效 158 例，总有效率为 98.75%；方案 2 组总有效 56 例，总有效率为 78.87%。

（3）方案 1 组静脉再通疗效优于方案 2 组，其中方案 1 组总有效 128 例，总有效率为 80.00%；方案 2 组总有效 52 例，总有效率为 73.24%。

（4）在治疗过程中，两组均未出现肺栓塞、出血等并发症，但方案 1 出现过敏反应者 1 例，肝肾功损害者 1 例，凝血指标异常者 1 例，不良反应发生率为 1.88%；方案 2 未出现不良反应。经统计学处理，两套治疗方案的安全性无显著差异。

4. 研究结论

本研究通过对两套治疗方案治疗 DVT 的疗效研究，发现两套方案疗效有明显的差异，第 1 套方案的疗效总体上优于第 2 套治疗方案。这种疗效差异的产生，可能与以下方面有关：第 1 套方案在中医辨证论治的基础上，还应用了抗凝、溶栓基础治疗；而第 2 套方案只采用了中医治疗，这可能是引起疗效差异的重要因素。"湿""热""瘀"为本病主要病机。通过对两套方案的辨证分型及方药选择分析发现：第 1 套方案将重点放在治疗"湿"和"瘀"上，方用四妙勇安汤加味，方中金银花、连翘、黄芩、黄柏、栀子清热解毒，消肿止痛；玄参、当归、赤芍、紫草、红花清热凉血，活血通络；苍术利湿消肿；川牛膝引血下行，活血通络；生甘草调和诸药。全方共奏清热利湿、活血通络之功。而第2套方案将重点放在了治疗"热"和"瘀"上，方用验方1号（牛角片30g，紫草15g，益母草30g，生大黄5g，玄明粉5g），方中牛角片、生大黄清热解毒，凉血祛瘀；紫草清热凉血，活血通络；益母草清热解毒，利水消肿；玄明粉清热解毒。全方共奏清营泻瘀之功。这种治疗侧重点的不同，也可能是引起疗效差异的主要原因之一。总之，中西医结合治疗下肢DVT具有很好的临床疗效且安全性高，可以有效地减轻肿痛，改善患者的临床症状和体征，提高静脉再通率，抑制血栓蔓延，达到了标本兼治的理想效果。

五、外周动脉疾病的影像学规律研究

（一）闭塞性动脉硬化症影像表现研究

1. 闭塞性动脉硬化症髂股动脉形态学表现与中医证型的相关性研究

（1）研究思路

闭塞性动脉硬化症（arteriosclerosis obliterans，ASO）为全身动脉粥样硬化在四肢的局部表现，属血瘀证疾病，早期的中西医结合治疗可取得显著疗效。诸多学者从征象分析认为下肢ASO湿热下注型与血瘀型CT血管造影表现存在差异。本研究借助多层螺旋CT血管成像（multislice computed tomography angiography，MSCTA）对髂股动脉各分支截面积进行测量、比较，初步探讨ASO髂股动脉形态学变化特点与中医辨证分型的相关性。

（2）研究方法

收集住院 ASO 患者 79 例，其中血瘀型 54 例，湿热下注型 25 例，选取非 ASO 患者 30 例作为对照。所有患者均行腹部及下肢 MSCTA 检查。扫描范围自肾动脉水平至小腿中部。扫描层厚 5mm，重建间隔 2.5mm，螺距 5.5。本研究选择腹主动脉远端、双侧髂总动脉及股总动脉分叉的各分支动脉为测量对象，分别测量其主支及分支血管截面的内、外面积。血管断面选取距离分叉点 1cm 处与血管纵轴垂直的截面，分别代表各分支近端或远端血管断面，内面积为血管截面对比剂充盈区，外面积为血管壁外缘所围成的面积，其中包括内面积。为了减少测量误差，同一截面面积测量 3 遍，取其平均值为最终值。

（3）研究结果

①各组髂股动脉内面积均值比较：ASO 组与对照组比较，双髂总动脉远端、右髂外动脉、双髂内动脉、股总及左股深动脉、双侧股浅动脉的内面积 ASO 组显著小于对照组。证型比较，血瘀型右股总动脉内面积显著小于湿热下注型（$P<0.01$）；腹主动脉远端及双髂总动脉近端、右股深动脉各组内面积间差异无统计学意义。

②各组髂股动脉相对狭度比较：髂股动脉各分支相对狭窄度 ASO 组明显小于对照组，差异均有统计学意义（$P<0.05$）。证型比较，湿热下注型左股深动脉相对狭窄度明显小于血瘀型（$P<0.01$）。

③各组髂股动脉内面积扩张率比较：腹主动脉远端分叉扩张率 ASO 组明显小于对照组（$P<0.01$）。证型比较，湿热下注型右髂总动脉、双侧股总动脉内面积扩张率大于血瘀型（$P<0.01$）。

（4）研究结论

ASO 组患者髂股动脉截面积明显低于非 ASO 患者，除腹主动脉分叉外，其余分支二者差异均有统计学意义，反映了动脉粥样硬化使髂股动脉分支管腔变狭窄的事实。髂股动脉扩张率各组于各级分叉略有不同。腹主动脉分叉扩张率 ASO 明显小于对照组，表明 ASO 患者腹主动脉远端分叉动脉硬化显著，预示下肢来自腹主动脉正常供血较对照组减少，如果没有充分有效的侧支循环建立，必将引起下肢动脉缺血症状。

ASO 患者各中医证型之间亦存在一定差别。不同中医证型 ASO 病变特点对比显示，湿热下注型与血瘀型右髂总动脉及双侧股总动脉扩张率差异有统计学意义，尤其双侧股总动脉扩张率，湿热下注型明显高于其他 2 组。统计结果中血瘀型右股总动脉内面积显著小于湿热下注型，而湿热下注型左股深动脉相对狭窄度明显小于血瘀型。

2. 湿热下注型闭塞性动脉硬化症外周动脉影像学特点研究

（1）研究思路

慢性肢体动脉闭塞性疾病主要病理变化是肢体大血管、微血管和/或神经功能障碍，是由此引起病理生理改变而导致的临床综合症候群。其中，ASO 是全身动脉粥样硬化在肢体的局部表现，该病属于中医学"脉痹"和"脱疽"的范畴。近年来随着我国人民生活方式的改变，其发病率呈逐年上升趋势，早期诊断、早期干预，是预防疾病进展和提高临床疗效、抢救患者肢体的关键。中医诊断疾病的"望、闻、问、切"，是古代中医学家总结出来的完整的方法学，现代的科学技术发展，极大地拓展了"四诊"的观察范围和精细程度。例如现代的医学影像医学手段，可视为"望诊"的延伸，它们可以无创地显示人体的病变组织结构、形态、密度等客观指标，为早期诊断、早期治疗提供了可能性。ASO 的影像诊断方法中，MSCTA 是临床普遍应用的外周血管影像诊断技术，该方法可通过一次给药能获得完整的容积资料，后处理重组图像可以在任意角度上分别观察不同的血管结构，其横断面图像有良好的组织分辨率，不仅可以显示管壁的钙化、栓子及测量真正管径，而且可显示血管外的软组织病变。可提高血管病变诊断的准确性。该研究应用 MSCTA 技术，通过回顾性研究临床病例的影像学资料，对湿热下注型 ASO 患者下肢动脉主要节点进行重新测量，评价其影像学形态特点，及糖尿病作为独立影响因素对 ASO 的影响，从而扩充 ASO 中医"望诊"视野，扩大疗效评价体系，并为治疗方案的制定提供解剖学依据。

（2）研究方法

回顾性选取 2007 年 4 月～ 2014 年 4 月山东中医药大学附属医院周围血管病科住院患者，共计 131 例，属湿热下注型，作为观察组，并按是否患有糖尿病分为两个亚组；选取山东中医药大学附属医院行腹部强化 CT 检查的非下肢动脉病变患者，共计 34 例，作为对照组。调取各组人群的多层螺旋 CT 检查图像，采用东芝 Aquilion 多螺旋 CT 扫描，分别测量其髂总动脉、股总动脉、腘动脉远端分叉平面近心端 1cm 处血管截面积。计算每组动脉内截面积及外截面积，计算每组血管断面的相对狭窄率，通过比较两组患者上述数据差异，探讨糖尿病肢体动脉闭塞症影像规律研究。

（3）研究结果

① ASO 湿热下注型患者髂总、股总动脉外截面积、相对狭窄率均大于对照组，经统计学处理有显著性差异（$P<0.01$）；而髂总、股总动脉内截面积小于对照组，经统计学处理有显著性差异（$P<0.01$），提示患者的髂总动脉管壁增厚，并存在严重狭窄病变。ASO 患者腘动脉外截面积平均 22.91mm^2，内截面积平均 12.99mm^2，相对狭窄率平均 43.74%。因对照组为行腹部 CT 检查者，故腘动脉截面积测量数据缺如。

②131例ASO湿热下注型患者中有64例伴糖尿病，67例不伴糖尿病，两组患者髂、股动脉的内外截面积和相对狭窄率无统计学差异。但伴糖尿病组患者的腘动脉内截面积小于不伴糖尿病者，而相对狭窄率大于后者，经统计学处理有显著性差异（$P<0.05$）。

③无论是间歇性跛行肢体还是非间歇性跛行肢体，伴糖尿病者腘动脉内截面积均小于不伴糖尿病者，腘动脉相对狭窄率均大于不伴糖尿病者，差异有显著性（$P<0.05$，$P<0.01$）；无论是否伴有糖尿病，间歇性跛行肢体的腘动脉相对狭窄率均大于非间歇性跛行肢体，差异有非常显著性（$P<0.05$，$P<0.01$）。

（4）研究结论

湿热下注型ASO患者髂、股、腘动脉内截面积及相对狭窄度均小于正常人群，其动脉管壁较正常人群均有不同程度的增厚，并存在严重髂股动脉狭窄病变，为临床诊断ASO提供影像依据。ASO伴糖尿病患者与ASO不伴糖尿病患者MSCTA表现存在差异，不论病情轻重，ASO伴糖尿病患者腘动脉水平病变程度均较ASO不伴糖尿病患者重，糖尿病可能是加重腘动脉狭窄的病变程度的重要因素。在ASO患者中，间歇性跛行症状的出现与腘动脉狭窄程度密切相关。

（二）糖尿病肢体动脉闭塞症血瘀型患者动脉形态影像学规律研究

1. 研究思路

糖尿病肢体动脉闭塞症，是糖尿病患者常见并发症之一，以肢体大、中、小动脉粥样硬化和微血管病变为主，并伴有周围神经病变，肢体发生缺血、缺氧，甚至坏疽、感染等病变，从而失去正常的活动能力。该病具有高发病率、高致残率、高死亡率的特点，严重威胁到人类的身体健康和生活质量。中国古代医家诊断疾病以"望""闻""问""切"所得出的四诊信息为依据。随着西医学影像学的发展，极大拓展了"望诊"的视野，它们可以无创地显示活体的病变结构、形态、密度等，为医生进一步深入了解疾病发生发展的状态，起到重要作用。但如何将现代理论与科技手段与中医理论进行有机结合，尚需要进行探索。本研究通过对糖尿病肢体动脉闭塞症患者髂总、股总、腘动脉的多层螺旋CT血管成像（MSCTA）图像进行回顾性研究，探讨糖尿病肢体动脉闭塞症患者动脉病变的位置及特点，为该病的诊断、病情判定和辨证施治提供一定的依据。

2. 研究方法

对山东中医药大学附属医院周围血管病科血瘀型糖尿病肢体动脉闭塞症住院患者下肢动脉影像学形态特点进行回顾性研究。选取 60 例血瘀型糖尿病肢体动脉闭塞症患者为研究对象，其中伴间歇性跛行患者 46 例；选取 52 例血瘀型闭塞性动脉硬化症（ASO）患者和 68 例非下肢动脉病变者为对照组，ASO 患者中有 40 例患者伴有间歇性跛行。调取各组人群的 MSCTA 检查图像，分别测量各组患者影像资料中髂总动脉、股总动脉、腘动脉远端分叉平面近心端 1cm 处血管截面积，并进行对比。

3. 研究结果

（1）糖尿病肢体动脉闭塞症组髂总动脉外截面积较正常对照组大，经统计学处理有显著性差异（$P<0.05$）；ASO 组髂总动脉外截面积较正常对照组大，经统计学处理有显著性差异（$P<0.01$）。三组股总动脉外截面积比较均无统计学差异（$P>0.05$）。糖尿病肢体动脉闭塞症组腘动脉外截面积与 ASO 组比较，无统计学差异（$P>0.05$）。因正常对照组为行腹部 CT 检查者，故腘动脉截面积缺如。

（2）糖尿病肢体动脉闭塞症组、ASO 组髂总动脉内截面积均较正常对照组小，经统计学处理有显著性差异（$P<0.05$）；糖尿病肢体动脉闭塞症组、ASO 组股总动脉内截面积均较正常对照组小，经统计学处理有显著性差异（$P<0.01$）。糖尿病肢体动脉闭塞症组髂总、股总动脉内截面积与 ASO 组比较，均无统计学差异（$P>0.05$）。糖尿病肢体动脉闭塞症组腘动脉内截面积较 ASO组小，经统计学处理有显著性差异（$P<0.05$）。

（3）糖尿病肢体动脉闭塞症组、ASO 组髂总、股总动脉相对狭窄率均较正常对照组大，经统计学处理有显著性差异（$P<0.01$）。DLAO 组髂总、股总动脉相对狭窄率与 ASO 组比较，均无统计学差异（$P>0.05$）。糖尿病肢体动脉闭塞症组腘动脉相对狭窄率较 ASO 组大，经统计学处理有显著性差异（$P<0.01$）。

（4）在伴有间歇性跛行的患者中，糖尿病肢体动脉闭塞症组的 46 例患者腘动脉内截面积较 ASO 组小，相对狭窄率较 ASO组大，经统计学处理有显著性差异（$P<0.05$）。而两组动脉外截面积和髂总、股总动脉内截面积无统计学差异（$P>0.05$）。

4. 研究结论

糖尿病肢体动脉闭塞症患者存在严重的髂、股动脉狭窄。糖尿病肢体动脉闭塞症患者腘动脉狭窄程度比 ASO 患者更为严重，故临床症状更重，预后更差。糖尿病肢体动脉闭塞症患者腘动脉狭窄程度与间歇性跛行密切相关。本研究对于血瘀型糖尿病肢体动脉闭塞症的诊断、病情判定和辨证施治具有一定的指导意义。但由于样本量相对偏小，对研究结果有一定的影响。在今后的研究中，应扩大样本量，开展多中心合作，达到技术操作规范化、同一化，寻找出严谨公认的检测方法和可靠科学的指标，深入开展对糖尿病肢体动脉闭塞症的系列研究。

（三）肺栓塞的 CT 诊断及与深静脉血栓形成临床类型的相关性研究

1. 研究思路

肺动脉栓塞是临床常见的危急重症疾病，有较高的发生率和死亡率，已引起国内外众多学者的关注。长期以来，方便快捷地获取肺栓塞客观化和直观化诊断依据，是临床工作者所追求的目标。多层螺旋 CT 的问世及临床应用，为实现这一目标提供了有利条件。多层螺旋 CT 具有扫描速度快、时间短、无呼吸运动伪影、空间分辨率高、便于临床应用等优点，并且配备有强大的图像后处理工作站，实现图像三维重建及任意平面重建，有利于小栓子的检出。随着下肢深静脉血栓形成发病率的增高和对肺栓塞认知程度的提高，该病的临床检出率在不断增加。本研究通过对肺栓塞患者的临床症状及 CT 影像资料的研究，探索 CT 诊断及肺栓塞与深静脉血栓形成临床类型的相关性。

2. 研究方法

选取 2004 年 1 月～ 2005 年 5 月住院肺栓塞患者 22 例，男 16 例，女 6 例。下肢静脉血栓形成左侧 14 例，右侧 4 例，双侧 4 例。临床类型：中央型 4 例，周围型 5 例，混合型 13 例。所有患者进行肺部与静脉检查。肺部检查应用日本东芝公司 Aquilion 多层螺旋 CT 机，扫描层面从肺尖至肺底一次扫完，层厚 3mm，重建层厚 1mm。患肢静脉检查应用美国 GE 公司 LOGIQ–7 型彩色多普勒超声诊断仪，线阵探头，频率 7.5 ～ 10.0MHz。患者取仰卧位，自上而下顺序检查患肢髂外静脉、股总静脉、股浅静脉、股深静脉及大隐静脉；取俯卧才检查腘静脉及小腿静脉。灰阶超声主要观察静脉血管内径、管壁结构及血栓状况 CDI 主要观察管腔内有无血流、充盈缺损及血液反流状况。

3. 研究结果

（1）肺CT征象中，本组22例肺栓塞患者中，病变累及双侧肺动脉者17例，占77.27%，单纯累及右侧肺动脉者4例，只累及左侧肺动脉者1例，但临床表现为一侧胸痛者占绝大多数，表明临床症状与实际病变有一定差异。有37处肺动脉内栓子位于叶动脉以下，占21.63%；充盈缺损征在各级肺动脉均有表现，其中受累率最高的是肺段动脉，本组为72处，占42.11%；附壁血栓中有45处分布于主肺动脉及以下各级动脉，占26.32%；肺栓塞简介征象中，胸腔积液和肺纹理变化发生率最高，分别为54.55%和50%，肺梗死病灶发生率为40.91%。

（2）肺栓塞与深静脉血栓形成临床类型的相关性方面，本组22例患者均有下肢深静脉血栓形成病变，其中中央型者4例，混合型者13例，二者占77.27%；周围型者5例，占22.73%。患者中深静脉血栓形成病史在20天内发生肺栓塞者占81.82%。

（3）肺栓塞与深静脉血栓形成部位相关性方面，肢体静脉彩色超声多普勒检查情况22例患者26条，患肢股总静脉和股浅静脉有血栓形成病变25处，管腔不完全闭塞有14处；腘静脉有血栓形病变16处，管腔不完全闭塞5处；其他部位有血栓形成病变17处，股腘静脉血栓病变发生率70.69%。检出静脉血栓病变部位58处，静脉管腔完全闭塞36处，不完全闭塞22处，静脉管壁有炎性反应者5例。

4. 研究结论

肺栓塞CT诊断的影像学特征分为直接征象和间接征象，直接征象有完全闭塞、充盈缺损、轨道征和附壁血栓；间接征象有肺纹理稀疏纤细、右心室增大、肺动脉扩张、"马赛克"征、胸腔积液、心包积液和肺梗死灶。肺动脉内栓子的形态和阻塞程度决定了直接征象的不同，严重者肺动脉完全闭塞。在肺栓塞CT

直接征象中最为常见的是肺动脉内充盈缺损，本组 72 处除主肺动脉以外，各级动脉均有累及，占 42.11%。"轨道征"是动脉内中心型充盈缺损表现，被认为是急性肺栓塞的有力证据，本组 17 处分布于左右肺动脉以下各级动脉，占 9.94%。附壁血栓是以宽广基底与动脉壁相贴附为特征，与充盈缺损比较管腔狭窄度轻，被认为是慢性肺栓塞的征象；在肺栓塞间接征中，胸腔积液和肺纹理变化发生率最高。深静脉血栓形成病程在 20 天以内发生肺栓塞者占 81.82%，表明此阶段肺栓塞发生率相对较高。

综上，下肢深静脉血栓形成混合型病变发展血栓蔓延，不断形成的新鲜血栓松软不稳定，与静脉壁附着不紧密而极易脱落造成肺栓塞。而病变部位静脉管腔不完全闭塞及溶栓治疗过程，对肺栓塞的发生是否有影响也是应该关注的问题。因此，肺栓塞的预防应当从预防和及时诊断、正确治疗下肢深静脉血栓形成入手。首先是对有发生深静脉血栓形成危险因素者进行预防性治疗和护理；尽早明确诊断并采取必要的治疗和防护措施。其次是对已经明确诊断为下肢深静脉血栓形成的患者，在急性期应用溶栓、抗凝治疗的同时，要求患者卧床治疗 3 ～ 4 周，可能会减少肺栓塞的发生。

第三节 陈柏楠治疗周围血管疑难疾病的心得与体会

一、陈柏楠教授治疗变应性血管炎经验

变应性血管炎又称过敏性血管炎，是一种主要累及真皮上部毛细血管及小血管的坏死性血管炎。任何器官与大小血管均可受

累，其皮肤损害好发于下肢小腿和足踝部，皮损呈多形性、对称性分布，自觉瘙痒或烧灼感，少数有疼痛感，消退后遗留色素沉着或萎缩性瘢痕。往往伴有发热、关节疼痛、全身不适，严重时还可导致内脏损害而造成多系统病变。本病多见于青年女性，可反复发作。其组织病理学以血管壁及周围组织的炎症性改变为主。陈柏楠教授从事中西医结合治疗周围血管病的临床及科研工作近 30 年，积累了丰富的经验，对变应性血管炎的治疗有独到之处，对该病提出分期辨证论治的观点，在运用中药治疗血管炎方面颇具特色，疗效显著。

（一）重视病机，分期辨证

血管炎临床表现多样，病情复杂，全身各脏器、大中小血管会受累，且容易复发。究其病因病机，中医学认为多因先天不足，后天失调或素体阳热偏盛，外受风寒、湿热之邪，或内蕴湿热，以致蕴热成毒，搏灼营血，络脉受损，气滞血瘀而发病。患病后其病理机制主要是热毒壅盛，邪伏血分，脉络瘀滞。陈柏楠教授认为血管炎治疗宜分期辨证，按疾病发展的病理过程分为三期。

1. 急性期

急性期为疾病早期或复发活动期，临床症状因其受累组织脏器的不同而表现各异，血管炎变症候群如红斑、紫癜、丘疹、瘀斑、水疱、溃破糜烂等皮损呈急性进行性加重，甚至发生出血性水疱或坏死性皮炎，多见低热、无力、肌肉关节疼痛，或病变血管疼痛，或皮损、结节红热肿痛，或溃疡坏死。实验室检查可血沉加快，C- 反应蛋白值升高，严重者可有贫血。此期病机是邪为患，营卫失和，以邪实为主。

2. 迁延期

迁延期即慢性期，病理变化呈慢性炎症反应，主要表现为血瘀和瘀热征象，血管炎变症候群趋向好转缓解。红斑、紫癜、丘疹、瘀斑、结节等未见新发，水疱、血疱逐渐吸收，渗液减少，皮损硬结暗红压痛，溃破创面组织色暗不鲜或结痂，溃疡、坏死局限稳定，周围组织硬肿。发热、关节痛等全身症状明显减轻或消失。舌质暗红，有瘀斑。此期病机是邪伏血分，脉络瘀滞，正气虚损，虚实夹杂。

3. 稳定期

稳定期亦即缓解恢复期，此期病变活动相对稳定，血沉、C-反应蛋白等恢复正常。血管炎病变症候群大部分消退，病变处遗留结节、瘀斑或皮肤色素沉着，或仅遗留症状而无明显体征。可见倦怠乏力、自汗或盗汗、形体消瘦等全身症状。此期病机是毒邪清退，正气亏损，脉络瘀结，以正虚为主。

审视病机当辨明邪正虚实，辨病与辨证相结合；分期辨证应宏观辨证与微观辨证相结合，既重视临床证候，也要参考化验检查结果，以便全面掌握病变程度和病情变化。

（二）病证结合，分期治疗

血管炎种类样，全身各脏器及大中小血管均可累及，临证时须先明确诊断，分清病期，区别病位，辨别证候，然后审明病因病机，病证结合进行辨证论治。

1. 急性期为热毒之邪郁于血分，致脉络损伤。治以清热解毒、凉血活血为法。中药以板蓝根、忍冬藤、连翘、公英、玄参等清解热毒，配合牡丹皮、生地黄、赤芍凉血活血，当归、川芎活血祛瘀。强调以祛邪解毒为要，重在抑制血管炎症，控制病情发展。

2. 迁延期为热毒渐退，邪伏血分，瘀血阻络。治以解毒活血、祛瘀通络为法。在应用解毒活血药物的基础上，重用桑枝、鸡血藤、牛膝、当归等加强活血通络之效，以促进炎症消退稳定病情，改善组织瘀血状态，提高机体抗病能力。

3. 稳定期为邪退正亏，气虚血滞，脉络瘀结。治以益气活血、化瘀散结为主要治法。瘀结者加夏枯草、皂角刺、穿山甲、连翘等以活血散结，气虚型者重用黄芪、白术、桑寄生以益气扶正固本。此期重在改善血液流变性质，促进侧支血管建立，改善血液循环，增强组织代谢，消除瘀斑、结节，预防病情复发。

（三）注重整体，药随证变

在本病的病变过程中，以热毒壅盛为主但并非单纯热毒一证，往往兼夹湿阻热郁之候，陈柏楠教授习用祛风湿药如羌活、独活、威灵仙、苍术、秦艽等。药理研究证明，威灵仙水煎剂具有抑制机体非特异性免疫和细胞免疫功能的作用，独活则能对疼痛反应有明显的抑制用，并显著抑制二硝基氯苯引起的小鼠皮肤迟发型超敏反应。在治疗全过程应用大量黄芪，急性期黄芪与大量清热解毒凉血活血药配用，以防伤正；迁延期瘀血阻络，重用黄芪补气以行血，取其力专性走，"气行则血行"；稳定期久病失养，正气耗伤，重用黄芪以益元气，温三焦，壮脾胃，取其温经行滞散瘀之功。药理研究证明：黄芪具有双向免疫调节作用，它不仅可使机体从免疫功能低下的状况中恢复，而且可使处于免疫亢进状态的机体恢复正常，可使细胞的生理代谢增强。病变累及肺部，临床见咳嗽、咯痰、胸闷、憋气等症状治疗时适当加入法半夏、桑白皮、瓜蒌、苏子、桔梗等药物，以宣肺化痰止咳。

二、陈柏楠教授治疗臁疮经验

臁疮，相当于西医学的小腿慢性溃疡，以足靴区湿烂瘙痒为特征，多由下肢静脉血液淤滞引发，常见于长期从事站立工作者。该病因其经久难愈、反复发作，严重者可烂至胫骨，引起骨髓炎，少数患者多年不愈，可发生癌变。陈柏楠教授从医三十余载，博学善思，学验俱丰，对周围血管疾病有其独到的认识和诊治经验，现将其对臁疮的辨证思路和治疗经验进行总结。

（一）虚瘀为患，蕴久生毒

现代医家将臁疮的病因归纳为"虚、瘀、湿"，陈柏楠教授认为，臁疮发病不外乎虚、瘀为患。《灵枢·天年》载"血气虚，脉不通"，《临证指南医案》记载"血虚络涩"，王清任《医林改错》中所言"元气既虚，必不能达于血管，血管无气，必停滞而瘀"。患者或先天禀赋不足，或后天久劳久病耗伤气血，气为血之帅，气虚行血无力，日久致瘀；血虚津少，脉道不充，虽有气之推动，然行而缓迟，以致滞而为瘀。另一方面，瘀阻日久，又因瘀致虚，脉络瘀阻，气机不畅，升降失司，气血输布不利，肌肤失养发为本病，正如《血证论》言"此血在身，不能加于好血，而反阻新血之化机"。

此外，陈柏楠教授指出，臁疮之瘀不仅仅为血瘀，还包括湿蕴、热结。血瘀则气血运行不畅，津液聚于腠理而为湿邪，血瘀、湿蕴日久发热，湿热蕴结又阻碍气机，加重血瘀，久之三者胶结为患，于局部聚而成毒，谓之瘀毒。邪盛或邪郁日久均可化毒，如唐·王冰注《素问·五常政大论》时论"夫毒者，皆五行标盛暴烈之气所为也"，清·尤在泾《金匮要略心典》谓"毒者，邪气蕴蓄不解之谓"。瘀毒的临床表现为疮面久不愈合，肉芽晦暗不鲜，大量黄白色腐苔，触痛明显，疮周皮肤紫暗、厚韧，触之如皮革。

（二）病证结合，审证求因

病证结合，是指西医学的"病"与中医学的"证"相结合，陈柏楠教授认为，在西医学环境下，临证治疗应以病为纲，先辨病，后辨证，证是对中医四诊信息和西医学的化验、检查汇总后得出的综合判断。辨明疾病，病证合参，洞悉发病原因，准确掌握疾病的证候、判断转归，如臁疮者可见于髂静脉受压综合征，在治疗过程中若不积极处理髂静脉受压，缓解足靴区的静脉高压，则很难取得良好的治疗效果。

陈柏楠教授在辨证时还十分重视审证求因，辨明病机，强调要明确正邪、气血盛衰的变化。病机理论源于《素问·至真要大论》的"病机十九条"，辨证论治被认为是中医认识疾病和治疗疾病的基本原则。陈柏楠教授在辨证过程中重视通过分析疾病病因、性质及邪正之间的关系，辨明当下的"证"，并梳理病机的来龙去脉，以此为依据判断气血虚实，预测病势发展，从而在施治时思路清晰、有的放矢，做到既病防变。

（三）整体辨证与局部辨证相结合

整体辨证思想是中医诊断疾病的基本原则，明·申斗桓《外科启玄·明痈疽疔疖瘤疮疡痘疹结核不同论》提出："凡疮虽因营气不从，逆于肉理所生，各形不同者，因逆之微甚、邪之轻重可知也。"局部辨证则可通过围绕病变部位进行辨证，为中医外科疾病论治的特色。外科疾病多局部症状表现突出，可通过局部的肿、疡、脓、痛、麻等判断病变的寒热虚实、气血盛衰，再结合整体辨证，辨别患者的脏腑盛衰、卫气营血变化，才能全面厘清其病机特点，选择有针对性的治疗方案。

陈柏楠教授认为血瘀贯穿臁疮始终，湿、热、虚三个证候要素常同时存在，而各有侧重，临证时要仔细把握疮面的局部症状，辨明疾病证候，再结合整体辨证确定脏腑盛衰、虚实之源。治疗用药力戒呆补峻攻，常以活血化瘀为主，根据辨证选择清利湿热、补气行气、健脾利湿等法，常用当归、牡丹皮、赤芍活血化瘀，配伍常选用泽兰、川芎、生地黄、黄芩、黄柏、薏苡仁、黄芪、桑寄生等。若瘀毒较重，则用板蓝根、蒲公英、金银花。陈柏楠教授尤其擅长一药多用以补虚，如黄芪作为补气药，用其补气升阳之效，并兼以利水消肿、养血行滞、敛疮生肌；桑寄生可补肝肾气血、利筋脉骨节、祛湿定痛，对于久病下肢痿废、气虚亏虚、血瘀湿重尤为适用。《本经逢原》云："寄生得桑之余气而生，性专祛风逐湿，通调血脉。"陈柏楠教授善用桑寄生，认为该药扶正祛邪，补而不滞，以免"邪气不去而补之，是关门逐贼，瘀血未除而补之，是助贼为殃"。

（四）辨证外治

《理瀹骈文》曰"外治之理，即内治之理，外治之药，即内治之药。"臁疮的中医外治手段丰富，陈柏楠教授在临证中注重辨证外治，根据病情选用不同外用药和外治方法。

1. 外敷疗法

对于病灶面积较大且渗液不多的疮面常选用油膏，对胬肉增生、肉芽老化的疮面选用去腐类掺药，疾病后期肉芽不鲜者多采用生肌类掺药，对疮周多采用酊剂、水溶剂。如溃疡伴脓性分泌物、局部红肿疼痛者，外敷大黄膏，或大黄油纱以清热解毒、消肿止痛；若渗液量多时可用黄柏散、青黛散；若脓腐组织较多，可在熏洗后应用祛腐生肌散；疮面分泌物较少的，可用生肌珍珠散、鹿茸生肌散，或外敷玉红油纱；经久不愈，肉芽不鲜者，外敷生肌膏、长皮膏；疼痛较重，腐肉顽固者，可用全蝎膏。疮周红肿疼痛者，可外涂马黄酊；疮周皮肤厚韧、紫暗者可外涂肝素钠软膏、多磺酸黏多糖乳膏以改善局部循环、促进新陈代谢。

2. 熏洗疗法

熏洗疗法包括熏法、淋洗、浸洗。不同方法各有其适应证，通过熏洗可以清洁疮面、洗涤脓腐组织，并通过温热作用改善局部血液循环，调整自主神经功能。如溃疡脓性分泌物较多或局部红肿疼痛者，可用公英解毒洗剂以清热解毒，大量渗液者可外加硝矾洗药以收湿敛疮；分泌物较少、疮面干净者可用溃疡洗药；肉芽不鲜、色暗，渗液较少可用活血止痛洗剂。陈柏楠教授认为，选择熏洗疗法前可用局部湿敷观察疗效，是否出现过敏等不良反应。

3. 缠缚疗法

缠敷疗法即外用弹力绷带或弹力袜。患肢弹力绷带缠缚可促进静脉和淋巴回流，缓解下肢静脉高压，消除组织水肿，溃疡者配合缠缚法可加速疮面愈合。陈柏楠教授认为缠缚疗法需重视治疗时机，患者应当晨起时即缠缚弹力绷带或穿弹力袜；联合熏洗疗法时当先熏洗后缠缚，熏洗后局部血管扩张，组织代谢加快，再行缠缚治疗会取得更佳疗效。

第三章　临证经验

第一节　周围血管疾病临证经验

一、闭塞性动脉硬化症

（一）概述

闭塞性动脉硬化症为常见的慢性肢体动脉闭塞性疾病。多见于40岁以上的中老年人，男性多于女性，由于动脉粥样硬化性改变，而导致管腔狭窄、闭塞，发生肢体血液循环障碍，甚至出现溃疡或坏疽，是全身性动脉粥样硬化在肢体的局部表现，常并发冠心病、高血压、脑血管病和糖尿病。本病属于中医学的脉痹、脱疽等范畴。

（二）病因病机

关于闭塞性动脉硬化症的发病原因，至今尚无定论。根据流行病学研究及国内外学者公认的观点，认为本病的发病原因是多源性的，包括老龄、性别、高脂血症、吸烟、高血压、微量元素摄入不均等。此外，纤维蛋白原增高、肥胖、高血糖、维生素 C 缺乏、抗原－抗体结合形成的免疫复合物、动脉壁酶活性降低、血管通透性增加、交感神经兴奋、精神紧张和情绪激动等亦均是发生闭塞性动脉硬化症的因素。总之，闭塞性动脉粥样硬化的发病机制很复杂,各种机制之间相互关联,而不是孤立存在。中医学认为本病发病原因与心、脾、肾关系密切。发病的总病机是气滞血瘀。

1. 心气虚弱、心血不足

人到老年,多有心气虚弱、心血不足,血运无力,而致脉络瘀阻。

2. 脾失运化、痰湿瘀阻

老年人多脾阳不振,或久病伤脾,或嗜食肥甘、过饮酒浆,则脾失健运,痰湿内生,痰浊阻于脉道而发本病。

3. 肾虚火旺、阴精不足

老年人多肾气不足,若房事不节、过服助阳之剂,则相火妄动,消灼阴液,毒聚肢端,筋炼骨枯而成。

陈柏楠教授认为,本病为瘀毒内蕴之症。各种因素导致血行不畅或血脉受阻,出现瘀血阻滞,日久化生瘀毒,毒邪侵犯机体导致气血津液运化失常,肢体失于血液濡养,故表现肢体怕冷、发凉、麻木、间歇性跛行等。

(三)临床表现

1. 慢性缺血表现

(1)间歇性跛行

患者以一定速度行走一段路程后,下肢出现酸胀、疼痛、乏力等,被迫止步,休息1~5分钟后即可消失,然后继续行走同样的路程后上述症状又发生,即被称为"间歇性跛行",这是肢体慢性动脉供血不足的典型表现。疼痛的范围和性质与动脉病变的部位有关。有以小腿部位为主,也有表现为大腿部和臀部酸胀、疲累感。

（2）静息痛

肢体在静息状态时产生的疼痛，称为静息痛。这种疼痛多在患者平卧后 10～15 分钟出现，初在足趾，而后逐渐扩展至足底和足踝部，为针刺痛或烧灼痛，令人难以忍受。静息痛可呈持续性伴阵发性加重，尤其夜间疼痛明显，这是由于局部组织严重缺血、缺氧，发生缺血性神经炎所致。

（3）发凉与怕冷

其严重程度取决于患者局部缺血程度。虽然主干动脉出现严重狭窄，但有较丰富的侧支循环建立，肢体远端血液循环尚好，发凉和怕冷的症状可以不明显。随着病情发展，肢体缺血比较明显者，则必有患肢发凉和怕冷症状，并有麻木感觉。

（4）营养障碍症状

随着动脉闭塞程度的不断加重，肢体出现营养障碍性改变。患肢皮肤变干燥、脱屑，菲薄而光亮；出汗减少或完全停止出汗；趾毛、足背及小腿部汗毛稀疏或脱光；趾甲生长缓慢、干燥坚厚或嵌甲畸形；小腿肌肉萎缩而变细瘦。

2. 急性缺血表现

闭塞性动脉硬化症是慢性渐进性的疾病过程，但因存在动脉粥样斑块、动脉迂曲、高脂血症和血液高凝状态等多种易于形成血栓的因素，所以血栓形成或栓子脱落引起肢体远端急性缺血的机会较多，其临床表现有以下三个特点。

（1）既往肢体缺血症状不明显，突然发生动脉血栓栓塞而出现肢体远端急性缺血症状，如肢体剧烈疼痛，皮肤苍白，温度降低，感觉和运动障碍等。

（2）患者原有下肢动脉慢性缺血的表现，因有新的血栓形成或栓塞，致使病情突然加剧，出现剧烈疼痛，皮肤苍白、发花，肢体冰冷和感觉丧失等症状。

以上两种情况导致的病情都比较严重，患者很快便可出现肢体大面积坏疽，须施行高位截肢手术。

（3）微小血栓或粥样硬化斑块脱落引起趾（指）部小动脉栓塞，发生"蓝趾（指）综合征"，患者会突然出现指、趾的冰凉、麻木、疼痛，伴有皮肤颜色的苍白或青紫，严重者会发生手指、足趾溃疡或坏疽。

3. 主要体征

（1）动脉搏动减弱或消失

根据动脉搏动减弱或消失的部位，临床上可以粗略地判断动脉病变的部位和范围。如系双侧股动脉搏动减弱或消失，说明病变部位在主髂动脉；若是一侧股动脉有搏动，另一侧搏动减弱或消失，则证明病变在髂股动脉处；股腘动脉病变时，则腘动脉、胫后动脉及足背动脉搏动都有减弱或消失。

（2）皮温降低

患侧肢体皮肤的温度降低，而且是病情越重越明显，通过两侧肢体对比检查或自肢体近侧逐渐移向远侧的方法，可以判断出手感皮温改变的范围。当髂动脉发生闭塞时，则腹股沟以远皮肤温度降低；股动脉闭塞时，大腿下 1/3 及其以远皮肤温度降低；腘动脉闭塞时，则小腿皮肤温度降低，足部通常冰凉。

（3）血管杂音

在动脉狭窄区可以听到收缩期血管杂音，这是闭塞性动脉硬化症所具有的一个早期体征。血管杂音的性质与动脉狭窄程度有关，即狭窄越严重则杂音音调越长，并多伴有震颤。音调短而不清者说明动脉没有明显的狭窄。

（4）溃疡与坏疽

疾病发展至晚期，由于肢体严重缺血、缺氧而发生溃疡或坏疽。溃疡常因轻微的损伤而引起，好发于肢体的远侧部位，如趾端、甲沟处、足跟或小腿下 1/3 胫骨前缘等处。坏疽多先自趾部开始，逐渐向上扩展，常到达足背乃至踝关节附近。

①根据闭塞性动脉硬化的发展演变过程，临床上将之分为三期，各期的表现特点如下。

第Ⅰ期（局部缺血期）：为疾病的初期阶段。患肢远侧有怕冷、发凉，麻木感，或轻度胀痛和灼热不适，出现间歇性跛行。随着病变不断进展，缺血程度逐渐加重，以上症状亦更加明显。但多数病例由于有较好的侧支循环建立，缺血得以代偿，可以较长时间地保持稳定状态。皮肤颜色可正常或略变苍白、潮红色。肢体动脉搏动存在，但多有减弱。

第Ⅱ期（营养障碍期）：病变继续发展，肢体缺血程度进一步加重，开始出现营养障碍性改变：趾甲生长缓慢，干燥肥厚而脆硬，或形成嵌甲和嵴状畸形；皮肤变菲薄而光亮，皮下脂肪组织消失，为纤维组织所代替；肌肉萎缩，小腿变瘦细。足部皮肤呈明显苍白或紫红色，趾端发绀，并出现瘀点、瘀斑。此时患者多有静息痛，夜间加重。如不及时治疗或治疗失当，很快发展为坏死期。

第Ⅲ期（坏死期）：为本病的晚期。动脉闭塞，侧支循环不良，肢体因严重缺血而发生溃疡或坏疽。坏疽发展较迅速，从趾部开始，向上扩延可达足背乃至小腿部，严重者至大腿，以至臀部和阴囊亦坏疽。患者多伴有高热、意识模糊、胃纳减退等全身中毒症状。

②根据肢体坏疽的轻重和范围，坏死期又可分为三级。

1 级：坏死（坏疽）局限于足趾或手指。

2 级：坏死（坏疽）扩延至足背或足底，超过趾跖关节或指掌关节。

3 级：坏死（坏疽）扩延至踝关节及小腿、手部及腕关节者。

除下肢血管外，闭塞性动脉硬化症常可见全身其他部位动脉硬化征象，如颞浅动脉、桡动脉、肱动脉弦硬扭曲，大动脉区（如颈动脉、腹主动脉、股动脉等）可闻及血管杂音。注意心、肺、腹部的检查，避免对心脏病变及可能并发的腹主动脉瘤漏诊；注意检查眼底，可发现视网膜动脉变细、刚直、动脉对静脉有压迹，甚者有闭塞和出血。

（四）诊断与鉴别诊断

陈柏楠教授认为，明确闭塞性动脉硬化症的诊断和鉴别诊断，必须详细地询问病史，明确现有的症状，进行细致、规范的体格检查，并结合必要的辅助检查以明确病变程度。

1. 诊断

中国中西医结合学会周围血管病专业委员会制定的动脉硬化闭塞症诊断及疗效标准（2016 年修订稿）。

（1）发病年龄一般在 40 岁以上。

（2）有慢性肢体动脉缺血表现：怕冷、发凉、麻木、间歇性跛行、疼痛，皮肤苍白、紫黯、营养障碍、溃疡或坏疽，肢体动脉搏动减弱或消失。

（3）常伴有高血压病、冠心病、高脂血症等疾病。

（4）彩色超声多普勒、CT 血管造影（CTA）、磁共振血管造影（MRA）、数字减影血管造影（DSA）、光电容积血流、踝 / 肱比（ABI）、经皮氧分压等检查有肢体动脉内膜斑块形成、狭窄或闭塞。

（5）排除血栓闭塞性脉管炎、糖尿病性周围血管病变、大动脉炎、雷诺病等疾病。

2. 鉴别诊断

闭塞性动脉硬化症的临床诊断并不困难，依据上述诊断标准，就可以确诊，但应注意与下列疾病相鉴别。

（1）血栓闭塞性脉管炎鉴别要点

鉴别要点见表 3-1。

表 3-1　闭塞性动脉硬化症与血栓闭塞性脉管炎鉴别要点

	闭塞性动脉硬化症	血栓闭塞性脉管炎
发病年龄	40 岁以上	20～40 岁
性别	男女均可发病，男性多见	男女比例约 8.3：1，女性罕见
病变部位	多累及大、中动脉	多侵犯中、小动脉
浅静脉炎	无	20%～40%，常发作
动脉搏动	可有髂、股动脉搏动消失	多为足背、胫后动脉搏动减弱、消失
血管杂音	可较明显	无
坏疽	病程短、进展快、位置较高	病程长、发展慢、多局限于足部
眼底	常可见视网膜动脉硬化	无
血脂	常增高	正常
X 线平片	腹主动脉、髂动脉、股动脉钙化影	无钙化影
动脉造影	动脉壁有虫噬样改变，管腔狭窄或闭塞，血管迂曲，侧支较少	中小动脉呈节段性闭塞，无扭曲，侧支较丰富

（2）多发性大动脉炎

此病多见于青少年女性，是一种进行缓慢的非特异性血管炎症性疾病。主要侵犯主动脉及其分支动脉，在上肢常见桡动脉搏动减弱或消失（无脉症），血压测不到；在下肢可有发凉、怕冷、间歇性跛行症状，皮肤的颜色改变亦不明显。极少发生溃疡或坏疽。在病变活动期，可伴有低热、出汗、贫血、乏力、关节疼痛、红细胞沉降率加快等。体格检查时可发现颈部、背部、腹部有较粗糙的血管杂音，可以明确诊断。

（3）雷诺综合征

本病多见于青年女性，男性较为少见，是一种动脉舒缩功能紊乱性疾病。表现为病变部位皮肤变苍白、发凉，继则青紫、冰冷、疼痛和麻木，随后血管痉挛解除，代之以扩张，则患部皮肤转潮红、温暖，然后恢复正常。通常四肢对称性发病，以手和手指最为多见，足部次之，少数者耳郭和鼻部亦有发生。每因寒冷刺激和情绪波动而诱发。患肢动脉搏动存在。极少发生溃疡和坏死。

（4）动脉栓塞

本病是因栓子阻塞肢体动脉而引起的急性动脉缺血性疾病。栓子的来源主要是心脏和大动脉，多见于严重的心脏病患者，如风湿性心脏病二尖瓣狭窄和冠心病伴有心房纤颤者。急性动脉栓塞的临床特点是发病急骤，患肢突然出现剧烈疼痛，皮肤苍白、厥冷，散在青紫瘀斑，肢体的感觉和运动功能发生障碍，栓塞平面以远的动脉触摸不到搏动。由于缺血严重，很快形成坏疽，范围较广泛，病情严重。

（五）治疗

1. 中医辨证论治

陈柏楠教授认为该病多见于老年患者，中医治疗当以攻补兼施，注意固护正气，常将本病分为五型辨证论治。

（1）阴寒型

证候：肢体明显发凉，冰冷，肢体呈苍白色（尤以肢端为重），遇寒冷肢体发凉、苍白色、疼痛加重。舌质淡，苔白，脉沉迟、弦细。

证候分析：患者感受寒邪或久病阳虚，阳气失于温煦，寒邪痹阻脉中，寒凝血瘀，气血运行失调，阳气不能温达四末，故见肢体发凉、怕冷。血脉痹阻不通，不通则痛。此型多为Ⅰ期（局部缺血期）、Ⅱ期（营养障碍期）闭塞性动脉硬化症。

治法：温经散寒，活血化瘀。

方药：阳和汤加味。熟地黄、炙黄芪、鸡血藤、党参、当归、干姜、赤芍、怀牛膝、肉桂、白芥子、熟附子、炙甘草、鹿角霜、地龙、炙麻黄。水煎服，日1剂。

方药解析：方中熟附子、鹿角霜、干姜、肉桂温阳散寒；当归、鸡血藤、赤芍活血化瘀；地龙通络，黄芪、党参益气活血；熟地黄、怀牛膝滋阴益肾；炙麻黄开腠理助阳气以达表；白芥子祛皮里膜外之痰，可使补而不滞。全方共奏温经散寒、活血化瘀之功。

（2）血瘀型

证候：肢体发凉怕冷，麻木，间歇性跛行或肢体持续性固定性疼痛，或急性肢体缺血剧痛，肢端、小腿、股部出现瘀斑、瘀点，手部或足部呈紫红色、青紫色，瘀肿。舌质红绛、紫暗，或有瘀点、瘀斑，脉弦涩或沉细。

证候分析：患者或因寒邪痹阻，或因气虚血运无力，或因素有痰湿，痰瘀互结，使气血瘀闭，血脉阻塞。瘀血痹阻脉中，阳气不达四末，故见肢体发凉、怕冷、疼痛。血不循经溢于脉外，故见皮肤瘀点、瘀斑。舌质红绛、紫暗，或有瘀点、瘀斑，脉弦涩或沉细均为血瘀之象。此型多属Ⅱ期闭塞性动脉硬化症，严重肢体缺血、缺氧，可能发生肢体坏疽。

治法：活血化瘀，通络止痛。

方药：活血通脉饮加味。丹参、赤芍、金银花、土茯苓、当归、川芎、牛膝、鸡血藤、生地黄。水煎服，日1剂。

方药解析：方中丹参、赤芍、当归、川芎、鸡血藤活血化瘀；牛膝通络散结；金银花、土茯苓清解郁热；加生地黄养阴凉血。诸药共用之可有活血化瘀、通络散结之功效。

（3）湿热下注型

证候：轻度肢体坏疽感染，发红、肿胀、疼痛，或肢体大片瘀斑感染，紫红，疼痛，伴有发热或低热。舌质红绛，苔白腻或黄腻，脉滑数或弦数。

证候分析：寒凝血瘀，瘀久化热，血脉不通，水湿不利，湿热互结，下注经脉，湿热熏蒸，则见皮肤发红，发热；热胜肉腐则见肢体溃破、坏死。舌苔白腻或黄腻，舌质红绛；脉象滑数或弦数亦为湿热之象。此型多属Ⅲ期（坏死期）Ⅰ级闭塞性动脉硬化症，发生轻度肢体坏疽感染，或肢体瘀斑感染等。

治法：清热解毒，活血祛湿。

方药：蒲蓝败毒饮。蒲公英、板蓝根、当归、生地黄、金银花、川芎、苍术、黄芪、车前草、赤芍、黄芩、独活、威灵仙、牡丹皮、黄柏、连翘。水煎服，日1剂。

方药解析：方中蒲公英、板蓝根、金银花、黄柏、连翘、黄芩清热解毒；生地黄、牡丹皮、赤芍、凉血活血；当归、川芎、独活、威灵仙活血化瘀通络；苍术、黄芪、车前草利湿解毒。诸药合用，寒温并用、攻补兼施，清热利湿与温阳益并重。湿重者加赤小豆、薏苡仁；热毒甚者加紫花地丁、土茯苓。

（4）热毒炽盛型

证候：严重肢体坏疽感染，红肿热痛，或脓液多，有恶臭味，伴有高热、恶寒，神志模糊，谵语，口渴引饮，便秘溲赤等。舌质红绛或紫暗，或有瘀斑，舌苔黄燥或黑苔，脉洪数或弦数。

证候分析：寒凝血瘀，瘀久化热，热毒炽盛，热胜肉腐，肉腐成脓，故见肢体坏死成脓。热邪蕴结，气血两燔见高热、恶寒，神志模糊，谵语，口渴引饮，便秘溲赤。舌质红绛或紫暗，或有瘀斑，舌苔黄燥或黑苔，脉洪数或弦数均为热毒内炽之象。此型多属Ⅲ期2、3级闭塞性动脉硬化症，发生严重肢体坏疽感染，出现脓毒血症或败血症。

治法：清热解毒，活血化瘀。

方药：四妙活血汤。金银花、蒲公英、紫花地丁、玄参、当归、黄芪、生地黄、丹参、牛膝、连翘、漏芦、防己、黄芩、黄柏、贯众、乳香、没药、红花。水煎服，日1剂。

方药解析：方中金银花、蒲公英、连翘、黄柏、黄芩、紫花地丁、漏芦、贯众清热解毒；当归、丹参、牛膝、红花活血化瘀；乳香、没药破血逐瘀；生地黄、玄参养阴清热；黄芪益气扶正。上药共用之可清热解毒、活血化瘀。

（5）肝肾不足型

证候：肢体发凉、萎缩，腰痛，足跟痛，腰膝酸软无力，全身畏寒怕冷，神疲乏力，或伴有阴冷，阳痿，性欲减退，或食少纳呆，腹部胀满。舌质紫暗，苔白，脉沉弦细。

证候分析：患者年老体衰，肝肾不足，肝亏则气机不利，瘀血内停；肾阳衰惫则阳气不能达于四末，故见肢体发凉、萎缩。阳虚故见畏寒怕冷，神疲乏力，或伴有阴冷，阳痿，性欲减退，或腹部胀满。此型属于Ⅰ、Ⅱ期闭塞性动脉硬化症，或疾病恢复阶段。

治法：补肝肾益气血，活血通络。

方药：桑萸复元汤。桑寄生、山萸肉、鸡血藤、夏枯草、当归、川芎、赤芍、熟地黄、杜仲、葛根、白术、茯苓、黄芪、独活、川牛膝、连翘。水煎服，日1剂。

方药解析：桑寄生补肝肾、强筋骨，山萸肉平补阴阳，二者配伍共为君药。当归补血活血，黄芪健脾益气，托毒生肌；熟地黄滋阴补血，益精填髓；三药合用，共为臣药，补气生血、活血通痹之效。赤芍、连翘清热解毒；独活、杜仲、川芎、川牛膝行气逐瘀通经；白术健脾益气，此七药共为佐药，可补肝肾气血之亏虚，行气血运行之瘀滞。川牛膝又可引血下行，兼为使药。诸药合用，标本同治，共奏补益肝肾气血、活血通络解瘀毒之效。

2. 中成药的运用

（1）四虫片每次5～10片，每日3次，口服，连服3～6个月。具有活血祛瘀、解痉止痛的作用。适用于闭塞性动脉硬化症各期的患者。

（2）活血通脉片每次5～10片，每日3次，口服，连服3～6个月。具有活血化瘀、通络止痛的作用。适用于闭塞性动脉硬化症各期的患者。

（3）溶栓胶囊每次2～4粒，日3次，口服，1～2个月1个疗程。可活血通络。

（4）通心络胶囊每次2～4粒，日3次，口服，连服3～6个月。具有益气活血、通络止痛的作用。适用于闭塞性动脉硬化症各期的患者。

3. 中医外治法

（1）熏洗法

①活血通络法：适用于闭塞性动脉硬化症Ⅰ、Ⅱ期的患者，表现为肢体疼痛，皮色发绀，皮肤瘀斑、瘀点等。宜用活血通络法，应用独圣散、脉络通、活血消肿洗药、活血止痛散等煎汤溻渍患肢，每日1～2次。能够改善肢体血液循环和微循环，促进侧支循环建立，改善组织代谢状况，具有活血通脉、消肿散瘀的作用。

②温经活血法：适用于闭塞性动脉硬化症Ⅰ、Ⅱ期患者，表现为肢体发凉、怕冷，遇寒则症状加重，疼痛加剧，皮肤冰凉、苍白。宜用温经活血法，应用温络通、回阳止痛洗药或活血止痛散煎汤溻渍患肢，每日1～2次。能够促进肢体血液循环，改善缺血症状，具有温通血脉、回阳散寒的作用。

③解毒消肿法：肢体发生坏疽并继发感染，局部红肿热痛，

脓液较多或肢端溃疡，有坏死组织，创周炎症明显。宜用解毒消肿法治疗，应用解毒洗药煎汤渍渍患处及创面，每日 1～2 次，渍渍后，用大黄油纱布换药，具有抗菌消炎、解毒消肿和清洁创口作用。创口脓液及坏死组织较多者，创面撒布少许九一丹或涂敷全蝎膏，具有祛腐、止痛作用。在创周炎症红肿处可外涂黄马酊，或外敷大青膏、芙蓉膏、金黄膏等，具有解毒消肿止痛的作用。

④生肌敛口法：肢体破溃的后期，创面干净，脓液减少，遗留残端溃疡，或慢性溃疡经久不愈者，宜用生肌敛口法，促进创面愈合。用溃疡洗药煎汤渍渍患处或创口，渍渍后，创面撒布少许生肌散、生肌珍珠散或参茸生肌散等掺药，外敷生肌玉红膏油纱布，具有活血生肌作用。

（2）创面换药

①干性坏疽：干性坏疽的创面可应用酒精棉球消毒后，以无菌纱布包扎保护，切不可乱用药粉或药膏，应维持干燥，待血运改善，坏死组织与健康组织形成明显分界线时，再实施坏死组织切除或趾（指）部分切除缝合术。

②湿性坏疽：创面脓液较多或有坏死组织时，可根据细菌培养及药物敏感试验结果，选用有效抗生素湿敷换药。因抗生素易产生耐药性，故应反复做药物敏感试验和交替应用不同种类的抗生素。

4. 西医治疗

（1）一般治疗多采用药物治疗

针对闭塞性动脉硬化症发展的不同阶段，采用不同的药物治疗，可以多种药物联合应用。

第 I 期（局部缺血期）：主要应用扩张血管药物，以扩张血管，解除血管痉挛，促进侧支血管建立，改善肢体血液循环；配合应用降脂、降纤、祛聚等药物以降低血液高凝状态，防止动脉粥样斑块形成和促使动脉粥样斑块消退，以改善和恢复肢体血流。

第Ⅱ期（营养障碍期）：主要应用扩张血管药物、解痉药物，如发生动脉血栓，可联合应用溶栓、抗凝药物，以复通血管，保证肢体血供，避免肢体缺血进一步加重，发生坏疽。可配合应用降纤、降黏、祛聚等药物。

第Ⅲ期（坏死期）：肢体坏死时多伴有感染，应根据脓液细菌培养及药物敏感试验选择有效足量的抗生素，在此之前，可选择广谱的抗生素。可配合应用降纤、祛聚等药物。

老年体弱和长期患病者，易发生严重并发症，应予支持疗法，纠正水、电解质紊乱等。合并高血压者，应积极控制血压，以免发生脑血管意外。合并糖尿病者，应积极治疗糖尿病，血糖应控制在 6～8mmol/L 范围内，可延缓血管病变的进展，有利于疾病的康复和创口的愈合。如患者出现心、脑血管并发症，以及肝肾功能衰竭等，都应积极地予以对症处理，以改善患者的预后。

（2）手术疗法

1）动脉血栓内膜剥脱术：动脉血栓内膜剥脱术主要适用于闭塞性动脉硬化症病变局限，短段动脉严重狭窄或完全闭塞，范围在 5～6cm。可在直视下切除血栓和血管内膜，恢复动脉血流。

2）动脉取栓术：当闭塞性动脉硬化症并发急性动脉栓塞或血栓形成时，应尽早施行动脉取栓术。动脉栓塞后 6～8 小时内，是手术取栓的最佳时机。目前常用于临床的取栓术有两种方法：Fogarty 球囊导管取栓术和动脉切开取栓术。

3）血管重建术

①动脉旁路血管移植术，又称为原位动脉转流术或"动脉搭桥术"，是采用自体或人工血管移植物与阻塞动脉段近、远侧动

脉行端侧吻合，重建肢体动脉的血液循环。

②解剖外动脉旁路移植术，又称为异位动脉重建术。常用术式有腋－股动脉旁路移植术、股－股动脉旁路移植术和腋－腘动脉旁路移植术等。

③原位大隐静脉旁路移植术，又称为原位大隐静脉转流术。适用于股腘动脉闭塞者。

4）坏疽足趾切除术

①单纯坏死组织切除术。手术指征：肢体血液循环已改善，坏死组织与健康组织形成明显的分界线，坏疽已停止发展，局部感染已基本控制者。

②趾（指）部分切除缝合术。手术指征：趾（指）部远端局限性坏疽，局部感染控制，炎症基本消退者；趾（指）部远端骨质暴露或骨残端骨髓炎形成，创口难以愈合者；趾（指）大部分干性坏疽，近端健康组织炎症消退，患肢血液循环改善者，可施行趾跖关节离断术。

5）截肢术

手术指征：严重肢体坏疽，坏疽扩展至踝关节或小腿，无法保留肢体者；严重肢体缺血，患肢肌肉重度萎缩，坏疽扩展至跖趾关节和足背部，分界线不清楚，剧痛，发热，无法控制坏疽感染者；小腿巨大溃疡，外露骨质，经中西医结合治疗无效者。

（3）血管腔内治疗

随着科技的发展，血管腔内介入治疗器具的不断进步，腔内治疗的适应证范围不断扩大，因其微创、患者恢复快等优点，越来越多的闭塞性动脉硬化症患者接受血管腔内治疗而受益。常用的血管腔内治疗方法有经皮（药物涂层）球囊血管扩张成形术、血管内支架植入术、导管溶栓术（CDT）、机械血栓清除术（Rotarex）、斑块旋切术（TurboHawk）等。

二、糖尿病肢体动脉闭塞症

（一）概述

糖尿病肢体动脉闭塞症是指除心脑血管、肾血管和视网膜血管病变之外的，肢体大、中、小动脉粥样硬化和微血管病变，并伴有周围神经病变，发生肢体缺血、缺氧甚至坏疽、感染等。本病是糖尿病最常见的慢性并发症之一，病程较长，多在 5 ～ 10 年以上，且患者年龄较大，起病多缓慢。其发病率呈逐年增高的趋势，是糖尿病患者致残的主要原因之一，严重影响着糖尿病患者的生存质量。

（二）病因病机

西医学认识糖尿病肢体动脉闭塞症是糖尿病的常见并发症。糖尿病属于代谢性疾病，其病因和发病机制较为复杂，至今尚未完全明了，但基于目前的认识水平，归纳起来可概括为八大因素，即遗传因素、病毒感染、自身免疫、化学毒物、胰岛素拮抗激素分泌过多、神经因素、β 细胞功能和释放胰岛素（insulin，Ins）异常、Ins 受体及受体抗体异常。糖尿病是胰岛素分泌和（或）胰岛素作用缺陷导致胰岛素生物活性绝对或相对不足，引起一系列碳水化合物、脂肪及蛋白质代谢紊乱，奠定了血管并发症的基础。糖尿病并发大血管和微血管病变是糖尿病肢体动脉闭塞症的主要病理变化。大血管病变是指肢体大、中、小动脉硬化性狭窄或阻塞而言，其中动脉粥样硬化是高血糖与糖尿病大血管病变之间主要的连接枢纽。微血管是指微小血管和毛细血管网，是微循环血液和组织之间物质交换的场所。糖尿病微血管病变是由基因遗传所决定的，血糖控制不好是其促发因素。微血管病变在糖尿病坏疽的发生中占有重要的地位。高血糖、微血管病变导致的神经功能障碍在诱发和加重缺血性溃疡或坏疽中是一个重要的危险因素。糖尿病患者抗感染能力低下，在肢体缺血的情况下，极易招致细菌感染，导致严重坏疽发生，甚至还会引发脓毒血症。

中医学早在《黄帝内经》中，就有关于消渴病的记载，并按其发展过程分为三个时期，即脾瘅（消渴病前期）、消渴（消渴病期）、消瘅（消渴病并发症期）三期。糖尿病肢体动脉闭塞症即属于第三期消瘅中的一种，在中医学中通常归属于消渴、脉痹、脱疽等范畴。

患者由于消渴病日久不愈，阴亏日甚，阴损及阳，致阳气不达；或因毒邪外袭，凝滞血脉，经脉瘀阻等，则四末失于温煦濡养，故有肢体发凉、怕冷、麻木、疼痛等表现。清·黄凯钧在《肘后偶钞》中描述为"肌肉消铄，肥体忽成瘦躯，兼之两足痹痛，行步艰难"。清·郑重光《素圃医案》曰："两足无力，将成痿躄，大病也。"若寒凝郁久，化火生热，再有脾胃受损，健运失司，湿热内生，火热与痰湿相结，下注于肢体，可见肢端红肿溃烂，甚者变黑坏死成为"脱疽"之证。

若复感邪毒，热毒炽盛，毒火攻心，则证属凶险；若迁延日久，气阴大亏，气虚无力推动血运，脉道失充，肢体失于濡养，可致脱疽久不收口，新肉不生，缠绵难愈；若生变证，则病情更加严重，甚至危及生命。明·薛己在《薛氏医案》中曾记载"一富商禀赋颇厚，素作渴，日饮水数碗"，薛氏诊为"消渴"，认为"须服加减八味丸……庶免疽毒之患。彼不信。至夏，果脚背发疽，脉数，按之涩而无力，足竟黑腐而死。"

陈柏楠教授认为，本病主要由糖尿病（消渴）久治不愈，正气不足，气阴两虚，气虚无力行血，阴亏血少，络脉瘀阻所致，属于本虚标实之证。本虚以阴阳气血不足为主，标实以瘀血、寒邪、湿热、火毒为主，病机之关键在于瘀阻经脉，血行不畅。脉络瘀阻日久，肢体肌肤筋肉失于濡养，最终导致本病的发生。

（三）临床表现

患者多有糖尿病的症状体征；或无明显糖尿病表现，但有相关检查显示患有糖尿病。除此之外，在肢体的表现主要有肢体缺血、神经功能障碍和感染三个方面。其临床特点为：四肢发病，下肢病变重，上肢病变轻；常以对称性双下肢病变为主，大血管、微血管同时受累；发病缓慢，肢体缺血逐渐加重，常继发感染而成湿性坏疽。

1. 肢体缺血的症状表现

早期患者常有肢体发凉、怕冷或怕热、麻木、疼痛，在寒冷季节或夜间加重。有的患者首先出现间歇性跛行，提示有较大血管病变引起下肢的缺血。随着病变进展，上述症状逐渐加重，间跛距离日渐缩短。当病变发展，下肢缺血进一步加重时，会出现静息痛，疼痛多发生在足趾及足的远端，平卧休息时疼痛加剧，夜间尤甚，影响睡眠。下肢下垂时由于重力作用，肢体血流量增加，可以适当缓解疼痛，因此不少患者常常强迫性坐位睡觉，导致下肢继发性水肿，又进一步加重了病情。

当肢体严重缺血时，肢端可以发生溃疡和坏疽。根据动脉阻塞与微血管病变的偏重、主次不同，坏疽的性质、程度也不同，有不同的分类方式。

（1）根据血管病变分为三类

①微血管病变性坏疽：临床最为常见，肢体中、小动脉病变轻，足背和胫后动脉搏动多存在。常在皮肤营养不良的基础上因外伤、皮肤干裂和感染发生溃疡和坏疽，可见于足部任何部位，

深浅不等，感染严重者可诱发大面积坏疽。

②大血管病变性坏疽：由肢体中、小动脉病变引起。由于较大动脉主干闭塞，肢体缺血严重，类似于闭塞性动脉硬化症，往往有较大范围的坏疽和继发感染。

③混合型坏疽：以肢体中、小动脉病变为主，微血管病变较轻，临床上以闭塞性动脉硬化症的特点为主，多见于闭塞性动脉硬化症病程长，糖尿病病程短者。

（2）根据坏疽性质分为三类

①湿性坏疽：占糖尿病坏疽的 72.5% ～ 76.6%，是致残的主要原因。表现为肢体远端局部软组织皮肤糜烂，开始形成浅溃疡，继之溃烂深入肌层，甚至深达肌腱，破坏骨质，大量组织坏死腐败，形成脓腔，分泌物往往较多，周围组织红肿热痛。其病理基础是糖尿病微血管病变和细小动脉硬化。

②干性坏疽：占糖尿病坏疽的 5.9% ～ 7.5%。表现为受累肢端末梢感觉迟钝或消失，皮肤呈暗褐色，随后出现坏死，局部皮肤、肌肉、肌腱等干枯、变黑、干尸化，甚至自行脱落。病变部分与健康皮肤之间界限清楚，多无分泌物和肢端水肿。其主要病理基础是肢体中、小动脉闭塞过程中血流逐渐中断，组织脱水干化且多无感染所致。

③混合型坏疽：占糖尿病坏疽的 18% ～ 20%。表现为既有肢端的缺血干性坏死，又有足背、足底、小腿等处的湿性坏疽。其病理基础是微循环障碍和小动脉阻塞同时并存，且并发感染所致。

2. 肢体缺血的体征

（1）动脉搏动变化

足背及胫后动脉搏动减弱或消失，如有大动脉病变可有股、腘动脉搏动减弱或消失。若病变发生于上肢，也可有尺、桡动脉搏动减弱或消失。

（2）营养障碍征

皮肤干燥、蜡样改变、弹性差，皮温降低，皮色苍白或紫红，体毛稀疏或脱落，趾（指）甲生长缓慢、变形、脆裂、肥厚、失去光泽，肌肉萎缩等，并随缺血程度加重日益明显。

（3）肢体位置试验（Buerger's 试验）阳性

患者平卧，肢体抬高45°，皮肤呈淡红色为正常，若皮肤很快变为苍白色或青紫色为异常。然后让患者坐起，肢体下垂，若足部恢复原来颜色时间超过 10 秒，为阳性，提示动脉血流量减少。

（4）肢端皮肤压迫试验（泛红试验）阳性

压迫患肢远端皮肤 1 分钟，使皮肤出现苍白斑痕，停止压迫后，皮色在 1～3 秒内恢复原状者为正常，如恢复时间超过 4 秒为阳性，提示动脉有阻塞，组织血流量不足。

3. 末梢神经功能障碍

表现糖尿病周围神经病变表现为末梢神经功能障碍，它常常是糖尿病坏疽和感染的开端，主要表现有两种。

（1）对称性周围神经病变

此为最早、最常见的神经病变。以四肢末端感觉障碍为主，下肢多于上肢，出现对称性的疼痛和感觉异常。感觉异常常先于疼痛出现，多从四肢末端上行，出现麻木、蚁行样、发热、怕冷或触电样感觉，并有"袜套"样感觉迟钝，即所谓"无痛足"。

（2）非对称性周围神经病变

该病变以单侧下肢损害及运动神经受累为主。由于运动神经受累，肌力常有不同程度的减退，并伴有不同程度的肌肉萎缩和疼痛，局部肢体活动受限，肢体软弱无力。

4. 感染

糖尿病患者由于存在微血管病变的病理基础，为感染提供了有利条件，轻度的外伤（包括抓痕、皲裂、挤压等）即可成为细菌侵入的途径。因局部防御功能薄弱和神经功能障碍，感染会沿肌间隙迅速蔓延，并产生大量脓液和腐败组织，形成筋膜室综合征，甚至感染骨质发展成为骨髓炎。感染严重者，会引发全身性感染（脓毒血症）。常见的细菌有葡萄球菌、念珠菌、霉菌等，尤以厌氧菌感染引发的感染最为严重。感染可加重局部微血管病变，使皮肤细小血管栓塞而促使坏疽迅速扩展，二者互为因果。这也是糖尿病坏疽截肢率和病死率高的又一个主要因素。

陈柏楠教授认为，造成糖尿病肢端坏疽而导致截肢的原因主要有以下方面：①延误治疗时机，大部分患者没有及时正确的系统治疗，误诊误治或自己疏忽，延误了治疗时机。②治疗不彻底，糖尿病肢端坏疽由于肢体动脉闭塞和狭窄，加之高纤、高黏，肢体严重缺血，需要系统治疗，而部分患者没有坚持治疗，症状略有改善即停止服药，以致病情加重，发生严重肢体坏疽。③血糖控制不理想。

（四）诊断与鉴别诊断

1. 诊断标准

2002 年 12 月中国中西医结合学会周围血管疾病专业委员会拟订草案。

（1）发病年龄多在 40 岁以上。

（2）有糖尿病病史，或空腹血糖高于标准、尿糖检测呈阳性者。

（3）有慢性肢体动脉缺血表现：麻木、怕冷（或怕热）、间歇性跛行、瘀血、营养障碍，肢体感觉减退或皮肤发红灼热，甚者发生溃疡或坏疽；常四肢发病，以下肢为重。

（4）各种检查证明有肢体动脉狭窄闭塞性改变，下肢以腘及腘动脉以远动脉病变为最多见。

（5）常伴有高血压病、冠心病、高脂血症、肾动脉血管病、脑血管病和眼底动脉血管病变等疾病。

（6）排除血栓闭塞性脉管炎、大动脉炎、雷诺病、冷损伤血管病等其他缺血性疾病。

（7）辅助检查

①肢体动脉无损伤检查：彩色超声多普勒、CT、DSA、血管超声、血管光电容积血流图检查证实有肢体动脉狭窄或闭塞者。

②动脉造影以下肢动脉病变为主，腘及腘以远动脉病变占80%以上，血管病损形态颇似闭塞性动脉硬化症，由于广泛的肢体动脉硬化、糖尿病、故动脉侧支血管较少，血管可发生迂曲、狭窄、闭塞。

③多普勒踝部血压测定与肱部血压测定之比明显变小。

④X线平片检查：主动脉弓、腹主动脉和下肢动脉有钙化阴影。

2. 临床分期标准

（1）临床分为三期

一期（局部缺血期）：有慢性肢体缺血表现，以间歇性跛行为主，伴发凉、麻木、胀痛、抗寒能力减退。

二期（营养障碍期）：肢体缺血表现加重，皮肤粗糙、汗毛脱落、趾（指）甲肥厚、脂肪垫萎缩，肌肉萎缩，间歇性跛行，静息疼痛等。

三期（坏死期）：除具有慢性肢体缺血表现，如间歇性跛行，静息疼痛外，发生肢体溃疡或坏疽。

（2）根据坏死范围又分为三级

一级：坏死（坏疽）局限于足趾或手指。

二级：坏死（坏疽）扩延至足背或足底，超过趾跖关节或指掌关节。

三级：坏死（坏疽）扩延至踝关节及小腿，手部及腕关节者。

3. 鉴别诊断

（1）血栓闭塞性脉管炎

本病多发于 20 ～ 40 岁男性青壮年，多有吸烟嗜好。约 40% 的患者在发病过程中有游走性血栓性浅静脉炎病史。受累血管为中、小动静脉，病理呈慢性炎症过程，坏疽多为干性。X 线肢体平片无动脉钙化斑块影像，视网膜动脉多正常，血脂正常，无冠心病、糖尿病、中风病史。

（2）多发性大动脉炎

本病多发于青少年女性。主要病变位于主动脉及其分支的起始部，如颈动脉、无名动脉、锁骨下动脉，胸、腹主动脉及肾动脉等。头臂动脉型患者上肢常无脉搏，血压降低或测不出，并有头面部缺血表现，在颈部及锁骨上窝可闻及血管杂音。当病变侵犯腹主动脉及其分支时，可出现下肢缺血表现；引起肾动脉狭窄时，有肾性高血压。在病变活动期患者常有发热和红细胞沉降率增快，患肢一般不出现溃疡和坏疽。

（3）动脉栓塞

本病是栓子阻塞肢体动脉而引起的急性动脉缺血性疾病。常见于严重的心脏病患者，如风心病、冠心病伴有心房纤颤者，或人工心脏瓣膜置换术后等。栓子常来源于心脏和大动脉，发病急骤，可有肢体剧烈疼痛、皮色苍白、冰凉、感觉障碍、运动障碍等表现，引起肢体坏疽的范围通常与栓子堵塞平面有关。

（4）雷诺综合征

本病是末梢动脉功能性疾病。罕有发生尺、桡动脉及足背、胫后动脉脉搏动减弱或消失者。女性远多发于男性，常双侧肢端阵发性发作对称性皮色改变，皮温降低。寒冷或者精神因素常可以诱发。雷诺综合征长期发作，肢端或可发生局限性浅表小溃疡。

（五）治疗

陈柏楠教授认为消渴病的主要病机特点是本虚标实、瘀毒阻络，本虚为气阴两虚，标实包含湿、热、痰、瘀等聚而成毒。故而本病的治疗原则应以活血通络、益气养阴为主。通过益气养阴以治消渴之本，解毒活血通络以治瘀血、邪毒之标，来改善局部及全身血液循环障碍，缓解肢体缺血症状。滋阴与清热并重，活血与通络并举，紧扣病机，标本兼顾。

1. 中医辨证论治

陈柏楠教授从整体观念观点出发，针对消渴并发"脉痹""脱疽"的病因病机运用八纲辨证、脏腑辨证等对本病进行分型施治，取得了良好的临床疗效。

（1）阴寒型

证候：肢体明显发凉、怕冷，呈苍白色，遇冷则症状加重。舌质淡，苔薄白，脉沉迟。

证候分析：久患消渴，阴伤及阳，阳气亏虚，复感寒湿之邪，阻滞经脉，气血凝滞，阳气不达四末，失于温煦，故肢体发凉、怕冷，皮色苍白。遇冷则阴寒更盛。舌苔脉象也为阴寒之象。此型多属于疾病早期。

治法：温经散寒，活血化瘀。

方药：阳和汤加味。熟地黄、炙黄芪、鸡血藤、党参、当归、干姜、赤芍、怀牛膝、肉桂、白芥子、熟附子、炙甘草、鹿角霜、地龙、炙麻黄。水煎服，日1剂。

方药解析：方中熟附子、鹿角霜、干姜、肉桂温阳散寒；当归、鸡血藤、赤芍活血化瘀；地龙通络，黄芪、党参益气活血；熟地黄、怀牛膝滋阴益肾；炙麻黄开腠理助阳气以达表；白芥子祛皮里膜外之痰，可使补而不滞。全方共奏温经散寒、活血化瘀之功。

（2）血瘀型

证候：肢体明显怕冷，麻木，疼痛，肢端、小腿有瘀斑，或足呈紫红色、青紫色，伴口干、便秘、乏力。舌质绛或有瘀斑，脉弦涩。

证候分析：气阴两虚，故口干、便秘、乏力。气虚血瘀，经脉阻塞，气血不达四末，故肢体怕冷、麻木、疼痛。血瘀不散，固有皮肤瘀斑，皮色紫红或青紫。舌质绛或有瘀斑，脉弦涩也是气血瘀滞之象。此型多属肢体严重缺血、瘀血期。

治法：活血化瘀，通络止痛。

方药：活血通脉饮加味。丹参、赤芍、金银花、土茯苓、当归、川芎、牛膝、鸡血藤、生地黄。水煎服，日1剂。

方药解析：方中丹参、赤芍、当归、川芎、鸡血藤活血化瘀；牛膝通络散结；金银花、土茯苓清解郁热；加生地黄养阴凉血。诸药共用之可有活血化瘀、通络散结之功效。

（3）湿热下注型

证候：轻度肢体坏疽感染，脓少，红肿，疼痛，伴有低热。舌苔白腻或黄腻，脉滑数。

证候分析：气滞血瘀，郁久化热，湿热下注，或热毒之邪外侵，湿热搏结，故致患肢红肿、疼痛；热盛肉腐，则肢端溃破坏疽；热毒轻微局限，故脓少；湿热内蕴而有低热。舌苔脉象均为湿热之象。此型属于肢端坏疽局限者。

治法：清热解毒，活血祛湿。

方药：蒲蓝败毒饮。蒲公英、板蓝根、当归、生地黄、金银花、川芎、苍术、黄芪、车前草、赤芍、黄芩、独活、威灵仙、牡丹皮、黄柏、连翘。水煎服，日1剂。

方药解析：方中蒲公英、板蓝根、金银花、黄柏、连翘、黄芩清热解毒；生地黄、牡丹皮、赤芍、凉血活血；当归、川芎、独活、威灵仙活血化瘀通络；苍术、黄芪、车前草利湿解毒。诸药合用，寒温并用、攻补兼施，清热利湿与温通经络并重。

（4）热毒炽盛型

证候：严重肢体坏疽感染、红肿热痛、脓多、恶臭，伴有高热、神志模糊、谵语。舌质红绛，舌苔黄燥或黑苔，脉洪数。

证候分析：热毒炽盛，内侵脏腑，结聚不散，经脉阻塞，故见肢体红肿热痛；热盛腐肉成脓，故溃烂味臭；热毒内炽，故有高热；热闭心神，故神志模糊、谵语。舌苔脉象也为热毒炽盛之象。此型属于严重肢体坏疽及感染者。

治法：清热解毒，凉血化瘀。

方药：四妙活血汤。金银花、蒲公英、紫花地丁、玄参、当归、黄芪、生地黄、丹参、川牛膝、连翘、漏芦、防己、黄柏、黄芩、贯众、红花、乳香、没药。水煎服，日1剂。

方药解析：方中重用清热解毒之金银花、蒲公英、紫花地丁、连翘、贯众，以生地黄、黄芪、玄参益气养阴，丹参、当归、牛膝、红花、漏芦活血化瘀通络，黄芩、黄柏、防己清热利湿，乳香、没药祛瘀止痛。诸药合用，共奏清热解毒、凉血化瘀之功。若热入营血，高热神昏、谵妄者，可加服紫雪丹、安宫牛黄丸等。

（5）肝肾不足型

证候：肢体发凉，全身畏寒怕冷，腰膝酸软，乏力倦怠，胃纳减退。舌质淡，脉沉细。

证候分析：病久耗伤元气，阳气不足，则生化乏源，致使脾肾阳亏，不能温煦肢体，故肢体发凉，畏寒怕冷，腰膝酸软；脾阳亏则运化失职，故纳食减退；脾虚气血生化不足而乏力。舌质淡，脉沉细为脾肾阳虚之象。此型属于坏疽愈合期或恢复期。

治法：补肝肾益气血，活血通络。

方药：桑萸复元汤。桑寄生、山萸肉、鸡血藤、夏枯草、当归、川芎、赤芍、熟地黄、杜仲、葛根、白术、茯苓、黄芪、独活、川牛膝、连翘。水煎服，日 1 剂。

方药解析：桑寄生补肝肾、强筋骨，山萸肉平补阴阳，二者配伍共为君药。当归补血活血，黄芪健脾益气、托毒生肌；熟地黄滋阴补血、益精填髓；三药合用，共为臣药，共奏补气生血、活血通痹之效。赤芍、连翘清热解毒；独活、杜仲、川芎、川牛膝行气逐瘀通经；白术健脾益气，此七药共为佐药，可补肝肾气血之亏虚，行气血运行之瘀滞。川牛膝又可引血下行，兼为使药。诸药合用，标本同治，共奏补益肝肾气血、活血通络解瘀毒之效。

2. 中医外治法

（1）熏洗疗法

利用中药煎汤熏蒸和浸洗患肢，在周围血管疾病的治疗中已广泛应用。但糖尿病动脉闭塞症患者由于周围神经病变，局部感觉障碍，所以要严格控制水温，以不烫手为宜，避免水温过高而烫伤。常用药物有温络通、脉络通、活血止痛散和解毒洗药。对于坏疽正处于进展阶段或干性坏疽已稳定者，不宜应用熏洗疗法。

（2）湿敷疗法

①马黄酊湿敷：具有清热解毒、消肿止痛的作用。可以消除炎症，减轻疼痛，控制感染扩展。用于溃疡、坏疽继发感染，周围炎症明显、疼痛剧烈者。但不宜将药液湿敷在创面内。

②抗生素湿敷：可以抑制细菌生长，减轻局部组织水肿，控

制感染。适用于坏疽继发感染，经清创引流后的创面覆盖和保护。抗生素的选择需根据脓液培养加药敏试验结果确定，并经常更换，避免产生耐药性。

3. 中成药的运用

（1）四虫片每次 5～10 片，每日 3 次，口服，连服 3～6 个月。具有活血祛瘀、解痉止痛的作用。

（2）活血通脉片每次 5～10 片，每日 3 次，口服，连服 3～6 个月。具有活血化瘀、通络止痛的作用。

（3）溶栓胶囊每次 2～4 粒，日 3 次，口服，1～2 个月 1 个疗程。可活血通络。

（4）通心络胶囊每次 2～4 粒，日 3 次，口服，连服 3～6 个月。具有益气活血、通络止痛的作用。

4. 西医治疗

（1）糖尿病的治疗

本病为糖尿病的并发症，故应把糖尿病的治疗放在首位。现代糖尿病综合防治主要包括五方面，即糖尿病教育、饮食治疗、体育锻炼、药物治疗（口服降糖药、胰岛素等）和血糖监测。糖尿病的治疗为终身性的，因此非药物治疗尤其需引起患者及其家属的重视。

（2）控制糖尿病血管病变

1）药物治疗：控制糖尿病肢体动脉闭塞症主要是防治动脉硬化，降低血液黏度和凝固性，改善肢体血液循环和微循环。

①运用调脂药物改善糖尿病的脂质代谢异常，防治动脉硬化，包含羟甲基戊二酰辅酶 A（HMA–CoA）还原酶抑制剂、贝特类及烟酸衍生物等。

②运用降黏、降纤、祛聚、溶栓综合治疗，可改善血液流变学状态，促进侧支循环建立，改善微循环，从而减轻肢体缺血，

达到防治因缺血导致肢体坏疽的目的。

2）手术治疗：各种动脉重建手术，也是改善肢体血液循环的有效方法。血糖过高和一些慢性并发症不是动脉重建术的禁忌症。对于糖尿病患者肢体大血管的闭塞，动脉重建术可以通过重建动脉通道，改善患肢的血液供应，从而使许多患者免于截肢。临床实施动脉重建术时，最好应用胰岛素使血糖降低到合理水平，并且在并发症和感染得到有效的控制后施行，术式的选择，则应根据临床体征，以及动脉造影、彩色超声多普勒等检查结果，明确血管闭塞的部位和范围，然后施行相应的手术。主要手术方式有血管搭桥术、血栓内膜剥脱术、静脉动脉化术及大网膜移植术等。

3）血管腔内治疗：常用的血管腔内治疗方法有经皮（药物涂层）球囊扩张血管成形术、血管内支架植入术、导管溶栓术（CDT）、机械血栓清除术（Rotarex）、斑块旋切术（TurboHawk）等。

（3）防治感染

患者肢体缺血、营养障碍和神经功能障碍，使足部不耐任何损伤，极易发生感染，感染又促进缺血进展，最终发生坏疽，常常是导致截肢或者截趾的重要因素。所以应把合理应用抗生素，防治感染放在治疗本病的重要地位。但是抗生素不能代替手术治疗，积极有效地采用清创术，去除感染病灶，充分引流脓液，才能彻底地控制感染。

（4）积极治疗并发症

积极治疗周围神经病变，改善周围神经功能，可以防止坏疽的发生。对神经性疼痛者，可以适当使用止痛药物，但需严格掌握药物的禁忌症及剂量。此外，还应联合内科医师积极治疗糖尿病的其他并发症。

三、血栓闭塞性脉管炎

（一）概述

血栓闭塞性脉管炎（thromboangiitis obliterans，TAO）是一种累及血管的炎症性、节段性、周期发作的慢性闭塞性疾病，主要侵袭四肢中小动静脉，以下肢血管为主，少数病例病变可累及心、脑、肾、肠等脏器血管，好发于青壮年男性。我国各地均有发病，北方较南方多见，是临床上较为常见的周围血管疾病。其临床特点为肢体先有发凉、怕冷、麻木、间歇性跛行、皮肤营养障碍，严重时肢端剧痛，形成溃疡、坏疽。本病属于中医学的脱疽、脉痹等范畴。

（二）病因病机

血栓闭塞性脉管炎的具体病因和发病机制尚未完全明确，可能与多种因素有关，常见的有吸烟、感染、免疫炎症介质、遗传、高同型半胱氨酸血症等。有研究报道牙周病和立克次体病的感染可诱导 TAO 发病。吸烟是 TAO 发病的公认危险因素。大部分 TAO 患者均有吸烟史，吸烟容易导致血管痉挛或血液高凝，因为吸烟时烟雾产生的化学物质多样，尼古丁是其最为活性的部分，会诱发血管内皮功能障碍与炎性反应。此外，从有关研究中发现，吸烟会诱发白细胞介素（IL）-33 介导的免疫应答，进而损伤血管内皮，最终出现血脑屏障缺血与血栓形成。免疫炎症介质，包括 CD4+-CD25+T 细胞、辅助 T 细胞亚群 17 和 CD34+等，均参与 TAO 的发生与发展。新近的研究报道中认为人体的遗传基因可能参与 TAO 的发病与进展，比如髓样分化因子 88（MyD88）。同型半胱氨酸水平较高也可能与 TAO 发病有关，有报道指出和健康体检人比较，TAO、外周动脉粥样硬化等患者血清中同型半胱氨酸水平更高。NIRP3 炎性小体、内皮细胞损伤、氧化应激等均与 TAO 的发病相关。血栓闭塞性脉管炎的组织病理学的最大特点为除了终末期，受累血管内、中、外膜三层结构完整。血管内堵塞物非一般定义上的血栓，而是炎性内容物。

中医学认为本病与脏腑、经络和营卫气血关系密切。本病因感受寒湿，寒邪客于经脉，寒凝血瘀，气血不行，壅遏不通。或因情志内伤，饮食失节，虚损劳伤以致脏腑功能失调，心阳不足，心血耗伤，血脉运行不畅；肾水亏损，心火偏亢，则心肾失调，致元气大亏，气血运行不畅；脾肾阳虚，运化失司，不能散精于血脉；肝气郁结，不得疏泄，久则营卫气血运行失调，气滞血瘀，经脉瘀阻，气血不达四末而发生本病。脏腑功能失调，经络气血功能紊乱，血脉痹阻，是发病的内因，起主导作用，但吸烟、寒冻、外伤等外在因素也不应忽视，它可促使机体抗病能力降低，从而内外合邪，诱发本病。

（三）临床表现

血栓闭塞性脉管炎的起病隐匿，进展缓慢，常呈周期性发作，往往经过较长时间后症状逐渐加重和明显。血栓闭塞性脉管炎引起的病理生理改变，可以归纳为中、小血管炎症所产生的局部影响和动脉阻塞引起的供血不足。由此引起临床表现的轻重取决于肢体的缺血程度，而缺血程度又取决于动脉阻塞的快慢、部位、程度、范围和侧支循环建立的状况。

1. 感觉和色泽改变

患肢发凉、怕冷，对外界寒冷刺激十分敏感。这是常有的早期症状，随着病情的发展，发凉的程度也随之加重。患肢（趾、指）末梢神经受缺血影响，可出现胖胀感、针刺感、奇痒感、麻木感、烧灼感等异常感觉。因动脉缺血而使皮肤呈苍白色。若伴有浅层血管张力减低、皮肤变薄者，则在苍白的基础上，可出现潮红或发绀，当肢体下垂时更为明显。

2. 疼痛

疼痛是最突出的症状。早期因血管壁炎症和周围组织的末梢神经受到刺激引起，一般并不严重。以后因动脉阻塞造成缺血性疼痛，其程度不等，轻者休息后可消失或减轻，行走或活动后，疼痛复现或加重，称之为间歇性跛行。间歇性跛行分两种，动脉病变在腘动脉远侧，因足缺血而引起的称之足间歇性跛行，足底比足背明显；如果病变向近侧扩展，侵犯腘动脉及其近侧，所引起的将是小腿间歇性跛行。随着病情进展，跛行距离越来越短，被迫停走和休息的时间却越来越长。病情继续发展，尤其是引起缺血性神经炎后，疼痛剧烈而持续，常于夜间加重，此为静息痛。患者常屈膝抱足而坐，企图借轻微的静脉充血来增加缺血肢体的供氧量，以求减轻症状。情绪刺激和寒冷均可影响血管的舒缩反应，加剧疼痛。当缺血肢体并发溃疡而继发感染后，更加重疼痛的程度。

3. 游走性血栓性浅静脉炎

20%～40%的患者早期或整个病程中可反复出现游走性血栓性浅静脉炎，多位于足背和小腿的浅静脉，少数患者可延及大腿，一段或数段浅静脉可同时受累，长短不一，一次发作的持续时间为1～3周，炎症消退后往往残留色素沉着。

4. 动脉搏动

患肢足背动脉、胫后动脉、尺动脉、桡动脉搏动常常减弱或消失。

5. 营养障碍性变化

肢体因缺血引起的营养障碍表现，包括皮肤干燥、脱屑、皲裂、出汗减少或停止；趾背、足背及小腿汗毛脱落，趾（指）甲增厚、干燥、变形、生长缓慢或停止；小腿肌肉松弛、萎缩；趾（指）皱缩、变细。

6. 溃疡和坏疽

肢体严重缺血，最终发生溃疡和坏疽。溃疡和坏疽可以自发地形成，但更为常见的原因是热疗、药物刺激、损伤、拔甲等。溃疡和坏疽好发于肢体远侧，如趾（指）端或足跟。溃疡边缘常呈锯齿状，创底为灰白色肉芽组织，挤压不易出血。坏疽多为干性，若发生感染可转变为湿性。

为了便于掌握临床诊断和辨别病情的轻重，根据发病过程，我国目前多采用Ⅲ期三级的临床分期方法。

第Ⅰ期（局部缺血期）：患肢发凉、怕冷、麻木、酸胀、沉重，走路时小腿酸胀及有疲累感，足底硬胀不适，耐寒能力降低，冬季症状加重。有的患者（40%）足部和小腿反复发作游走性血栓性浅静脉炎。患此后，常出现间歇性跛行，每行500～1000米，患者小腿（腓肠肌）和足掌部发生酸痛、胀痛或抽痛，被迫稍停顿或休息2～5分钟，则症状迅速缓解消失，如再行走患肢仍出现同样症状。部分患者的小腿、足部和股部常反复发作游走性血栓性浅静脉炎。这些早期症状，对临床诊断具有重要意义。检查患肢皮肤温度稍低，色泽较苍白，泛红试验阳性，末梢动脉搏动减弱或消失，肢体位置试验阳性。

第Ⅱ期（营养障碍期）：患肢发凉、怕冷、麻木、疼痛和间歇性跛行加重，有静息痛，夜间疼痛剧烈，患者常屈膝抱足而坐，彻夜难眠。足部皮肤营养障碍，表现为皮色苍白、潮红、紫红或青紫，足汗减少或无汗出，趾甲生长缓慢、增厚、干燥、变形，皮肤干燥、脱屑、萎缩、皲裂，弹性降低，汗毛脱落、稀疏，常有小腿肌肉萎缩。营养障碍严重者，可出现缺血性神经炎，有触电样或针刺样疼痛，以及感觉障碍。此时患肢动脉呈器质性改变，动脉搏动消失。

第Ⅲ期（坏死期）：患肢由于严重血液循环障碍，趾部或足部发生溃疡或坏疽，多首先发生在足趾和小趾，常由趾端开始，逐渐向上发展，可累及其余足趾，但大多数局限在足趾或足部，蔓延累及踝关节、足跟和小腿者很少见。单独足跟部、足背部发生溃烂坏疽者，多由于外伤或皮肤干裂继发感染所引起。肢体溃烂后，疼痛剧烈难忍，可伴有发热，意识模糊，胃纳减退，患者身体日渐衰弱，消瘦无力，可发生严重贫血和低血钾，但发生败血症者很少见。坏疽的足趾脱落后，容易发生骨残端骨髓炎或坏死组织存留，常遗留溃疡面经久不易愈合。

根据肢体坏疽和溃疡的程度和范围，可分为三级。

一级，坏疽仅限于跖趾或掌指关节远端。

二级，坏疽扩延到跖趾关节或掌指关节。

三级，坏疽扩延至足背、踝或腕关节以上部位。

血栓闭塞性脉管炎发生的坏疽大多数是干性坏疽，可因继发感染而形成湿性坏疽。当肢体严重血液循环障碍时，如修剪趾甲等轻微损伤，即可引起感染，发生溃疡或坏疽。肢体局部出现固定性严重疼痛，常是发生坏疽的先兆。坏疽和溃疡可同时存在，而溃疡常可促进坏疽的发展、加重。干性坏疽与湿性坏疽的区别如下。

（1）干性坏疽

当肢体动脉闭塞后，患部无动脉血液供应，局部组织水分蒸发，吸收，逐渐干枯，皮肤皱缩，最后发硬，干黑坏疽。坏死组织与健康组织之间形成明显的分界线。由于坏死组织刺激，在分界线处有炎症性渗出物，健康组织逐渐长出新鲜肉芽，并连同上皮组织生长爬行而向远端推进，但局部感染不明显，无发红、肿胀，多无全身症状。如时间长久，坏死组织与健康组织可以完全分离，甚至坏死组织自行脱落。

（2）湿性坏疽

当肢体动脉闭塞后，由于患者常将肢体下垂以缓解疼痛，静脉回流受阻，肢体肿胀，细菌繁殖而感染严重，局部组织溃烂发黑，有大量腐败组织和脓液，有恶臭，四周组织暗红、灼热，无分界线形成，坏疽常向上蔓延、发展。全身症状严重，表现为热毒炽盛，可有高热，意识模糊，舌苔黄黑干燥而起芒刺，舌质红绛等证候。

（四）诊断与鉴别诊断

陈柏楠教授认为，血栓闭塞性脉管炎的诊断除了需要根据病史及临床表现外，也要结合必要的体格检查和辅助检查。

1. 诊断

（1）一般检查

一般检查包括跛行距离和跛行时间测定、皮肤温度测定、肢体抬高试验、Allen 试验、静脉充盈时间测定和解张试验等。

①跛行距离和跛行时间测定：可观察下肢动脉血液的供应情况。一般动脉供血愈差，跛行距离和时间愈短。

②皮肤温度测定：肢体皮肤温度高低与动脉血流量成正比关系，血流量愈多，皮肤温度愈高；反之，血流量愈少，皮肤温度愈低。正常时，同一个人对称部位的皮肤温度基本相等，温差不大于2℃。如果两个对称部位的皮肤温度相差2℃以上，或同一侧肢体某一平面的温度明显降低，即为皮肤温度测定试验阳性。血栓闭塞性脉管炎患者的肢体皮肤温度均降低。若患肢无良好的侧支循环，其皮肤温度降低的平面，一般比动脉阻塞病变处低一手掌距离。

③肢体抬高试验：令患者平卧，下肢抬高 45°，3 分钟后观察足部皮肤色泽的变化，阳性者，足部特别是足趾和足掌部皮肤呈苍白或蜡黄色，以手指压迫后更为明显，有自觉麻木或疼痛。然后让患者坐起，下肢自然下垂于床旁（避免床旁压迫腘窝），足部皮肤色泽逐渐出现潮红或斑块、发绀。试验阳性者，提示患肢有严重供血不足。

④ Allen 试验：可以判断手部动脉闭塞情况。方法是压住桡动脉，令患者做数次手拳开闭运动，运动后如果手指颜色迅速恢复，说明尺动脉远端到指动脉的连续性存在，提示侧支健全。若有血色恢复慢的部分，说明自尺动脉远端到该部分之间有动脉闭塞。反之，也可判断桡动脉远端到指动脉之间连续性开闭情况。

⑤静脉充盈时间试验：可以估计动脉供血和侧支循环情况。方法是将肢体高举数分钟，使静脉血排空，静脉瘪陷，然后迅速放下肢体。正常时，足背静脉应在 5 ～ 10 秒钟内充盈。如充盈时间超过 10 ～ 15 秒，提示动脉有供血障碍；如充盈需 1 ～ 3 分钟，系动脉供血明显不足；充盈时间达 3 分钟，提示侧支循环供应不足，系坏疽前期。此试验也可用以测定治疗后的循环状态。

静脉充盈时间试验在伴有下列情况，尚有一定限制，如下肢静脉瓣膜功能不全、肢体急性动脉阻塞、动静脉瘘、局部寒冷刺激等。

⑥解张试验：做蛛网膜下腔或硬膜外腔阻滞麻醉，然后在下肢同一位置，对比阻滞前后的温度变化。阻滞麻醉后皮肤温度升高愈明显，动脉痉挛因素所占比重愈高。如果没有改变，说明病变动脉已处于严重狭窄或完全闭塞。

（2）辅助检查

①肢体血流图检查：利用容积描记测定并记录搏动血流量，若峰值降低，提示血流量减少；降支下降速度减慢，说明流出道

阻力增加，其改变与病变严重程度成正比。

②超声多普勒检查：根据多普勒听诊器所得到动脉音的强弱，判断动脉血流的强弱。应用超声多普勒血流仪可以记录动脉血流波形，若波形幅度降低或呈直线状，表示动脉血流减少或动脉闭塞。同时还能做踝肱指数和节段动脉压测定。踝肱指数为踝压（踝部胫前或胫后动脉收缩压）与同侧肱动脉收缩压之比，正常值 ≥ 1.0。如果大于 0.5 而小于 1.0，应视为缺血性疾病；如果小于 0.5，则表示严重缺血。节段动脉压测定主要是定位检查，了解血管闭塞的平面，常用的方法是测定大腿近端、膝上、膝下及踝部各段血压，如果上、下节段压力差大于 30mmHg，说明两个节段间有血管闭塞性病变。血栓闭塞性脉管炎常常表现为膝上血压正常，膝下明显降低，说明膝下动脉已受累。

③红外线热像仪：应用热像仪可以正确地比较两个相应部位的温度差。肢体热图像显示缺血部位辉度较暗，出现异常的冷区。热像仪不仅比皮肤测温计所测定的范围广，而且显示的图像有利于观察和对比。

④动脉造影：患肢中小动脉多节段狭窄或闭塞是血栓闭塞性脉管炎的典型 X 线征象。最常累及胫前、胫后及腓动脉，它们同时或个别狭窄、闭塞，后期可以波及腘动脉和股动脉。动脉滋养血管显影，形如细弹簧状，沿闭塞动脉延伸，是重要的侧支动脉，也是本病的特殊征象。动脉造影可确定动脉阻塞的原因、部位、范围、侧支循环以及流出道情况。

⑤血液化验检查：血栓闭塞性脉管炎患者在病变活动期血液流变学检查常有血液黏度、血小板黏附和聚集性、纤维蛋白原值等异常；血液凝固学检查可有纤溶酶原活性、AT–Ⅲ、6-酮 –$PGF_1\alpha/TXB_2$ 比值异常；T 淋巴细胞亚群、免疫球蛋白、抗动脉抗体和免疫复合物等检测有阳性发现，对诊断和病情分析有重

要意义。

2. 鉴别诊断

在 20 世纪，由于对血栓闭塞性脉管炎特点的认识不足，容易造成误诊。我院自 1984 年 1 月～1997 年 1 月共诊治血栓闭塞性脉管炎患者 794 例，其中由各地辗转来的误诊、误治患者 322 例，占 40.55%，其中误诊为游走性血栓性浅静脉炎者 71 例，占 22.1%；闭塞性动脉硬化症者 15 例，占 4.7%；坐骨神经痛者 57 例，占 17.7%；末梢神经炎者 30 例，占 9.3%；嵌甲、甲沟炎者 43 例，占 13.4%；肢痛症者 17 例，占 5.3%；风湿性关节炎者 21 例，占 6.5%；冻伤者 32 例，占 9.8%；肌纤维炎、雷诺病、手足发绀者 30 例，占 9.3%；其他者 6 例，占 11.9%。血栓闭塞性脉管炎通常需与下列疾病相鉴别。

（1）闭塞性动脉硬化症

本病发病年龄多在 40 岁以上，多见于男性老年人，常伴有高血压病、冠心病和糖尿病等。两下肢常同时发病，症状明显，两上肢也有发凉、麻木、疼痛感觉。病程较短，发展快，坏疽发生较早而且广泛，可累及小腿或大腿，但疼痛比较轻。四肢动脉或颞浅动脉多有弦硬和扭曲现象。眼底检查常有视网膜动脉硬化。化验检查血脂增高。X 线平片显示患肢动脉壁内有钙化阴影。

（2）雷诺综合征

本病多见于青壮年女性，男性比较少见。两手对称性发病，下肢少见。常因寒冷、精神刺激或情绪波动诱发两手阵发性发作苍白、发绀、潮红皮色改变，发作过后皮色恢复正常，患肢动脉搏动无变化。本病发生溃疡和坏疽甚为少见，仅个别病例在后期发生指端局限性表浅小溃疡或坏疽。

（3）多发性大动脉炎

本病患者多为青少年女性。主要侵犯降主动脉、腹主动脉、头臂动脉，在上肢常见桡动脉消失（无脉症），血压测不到，在下肢可有发凉、间歇性跛行，但主要是肢体酸软无力，一般不痛，皮色改变不明显。常在颈部、背部听到血管杂音。在活动期伴有低热、出汗、贫血及关节痛，化验检查红细胞沉降率加快。

（4）糖尿病性肢体动脉闭塞症

患者有糖尿病史，或无临床症状，但化验检查血糖增高和尿糖阳性，常伴有动脉粥样硬化。多有周围神经病变，感觉障碍，晚期常出现肢体坏疽和难以控制的感染，坏疽多呈湿性，发展迅速；严重者可并发肾病、肝病、视网膜血管病变和心脑血管病变。肢体血管既有大中动脉狭窄、闭塞等病变，同时也有微血管病变。

（5）肢体动脉栓塞

患者有严重心脏病史，如风湿性心脏病二尖瓣狭窄、心房纤颤及动脉硬化等。常见下肢股动脉栓塞或上肢肱动脉栓塞，发病急骤，肢体突然剧烈疼痛，厥冷，麻木，感觉障碍，活动障碍，皮肤呈苍白色和出现紫斑，栓塞平面以下的动脉搏动消失。肢体坏疽范围比较广泛，可累及足部、小腿和股部。心脏听诊：心尖区有隆隆样舒张期杂音，心律完全不规则，心音强弱不一。

（6）神经系统疾病

在下肢常见的相关神经系统疾病多与腰椎病变有关，如腰椎间盘突出、椎管狭窄和骨质增生等，由于神经根受压迫而发生间歇性跛行、感觉异常、畏寒、麻木、疼痛和肌肉萎缩，与血栓闭塞性脉管炎症状相似，但无明显肢体缺血表现和营养障碍，肢体动脉搏动良好。X线摄片、CT或磁共振检查可以明确诊断。

（7）其他疾病

如冻疮、平底足、痛风、关节炎等也应注意与本病相鉴别。

（五）治疗

陈柏楠教授认为该病患者初起以寒凝和血瘀为主，病久则多气血亏虚，故早期治疗以温阳散寒、活血化瘀为主，后期则应注意培补气血正气，扶正以祛邪，攻补兼施，临证治疗时要辨析正虚和邪实的主次、轻重。

1. 中医辨证论治

（1）阴寒型

证候：患肢冰凉，怕冷明显，肢端皮肤苍白或潮红，或恢复阶段创口愈合，而寒凝不易消退，患肢仍发凉怕冷。舌质淡，苔薄白，脉沉细或迟。

证候分析：患者素体阳气亏虚，外感寒湿之邪，致使经脉受阻，气血凝涩，瘀滞不行，阳气不达四末，故肢体发凉、怕冷；阳气亏虚则皮肤苍白，寒凝血瘀则皮色潮红。舌质淡，苔薄白，脉沉迟或沉细为阴寒过盛之象。此型多属血栓闭塞性脉管炎早期或恢复阶段。

治法：温经散寒，活血通脉。

方药：阳和汤加味。熟地黄、黄芪、鸡血藤、党参、当归、干姜、赤芍、怀牛膝、肉桂、白芥子、熟附子、炙甘草、地龙、麻黄、鹿角霜（冲）。水煎服，日1剂。

方药解析：方中重用熟地黄温补营血。鹿角霜温阳，借血肉有情之品助熟地黄以养血；黄芪、党参益气；当归、赤芍、牛膝、鸡血藤以活血化瘀；地龙以通络；寒性凝滞，非温通经脉不足以解散寒凝，故以干姜、肉桂、附子温中有通；麻黄开腠理以达表；白芥子祛皮里膜外之痰，与温补药共用，可使补而不腻；甘草调和诸药。上药共用之可温经散寒、活血通脉。

（2）血瘀型

证候：患肢持续性固定性疼痛，局部皮肤呈紫红、暗红或青紫色，肢端皮肤有瘀斑、瘀点。舌质紫暗或有瘀斑，苔薄白，脉沉细涩。

证候分析：气血瘀滞，经络阻塞，不通则痛，故患肢持续性固定性疼痛，局部皮肤呈紫红、暗红或青紫色，肢端瘀斑、瘀点。舌质紫暗、瘀斑，脉沉细涩为气血瘀滞之象。此型多属血栓闭塞性脉管炎Ⅱ期。

治法：活血化瘀，通络止痛。

方药：活血通脉饮加味。丹参、赤芍、金银花、土茯苓、当归、川芎、牛膝、鸡血藤。水煎服，日1剂。

方药解析：方中丹参、赤芍、当归、川芎、鸡血藤活血化瘀；牛膝通络散结；金银花、土茯苓清解郁热。诸药共用之可有活血化瘀、通络散结之功效。

（3）湿热下注型

证候：患肢潮红、紫红、肿胀、疼痛，肢端溃疡或坏疽有轻度炎症表现，或患肢发生游走性血栓性浅静脉炎。舌质红，苔黄厚或黄腻，脉滑数。

证候分析：气滞血瘀，寒湿内蕴，郁久化热，湿热下注则患肢潮红、紫红、肿胀，或发生游走性血栓性浅静脉炎；经络瘀滞不通，故疼痛；热盛肉腐，则肢端溃破或坏疽。舌质红，苔黄厚或黄腻，脉滑数为湿热之象。此型多属血栓闭塞性脉管炎Ⅲ期1级或病变活动期。

治法：清热利湿，活血化瘀。

方药：四妙勇安汤加味或白鲜皮饮。金银花、玄参、当归、赤芍、牛膝、黄柏、黄芩、栀子、连翘、苍术、防己、紫草、生甘草、红花、木通。水煎服，日1剂。

方药解析：方中金银花、连翘、黄芩、黄柏、栀子、玄参清热利湿；苍术、防己、木通利湿消肿；当归、紫草、红花、牛膝活血通络；甘草调和诸药。上药合用，共奏清热利湿、活血化瘀之功。

（4）热毒炽盛型

证候：患肢坏疽、溃疡继发严重感染，红肿热痛，脓液多，恶臭味，疼痛剧烈，抱足而坐，彻夜难眠，伴全身发热或高热、恶寒，烦渴引饮，便秘溲赤。舌质红绛，苔黄燥或黑苔，脉洪数或弦数。

证候分析：火热之毒结聚炽盛，气血凝滞，故肢体红肿热痛；热盛肉腐成脓，故溃烂、坏疽，脓多恶臭；经络阻塞，气血不通，故疼痛剧烈，彻夜难眠；火热内炽，故高热、恶寒；热盛灼津耗液，故烦渴引饮，便秘溲赤。舌质红绛，苔黄燥或黑苔，脉洪数为热毒炽盛之象。此型多属血栓闭塞性脉管炎严重坏疽感染期。

治法：清热解毒，养阴活血。

方药：四妙活血汤。金银花、蒲公英、玄参、当归、黄芪、丹参、牛膝、连翘、防己、黄柏、黄芩、红花、乳香、没药、紫花地丁、生地黄、漏芦、贯众。水煎服，日1剂。

方药解析：方中金银花、蒲公英、连翘、黄柏、黄芩、紫花地丁、漏芦、贯众以清热解毒，当归、丹参、牛膝、红花以活血化瘀，乳香、没药以破血逐瘀，生地黄、玄参以养阴清热，黄芪以益气。诸药共用之可清热解毒、活血化瘀。

（5）气血两虚型

证候：患者久病虚弱无力，面色萎黄。患肢发凉、怕冷，肌肉消瘦，皮肤干燥，趾（指）甲干厚，生长缓慢，创口肉芽灰淡，久不愈合，脓液清稀。舌质淡，苔薄白，脉沉细无力。

证候分析：久病体弱，气血双亏，故面色萎黄，虚弱无力；气血不荣四末，故患肢发凉、怕冷，肌肉消瘦，皮肤干燥，爪甲不长；气血亏虚，新肉不生，故创口肉芽灰淡，脓液清稀，久不愈合；舌质淡，苔薄白，脉沉细无力为气血亏虚之象。此型多属血栓闭塞性脉管炎恢复阶段。

治法：补气养血，调和营卫。

方药：顾步汤加减。黄芪、党参、鸡血藤、石斛、当归、丹参、赤芍、牛膝、白术、甘草。水煎服，日1剂。

方药解析：方中黄芪、党参、白术、当归、石斛以益气养血，丹参、赤芍、鸡血藤以活血化瘀，牛膝以活血通络，甘草调和诸药。上药共用之可补气养血、调和营卫。

2. 中成药的运用

（1）花栀通脉片每次5～10片，每日3次，口服，连服3～6个月。具有清热活血、化瘀止痛的作用。适用于血栓闭塞性脉管炎湿热证或热毒证患者。

（2）活血通脉片每次5～10片，每日3次，口服，连服3～6个月。具有活血化瘀、通络止痛的作用。适用于血栓闭塞性脉管炎血瘀证患者。

（3）四虫片每次5～10片，每日3次，口服，连服3～6个月。具有活血祛瘀、解痉止痛的作用。适用于血栓闭塞性脉管炎血瘀重症患者。

（4）通脉安每次10片，每日3次，口服，连服3～6个月。具有温通活血化瘀、通络止痛的作用。适用于血栓闭塞性脉管炎阴寒证患者。

3. 中医外治法

（1）中药熏洗

熏洗疗法是利用药物煎汤，乘热在皮肤或患部进行熏洗、浸浴、湿渍、淋洗和热罨的一种治疗方法。它是中国传统医学中的外治疗法之一，其有独特的治疗作用，在临床治疗中占有重要地位。患者早期（Ⅰ、Ⅱ期）可用温络通、脉络通、独圣散、活血止痛散和回阳止痛洗药等外洗。湿热溃烂，脓多味臭，可用解毒洗药外洗，洗后常规换药。后期创面久不愈合，可用溃疡洗药外洗，洗后常规换药。但是，熏洗疗法应用不当时，则有加重肢体末梢组织缺血的危险。对于血栓闭塞性脉管炎坏疽进展期，干性坏疽或有药物过敏者，以及肢体疼痛加剧等不良反应者禁用。

（2）创面换药

患肢缺血严重、易感染、不易愈合，故应以清洁换药为主。操作要轻柔，禁止应用有刺激性的药物，以免加重病情。干性坏疽：创面用酒精棉球消毒后，无菌纱布干包。应维持干燥，不可乱用药粉、药膏，待血运改善，坏死组织与健康组织形成明显分界线时，再实行手术处理。湿性坏疽：创面脓液较多或有坏死组织时，可根据脓液细菌培养及药敏试验，选择有效的抗生素湿敷。待脓液减少后改用大黄油纱外敷；创面干净无脓腐组织时，改用生肌玉红膏油纱外敷换药，直至愈合。影响创口愈合的因素较多，如创口用药不当（刺激、过敏）、创口周围硬痂形成，肉芽组织过度增生，创口异物及坏死组织残留，骨髓炎、腱鞘感染及创面过大等。应正确处理，促进愈合。

4. 其他中医疗法

（1）针刺疗法

针刺疗法治疗血栓闭塞性脉管炎有一定的效果，具有通畅经络、调整气血的功效。能够调节血管神经功能，缓解肢体动脉痉挛，促进侧支循环形成，改善肢体血液循环等作用。但应注意选择穴位需远离严重缺血区，不能在缺血区施行针刺治疗，特别是温针灸、三棱针等损伤较重的治疗方法禁止使用，以免造成局部感染、溃疡或坏死。

①体针疗法

取穴：上肢取曲池、内关、合谷、后溪、尺泽、曲泽、少海、外关。下肢取足三里、三阴交、阳陵泉、阴陵泉、复溜、太溪、绝骨、血海。

方法：得气后，强刺激，留针30分钟，每次取2～4穴，每日1次，15～30次为1个疗程。

②耳针疗法

取穴：内分泌、肾上腺、交感、皮质下、肾、肺、脾、肝、热穴等。

方法：取穴时先探及压痛点或敏感点，进针要稳、准、快，留针4～8小时，每日1次，10～12次为1个疗程，休息5～7日后，进行下一个疗程。

③电针疗法

取穴：上肢取曲池、内关、合谷、中渚、间使、外关、后溪。下肢取足三里、三阴交、阳陵泉、阴陵泉、委中、血海、飞扬、太溪、太冲、丘墟。

方法：每次选用3～4个穴位，进针得气后连接电麻仪，频率以快为佳，强度以患者能接受为宜，每日或隔日1次，每次治疗20～30分钟，10次为1个疗程，休息1周再进行下一个疗程。

④穴位注射疗法

应用药物注入穴位是把针刺与药物作用结合发挥综合效能的治疗方法，通过药物的扩散、渗透，能疏通经络，畅行气血，强壮身体，调节机体平衡，促进经络的调节功能，改善局部组织的营养状况，提高疗效。但应注意选穴合理，取穴准确，药物剂量适度等问题，预防局部感染和加重肢体缺血。

取穴：上肢取曲池、内关。下肢取足三里、三阴交、绝骨。

药物：丹参注射液 4mL、白花丹参注射液 4mL、当归注射液 4mL、维生素 B_1 100mg，维生素 B_{12} 250μg，山莨菪碱 10～20mg，50% 过山蕨注射液 4mL。

方法：根据病情选用以上药物中的一种，取患肢 2 个穴位交替轮流注射，每日 1～2 次，15～30 次为 1 个疗程。

（2）药物静脉滴注疗法

丹参注射液、川芎嗪注射液、脉络宁注射液等。根据病情可以选择 1～2 种药物，加入 5% 葡萄糖注射液或生理盐水 500mL 中，静脉滴注，每日 1 次，15 天为 1 个疗程

（3）股动脉注射疗法

常用前列地尔、罂粟碱、利多卡因、硫酸镁等扩张血管，改善血运；用尿激酶等溶栓。

5. 西医治疗

血栓闭塞性脉管炎的主要病理生理是肢体动脉闭塞，血液循环障碍，组织缺血。西医学对该病的治疗主要是应用药物疗法和手术疗法改善肢体血液供应。

（1）一般疗法

严格戒烟，防止受寒、受潮湿和外伤，但不应使用热疗，以免组织需氧量增加而加重症状。疼痛严重者，可用止痛剂及镇静剂，慎用易成瘾的药物。患肢应进行适度锻炼，以促使侧支循环建立。

（2）药物治疗

近年来，血栓闭塞性脉管炎的手术治疗范围有所扩大，但单纯手术治疗并不能控制病情的发展，所以药物治疗仍然是主要的治疗方法。药物治疗虽然不能使闭塞的动脉再通，但可以通过扩张血管、降纤、降黏和抗栓等治疗，促进侧支循环建立，改善血液流变学状态，减轻肢体缺血，控制病情发展。

①扩张血管药物：主要作用是扩张血管和缓解血管痉挛，有利于促进侧支血管形成及增加肢体血液循环。但目前，有部分学者对此类药物持否定态度，认为其对局部作用不大，且有"窃血"之嫌。近些年来，前列地尔等一些药物确有临床疗效，因此尚不能轻易否定其治疗价值。作用于肾上腺素受体药物（α 受体阻滞剂和 β 受体兴奋剂）有妥拉唑林、苯苄胺（酚苄明）等。直接扩张血管药物有罂粟碱、烟酸、己酮可可碱、前列地尔等。

②抗血小板药物：主要能抑制血小板膜上的磷脂酶、环氧化酶和血栓素 A2 合成酶，提高血小板内 cAMP 水平，从而抑制或降低血小板黏附性和聚集性，预防血栓形成。常用药物有阿司匹林、噻氯匹定、潘生丁等。

③溶栓降纤药物：能直接或间接激活纤维蛋白溶解系统，溶解血栓中的纤维蛋白，降解血液中的纤维蛋白原，达到血栓降纤的目的。药物有尿激酶（急性动脉血栓形成时应用）、蕲蛇酶、降纤酶、蝮蛇抗栓酶、东菱克栓酶等。用药期间应监测凝血酶原时间、血小板及血液流变学等指标的变化。

④肾上腺皮质激素：一般不宜使用，但对病变活动期患者，为减轻炎性反应，控制血管炎症可以短期使用泼尼松、地塞米松、氢化可的松等。

⑤抗生素：在肢体溃疡或坏疽继发感染时，应根据细菌培养和药敏结果，选择使用有效的抗生素，肌肉注射或静脉滴注。

⑥支持疗法：血栓闭塞性脉管炎患者病程较长，长期病痛影响睡眠和饮食，体质较差，病情严重者应给予支持疗法，补充营养和维生素，纠正水、电解质紊乱，必要时补液、输新鲜血液。

⑦干细胞和血管生长因子基因治疗：干细胞疗法可快速缓解患者疼痛，生长因子金银治疗已在血栓闭塞性脉管炎患者中试验性使用，远期效果尚待观察。

（3）手术疗法

①单纯坏死组织切除术

手术指征：组织血运改善，健康组织与坏死组织形成明显的分界线；坏疽已停止发展；感染已基本控制。

手术要点：清除全部坏死组织至健康组织处，骨残端应深入组织 0.5cm，肌腱、腱鞘应剪除。

②趾（指）部分切除缝合术

手术指征：坏疽局限，感染已控制，炎症消退者；残端骨质暴露或骨髓炎形成者；全趾坏死者（干性），待炎症消退后，可行跖关节切除术。

手术要点：应切在健康组织，有愈合能力之处。骨残端要包埋 0.5cm，软骨面要咬除，皮瓣缝合要松，创口内置引流条。术后24 ～ 48 小时拔引流条，一般 10 ～ 14 天拆线，有感染应早拆线。

血栓闭塞性脉管炎至肢体发生坏疽时，一般提示肢体严重缺血，肢端血运改善比较困难，中西医结合整体治疗能够促进侧支循环的建立，改善肢体血液循环。部分病例坏疽足趾可自行脱落，创口逐渐愈合，但往往治疗过程太长。因此大部分患者均需手术处理。足趾部分切除缝合术创伤小，痛苦少，能最大程度保住患足的功能，患者乐意接受。在采用该术式时，首先应严格掌握手术指征，注意肢体血液循环改善情况，这是手术创口顺利愈合的重要保障。手术中要慎重处理趾骨残端、肌腱和腱鞘。末节趾骨骨髓炎或病理性骨折，可影响创口愈合，因此手术时应将坏死骨片全部切除。暴露在创口内的肌腱、腱鞘应稍加牵拉后剪断，不可过度牵拉。必须去除骨关节面。骨残端应较软组织凹陷 0.5 ～ 1cm，便于上皮、肉芽组织包埋。术毕用生理盐水清洗创面。创口内常规放置细窄的橡皮片引流条，避免创口内瘀血积存，影响创口愈合。整个手术操作过程手法应轻柔，以免损伤组织。术后应继续进行中西医结合治疗，改善患肢血液循环，并密切观察趾端切口变化和血运状况，根据局部病情变化，及时调整治疗方案。而本组 56 例三期 1 级血栓闭塞性脉管炎患者，经中西医结合治疗，采取足趾部分切除缝合术，创口全部愈合，保证了患者生活自理的能力，提高了患者的生存质量。

③截肢术

手术指征：严重肢体坏疽继发感染，范围较大的坏疽，肢体无法保留者；持续高热，有毒血症者；剧烈疼痛保守治疗无效者。

手术要点：一般行小腿截肢术。取前短后长皮瓣，髌骨下缘下 10cm 左右截骨，腓骨短 2cm，胫骨锯斜角，冲洗缝合，放引流。术后 12 ～ 14 天拆线，24 ～ 48 小时拔引流。

注意事项：术前改善全身状况，控制感染，控制其他情况（如心、肺、肾等功能），术后继续中西医结合药物治疗，改善血运。

④血管重建术

主要作用是静脉动脉化，是利用高压的动脉血流来扩张静脉，使远端的静脉瓣膜功能不全，将动脉血流沿静脉系统流向肢体远端，从而改善肢体的血液循环，缓解组织缺血，消除临床症状、体征。经常用的有三种术式：低位深组静脉动脉化；高位深组静脉动脉化；高位浅组动脉静脉化。

⑤大网膜移植术

本法适用于缺血严重，静息痛或肢端有溃疡坏疽者。取带蒂大网膜，剪除后由皮下隧道延伸至小腿，吻合在股动脉和大隐静脉上，通过广泛侧支循环改善血运。

四、下肢深静脉血栓形成

（一）概述

下肢深静脉血栓形成是临床常见的周围血管疾病。好发于成年人，男女均可患病。由于各种原因导致深静脉血液异常凝结，静脉管腔阻塞，静脉血液回流障碍，引起远端静脉高压，表现为肢体肿胀、疼痛及浅静脉扩张的临床症状。临床特点：下肢突然肿胀、疼痛、沉重，小腿肚饱满、紧硬，沿静脉血管走行压痛，局部温度增高等。好发于髂股静脉、腘静脉及小腿肌肉丛静脉。本病属于中医学"肿胀""股肿""瘀血流注""血瘀证"等范畴。

（二）病因病机

下肢深静脉血栓形成的病因复杂，19世纪魏尔啸（Virchow）提出血流滞缓、静脉壁损伤、血液高凝是导致静脉血栓形成的三大因素，已成为共识。多数学者认为以上因素往往同时存在，互相作用，任何单一的因素，都不足以致病，不过在不同的情况下，其中某一因素可能起着主导作用。DVT发病的危险因素包括原发性因素和继发性因素。原发性危险因素包括抗凝血酶缺乏、先天性异常纤维蛋白原血症、高同型半胱氨酸血症、抗心磷脂抗体阳性、纤溶酶原激活物抑制剂过多、凝血酶原20210A基因变异、蛋白C缺乏、蛋白S缺乏、凝血因子V基因Leiden突变、纤溶酶原缺乏、异常纤溶酶原血症、凝血因子XII缺乏、凝血因子VIII/IX/XI增高。继发性危险因素包括所有需要长期制动的疾病、重大创伤手术、肿瘤、血液高凝状态（红细胞增多症，Waldenstrom巨球蛋白血症，骨髓增生异常综合征）等。

中医学多认为本病由于创伤、手术、妊娠、分娩、恶性肿瘤及因其他疾病长期卧床等因素，或长途乘车，导致久坐久卧伤气。"气为血帅"气伤则血行不畅，气不畅则血行缓慢，以致瘀血阻于脉中；或因饮食不节，嗜食膏粱厚味，湿热内生，流注入血脉，湿热与瘀血互结，阻于络道所致。脉络滞塞不通，不通则痛；营血回流受阻，水津外溢，聚而为湿，停滞于肌肤则肿。血瘀脉中，瘀久化热，故患肢温度升高。陈柏楠教授认为该病多责之肝脾肾，为三焦水道不利，水液代谢不畅是本病的主要病机。

（三）临床表现

下肢深静脉血栓形成多发于创伤、骨折、手术后、分娩等长期卧床的患者。

发病时以左下肢为多见。其临床表现主要是患肢血液回流障碍引起的一系列临床症状和体征，以患肢粗肿、胀痛及浅静脉曲张或扩张为主症。在血栓机化和再通的过程中，深静脉瓣膜遭受损伤而丧失正常功能，导致血液倒流。因此，多遗留下肢深静脉瓣膜功能不全的症状。血液回流障碍的程度与血栓发生的部位、范围有密切关系。不同部位的深静脉血栓形成，其临床表现也各有不同，分述如下。

1. 小腿肌肉静脉丛血栓形成

小腿肌肉静脉丛血栓形成是血栓局限于小腿屈肌静脉窦内。因为小腿肌肉静脉丛血栓形成不影响小腿静脉血液回流，所以临床表现较隐匿，往往被忽视。患者只是感觉小腿后肌群有饱胀感，小腿后肌群中可有深压痛，霍氏征（Homans's sign）阳性。若病情进展，可累及小腿主干静脉。

2. 小腿深静脉血栓形成

小腿深静脉血栓形成是指局限在小腿部位的深静脉主干血栓形成，包括腘静脉、胫静脉和腓静脉。其中一部分是由小腿肌肉静脉丛血栓蔓延而致，一部分是突然发病。其临床特点：突感小腿如物敲击，出现剧痛，行走时症状加重，患肢足部不能着地平踏。踝部明显浮肿，踝周正常凹陷消失。

若腘静脉血栓形成，则小腿肿胀明显，腘窝可有压痛。胫、腓静脉血栓形成，肿胀仅局限于踝关节周围。以上两型又称为下肢深静脉血栓形成的周围型。

3. 髂股静脉血栓形成（中央型）

髂股静脉血栓形成是髂总静脉、髂外静脉、髂内静脉及股静脉血栓形成的总称。血栓起源于髂股静脉，因髂股静脉为下肢静脉回流唯一的主干通路，所以此类型静脉血栓形成发病急、症状重，多表现先有腹股沟区明显胀痛和下肢广泛性疼痛，随后于腹股沟以下肢体迅速出现广泛性粗肿，浅静脉怒张和毛细血管扩张，可伴有发热，体温多在38.5℃以下。患肢肤色稍暗红，皮温略高，股三角区明显压痛，股内侧可触及长条状肿物。小腿腓肠肌饱满、无压痛，霍氏征阴性。

4. 全下肢深静脉血栓形成（混合型）

全下肢深静脉血栓形成是由小腿的静脉血栓向上扩展至髂股静脉，或由髂股静脉血栓向远端静脉蔓延，累及整个下肢深静脉系统，使下肢深静脉完全或几乎完全处于阻塞状态，造成严重的下肢深静脉回流障碍，而引起患肢广泛粗肿、胀痛。患肢张力增高但浅静脉扩张不明显，小腿凹陷性浮肿显著，腓肠肌饱满、紧韧、压痛，霍氏征阳性。

根据发病时间，下肢深静脉血栓形成又可分为急性期、慢性期和后遗症期。急性期在发病后3～4周，在此期间，血栓容易脱落。因此，除有肢体血液回流障碍引起的临床表现外，有时还可并发肺栓塞，表现为胸闷、胸痛、咯血、发热等；严重肺栓塞患者，可出现胸闷憋气、呼吸困难、口唇发绀，发生急性右心衰竭、急性肺水肿、休克等，甚至危及生命。

下肢深静脉血栓形成后遗症期，也称深静脉血栓形成后综合征，是指深静脉血栓形成再通后，静脉瓣膜破坏，静脉血液呈逆流，导致肢体远端静脉高压和瘀血而引起的临床综合征。通常在发病半年以后出现后遗症表现，如患肢有不同程度的肿胀，沉重疲累感，活动后加重，抬高肢体后减轻，下肢浅静脉曲张，足靴区皮肤色素沉着，湿疹样皮炎，慢性溃疡等。

（四）诊断与鉴别诊断

陈柏楠教授认为，明确下肢深静脉血栓形成的诊断和鉴别诊断，离不开详细的询问病史、规范的体格检查，结合必要的辅助检查，尤其需要详细询问患者发病的诱发因素，对疾病的治疗有重要指导意义。

1. 诊断

（1）询问病史

通过询问，了解患者有无外伤、手术、骨折、产后、恶性肿瘤、结缔组织病、长期卧床等容易引发下肢深静脉血栓形成的因素。肢体肿痛是下肢深静脉血栓形成患者就诊的主要原因，了解肢体肿痛的部位、发生的时间、有无呼吸系统症状，初步判断下肢深静脉血栓形成的部位、判断疾病的分期及有无并发肺栓塞。

（2）体格检查

单侧下肢突发广泛性粗肿，伴有胀痛，皮肤暗红，多为髂股静脉血栓形成；如小腿突发粗肿、胀痛、浅静脉扩张，则为腘静脉或小腿深静脉血栓形成；双下肢广泛性粗肿、胀痛，多考虑下腔静脉血栓形成；上肢粗肿、胀痛，则为上肢深静脉血栓形成。同时要注意与肢体淋巴水肿的鉴别。小腿深静脉血栓形成容易被误诊或被患者忽视，霍氏征（Homan's sign）和尼霍夫征（Neuhof's sign）是判断小腿深静脉血栓形成的重要检查方法，若阳性，均提示急性小腿深静脉血栓形成。

（3）辅助检查

①化验室检查：下肢深静脉血栓形成急性期：血常规检查，可有白细胞计数增高；血沉增快；血液流变学检查示血液黏度、

纤维蛋白原均增高；血浆 D- 二聚体可明显增高；血栓学检验科筛查蛋白 S、蛋白 C 等遗传性血栓因素；肿瘤因子检查可筛查肿瘤相关血栓因素。

②彩色超声多普勒检查：彩色超声多普勒具有简便、有效、无创伤、可反复检查、能迅速做出结论等优点，可显示血管壁和管腔内血栓、血流的情况，在临床上已经得到广泛的应用。

③下肢静脉造影术：下肢静脉顺行性造影术可使静脉直接显像，并能准确地判断有无血栓，血栓的位置、范围、形态及侧支循环，仍被认为是诊断下肢深静脉疾病的"金标准"，但其属于有创性检查，有一定的危险性和并发症，不宜用于重复检查，对孕妇、碘过敏或肾功能不全患者也禁止使用。

④CTA 和 MRA 检查：对于因外来占位性病变压迫或静脉本身的占位病变所造成的深静脉血栓形成，CTA 和 MRA 检查的诊断准确率非常高，而且对鉴别占位肿块的良、恶性质有很大的帮助。

2. 鉴别诊断

（1）下肢静脉曲张多见于成年男性，患肢大隐静脉或小隐静脉主干及其属支迂曲、扩张、隆起成团块状，站立时明显。伴有下肢沉重、疲累感，久站、活动后出现小腿及踝部轻度肿胀，休息后减轻或消退。多有遗传史。而下肢深静脉血栓形成后继发的静脉曲张，常先有深静脉血栓形成病史，数年后逐渐表现浅静脉曲张。

（2）下肢淋巴水肿可因感染、手术、外伤、盆腔肿瘤等引起，亦可无诱因，发病时水肿先从足、踝部，逐渐向上发展。先天性淋巴水肿病变范围一般不超过膝关节，继发性淋巴水肿可蔓延至整个肢体。早期一般无不适感觉或仅有肢体胀感和沉重感。肢体粗肿而硬，皮肤增厚，弹性消失，指压时凹陷性压窝不明显。

（3）下肢丹毒多由足癣和下肢感染引起。发病急，常先有寒战、高热，随后足部和小腿出现大片皮肤发红、略肿、灼热、疼痛，边界清楚，应用抗生素治疗很快消退。

（4）小腿肌纤维炎多有受凉和外伤史。小腿疼痛、酸胀、疲累感，沿肌束可有明显压痛，但无肢体肿胀和浅静脉扩张。

（五）治疗

陈柏楠教授认为 DVT 常由多种致病因素所致，发病急骤，若治疗不当或治疗不及时，易并发肺栓塞及遗留 PTS，临床治疗当以中西医结合疗法，促进静脉血栓消溶、机化，缩短静脉再通时间，减少肺栓塞的发生，降低 PTS 发生率。第一，早期诊断、早期治疗疗效好。下肢深静脉血栓形成，早期诊断并不难。髂股静脉血栓形成，发病急，早期多有腹股沟及股内侧疼痛、压痛、患肢广泛粗肿，易于诊断。而小腿深静脉血栓形成，诊断较困难。尤其小腿肌肉内静脉丛血栓形成，更易被忽略。常发展为混合型深静脉血栓形成时方被发现，失去了早期治疗的良机。因此，发病期比症状期长，所以，对小腿深静脉血栓形成的病例，应认真仔细检查，必要时可进行血液流变学、彩色超声多普勒等检查，可提高诊断率，这对本病的治疗很有价值。而晚期经治疗后，症状虽有改善，但多遗留下肢深静脉瓣膜功能不全的症状。病程越长，疗效越差。第二，足够的疗程和规范的治疗方案可以提高疗效。下肢深静脉血栓形成患者血液呈高凝状态，经治疗后，血栓可消融吸收。但若疗程过短，即使血栓被消融，也有可能再形成新的血栓堵塞血管腔。临床观察，有的患者急性期经手术取栓，但术后又形成血栓，这说明患者血液处于高凝状态。慢性期患者血栓已机化，若疗程短，疗效更差。第三，中西医结合治疗是根本大法。下肢深静脉血栓形成多发生于手术后、外伤、产后及各种血液黏滞性增高和血液易凝固的患者。血液中凝血和抗纤溶物质增多，是血栓形成的基础。陈柏楠教授认为中西医结合治疗对促进深静脉血栓消融、吸收，恢复静脉血流，巩固疗效具有重要作用。在西药溶栓抗凝的同时，应用中医辨证治疗，可贯穿于整个治疗过程中。下肢深静脉血栓形成早期，以湿、热、瘀为主要病理特点，应治以清热利湿，活血化瘀，内服中药与局部外敷冰硝散相结合，配合溶栓、抗凝等药物治疗，均获显著疗效。疾病后期以瘀、湿、虚为主要病理特点，应治以活血化瘀，利湿通络，兼顾扶正，以内服中药与配合丹参注射液、疏血通注射液、血塞通注射液等中药静脉制剂静滴，可局部外用活血止痛散或活血消肿洗药漉渍，均可取得良好的临床疗效。

1. 中医辨证论治

陈柏楠教授运用中医药治疗下肢深静脉血栓形成，形成了自己独特的临证经验，主张患者如为老年人，应强调温肾健脾，根据气血阴阳的盛衰，用药中加入健脾益气、补肾阴、补肾阳的药物，以扶正祛邪。此外在利湿的同时，根据"气为血之帅"，强调在祛瘀解毒时保证气机的条达舒畅，应予以调畅气机药物，使气行则血行，气血调达，则水肿自消。

（1）湿热下注型

证候：患肢明显肿胀，胀痛、压痛明显，皮色暗红而热，青筋怒张，按之凹陷。伴发热，口渴不欲饮，小便短赤，大便秘结。舌质红，苔黄腻，脉滑数。

证候分析：湿热内生，流注下注，留滞脉络，气滞血瘀，水湿外溢，故患肢肿胀，胀痛、压痛明显，按之凹陷；湿热蕴蒸肌肤，故皮色暗红而热；血脉瘀阻于内，则浅静脉扩张；湿热内蕴，故伴有发热；湿热阻遏气机，津不上承，故口渴而不欲饮；

湿热蕴结膀胱，气化不利，故小便短赤；热结肠腑，则大便秘结。舌质红，舌苔黄腻，脉滑数均为湿热之象。此型多属下肢深静脉血栓形成急性期。其病理特点为湿、热、瘀为患，且热重于湿，或湿、热并重，故在活血化瘀的基础上，重用清热利湿、清热解毒药，如茵陈、赤小豆、金银花等。

治法：清热解毒，活血祛湿。

方药：蒲蓝败毒饮。蒲公英、板蓝根、当归、生地黄、金银花、川芎、苍术、黄芪、车前草、赤芍、黄芩、独活、威灵仙、牡丹皮、黄柏、连翘。

方药解析：方中蒲公英、板蓝根、金银花、黄柏、连翘、黄芩清热解毒；生地黄、牡丹皮、赤芍、凉血活血；当归、川芎、独活、威灵仙活血化瘀通络；苍术、黄芪、车前草利湿解毒。诸药合用，寒温并用、攻补兼施，清热利湿与温阳益气并重。

（2）血瘀湿阻型

证候：患肢肿胀，活动后加重，痛有定处，皮色暗红，浅静脉扩张。舌质暗红，有瘀斑、瘀点，苔白腻，脉沉细或沉涩。

证候分析：瘀血闭阻脉络，水湿潴留外溢，故肢体肿胀、疼痛；瘀血内阻，故表浅静脉扩张，皮色暗红；活动后瘀阻更甚则症状加重。舌质暗红，有瘀斑、瘀点，舌苔白腻，脉沉细或沉涩均为血瘀湿阻之象。此型多属下肢深静脉血栓形成慢性期，其病机特点为瘀、湿为患，热不显著，故治以活血化瘀，兼以祛湿。

治法：利湿活血，解毒通络。

方药：薏仁化湿汤加减。薏苡仁、当归、黄柏、黄芪、泽兰、川芎、牛膝、桑枝、车前草、赤芍、生地黄、鸡血藤、苍术、牡丹皮、连翘、独活。水煎服，日1剂。

方药解析：方中黄柏、车前草、赤芍、生地黄、牡丹皮、连翘清热利湿、凉血解毒；薏苡仁、苍术利湿消肿；川芎、当归、鸡血藤、独活、牛膝活血通络、泽兰、桑枝祛湿通络；少佐黄芪利尿托毒。上药合用，共奏清热利湿、活血通络之功。

（3）脾肾阳虚型

证候：患肢肿胀日久，朝轻暮重，活动后加重，青筋迂曲、扩张，皮色暗褐，溃疡经久不愈，肉芽淡红或灰暗，脓水清稀，伴倦怠乏力。舌质淡胖或舌质紫暗，边有齿痕，苔薄白，脉沉细。

证候分析：水湿瘀血阻滞日久或寒湿凝聚，损伤阳气，气不化水，故肢体肿胀，沉重胀痛，肢体皮色暗褐；湿为阴邪，重浊下坠，故症状朝轻暮重。脾气亏虚，故疲乏无力、不欲饮食；气血耗伤，气血亏虚，故溃疡经久不愈，肉芽灰白，脓水清稀。舌质淡胖或紫暗，边有齿痕，舌苔薄白，脉沉细均为脾虚之血瘀象。此型多属下肢深静脉血栓形成后遗症期。

治法：调补脾肾，活血利湿。

方药：寄生黄芪汤。桑寄生、薏苡仁、车前子、威灵仙、黄芪、当归、川芎、苏木、泽兰、连翘、桑枝、僵蚕、姜黄、黄柏、升麻、苍术。水煎服，日1剂，药渣可煎汤外洗。

方药解析：方中桑寄生、黄芪温补脾肾，辅助正气；薏苡仁、车前子、泽兰、苍术、威灵仙、桑枝、苏木利水渗湿、活血通络；当归、川芎、僵蚕、姜黄行气活血、通经止痛；连翘、黄柏清热利湿；气为血之帅，升麻可升举阳气，协助行气补气药，调畅气机，气行则血行。诸药合用，可温补脾肾、益气活血，气血畅行，则水肿自消。

2. 中成药的运用

（1）四虫片每次5～10片，每日3次，口服，连服3～6个月。具有活血祛瘀、解痉止痛的作用。适用于下肢深静脉血栓形成各种类型的患者。

（2）活血通脉片每次5～10片，每日3次，口服，连服3～6个月。具有活血化瘀、通络止痛的作用。适用于下肢深静脉血栓形成各种类型的患者。

（3）花栀通脉片每次5～10片，每日3次，口服，连服3～6个月。具有清热活血、化瘀止痛的作用。适用于下肢深静脉血栓形成各种类型的患者，尤其是急性期患者。

（4）大黄䗪虫丸每次6～12g，每日2次，口服，连服3～6个月。具有破血逐瘀、消坚散结的作用。适用于下肢深静脉血栓形成血瘀湿重的患者。

（5）犀黄丸每次3～6g，每日2次，口服。具有清热解毒、活血散结、消肿止痛的作用。适用于下肢深静脉血栓形成急性期患者。

（6）脉血康胶囊每次4粒，每日3次，口服，1～2个月1个疗程。具有破血逐瘀、通脉止痛的作用。

（7）溶栓胶囊每次2粒，每日3次，口服，1～2个月1个疗程。具有活血通络的作用。

3. 中医外治法

陈柏楠教授十分重视中医药的外治疗法，认为"外治之理即内治之理，外治之药即内治之药，所异者法耳"（《理瀹骈文》）。并结合下肢深静脉血栓形成急性期需卧床这些特殊情况，主张应把握下肢深静脉血栓形成病期，病证结合，辨证施治。

（1）急性期

患肢广泛性粗肿、胀痛，压痛明显，皮肤色暗红而热，青筋怒张，按之凹陷，证属湿热壅盛型。适宜药物外敷疗法，治以活血通络，消肿止痛。

方药：冰硝散。

方法：芒硝、冰片按20：1的比例混匀，装入布袋内，外敷患肢，待布袋湿后取下，将其晾干后再用。一般外敷 3～5 天后，患肢肿痛明显减轻，一般应用 10 天左右。陈柏楠教授认为芒硝外用具有清热软坚、消肿止痛之功；冰片气味芳香，穿透力强，能通诸窍、散郁火，外用有清热止痛、防腐止痒功效，正如《本草经疏》所言"芳香之气，能辟一切邪恶；辛热之性，能散一切风湿"。上药合用，外敷患肢，渗透到皮下，共奏活血通络、消肿止痛之功。临床观察疗效显著，简便易行，是治疗下肢深静脉血栓形成急性期较好的辅助疗法。

（2）慢性期

患肢肿胀，活动后加重，痛有定处，皮色暗红，青筋怒张，证属血瘀湿阻。适宜药物熏洗疗法，治以活血通络。

方药：活血消肿洗药、活血止痛散或内服中药的药渣。

方法：将药物用纱布包扎好，加水煮沸后，先熏后洗或乘热将患部肢体浸泡于药液中，药液温度在 30～40℃之间或以皮肤能耐受为度，药液冷后，可加热再浸泡，浸泡 30～40 分钟，每日 1～2 次。陈柏楠教授认为熏洗疗法是治疗周围血管疾病的独特方法，通过借助药物的荡涤之力直接作用于患肢局部，疏通腠理，调和血脉，具有消肿止痛、祛腐生肌、祛风除湿、清热解毒、止痒之功，但应注意水温，以免烫伤皮肤以及保暖避风寒。

（3）后遗症期

患肢皮肤色素沉着、湿疹样皮炎、慢性溃疡。此期虽然整体辨证属虚证或虚实夹杂证，但是患者多以患肢局部表现为主，施以外治疗法时，当以局部辨证为主，方能提高疗效。

1）若患肢肿胀，朝轻暮重，小腿皮色暗褐，伴瘙痒，证属湿热蕴结。适宜药物溻渍疗法，治以清热燥湿，消肿止痒。常用药物：苦参、白鲜皮、白芷、黄柏、马齿苋，煎汤溻渍或硝矾散。

2）若伴有局部皮肤皲裂、渗液、流滋。适宜药物外敷疗法（药粉掺布于患处），治以收湿止痒，清热解毒。方用黄柏粉或青黛粉。

3）若患肢小腿溃疡脓性分泌物较多，或疮周红肿热痛，证属湿热毒证。适宜药物溻渍疗法，治以清热解毒凉血。方用解毒洗药煎汤浸渍患处，洗后外敷大黄油纱布或湿敷抗生素纱布，交替换药，日1次。

4）若溃疡经久不愈，肉芽暗红不鲜者，证属瘀热。适用药膏贴敷疗法，治以清热凉血，活血散瘀。生肌玉红膏（当归、白芷、白蜡、轻粉、甘草、紫草、血竭）创面换药，隔日1次，临床疗效满意。陈柏楠教授认为应用外治法时，还需要注意以下事项：①根据病变情况，合理选用适当的外治疗法；②根据病期，采用不同的外治疗法，序贯治疗，能够明显提高疗效；③伴有严重肢体缺血，应慎用外治疗法；④对外用药物过敏者，禁用此药物进行外治。

4. 静滴中药制剂

（1）疏血通注射液6mL加入5%葡萄糖或0.9%氯化钠溶液250mL中，静脉滴注，每日1次，15天1个疗程。

（2）丹参注射液20mL加入5%葡萄糖或0.9%氯化钠溶液250mL中，静脉滴注，每日1次，15天1个疗程。

（3）血塞通0.4g加入5%葡萄糖或0.9%氯化钠溶液250mL中，静脉滴注，每日1次，15天1个疗程。

（4）七叶皂苷钠10mL加入5%葡萄糖或0.9%氯化钠溶液250mL中，静脉滴注，每日1次，15天1个疗程。

5. 西医治疗

（1）溶栓药物

①尿激酶（UK）：10万～50万单位加入5%葡萄糖注射液

或生理盐水 250mL 中，静脉滴注，每天 1 次，连续应用 5 ～ 7 天，总量在 200 万 ～ 300 万单位。据国内文献报道，应用尿激酶治疗偶能引起恶心、呕吐、寒战等不良反应。

②链激酶（SK）：首次用量为 25 万 ～ 50 万单位，加入生理盐水 300mL 中，30 分钟内静滴完毕。维持剂量：链激酶 60 万单位溶于 5% 葡萄糖注射液 250 ～ 500mL 中，并加入地塞米松 1.25 ～ 2.5mg 或强的松 5 ～ 10mg 静滴 6 小时（每小时 10 万单位）。按此要求 6 小时 1 次，连续静滴 3 天。使用链激酶须先做过敏试验，首次应用时，应提前半小时静注地塞米松 2.5 ～ 5mg，以防出现过敏反应。

（2）抗凝药物

①低分子量肝素钠 / 低分子肝素钙：深静脉血栓形成急性期时按体质量给药，每次 100IU/kg，每 12 小时 1 次，皮下注射，酌情连续用 7 ～ 14 天后可更换为口服抗凝药，但肾功能不全者慎用。

②肝素钠注射液：在深静脉血栓形成急性期，起始剂量为 80 ～ 100U/kg 静脉推注，之后以 10 ～ 20U/kg 静脉泵入，以后每 4 ～ 6 小时根据活化部分凝血活酶时间（APTT）再做调整，使国际标准化比值（INR）保持在 1.5 ～ 2.5。

③华法林钠：每日 2.5 ～ 5mg，根据 PT-INR 值调整华法林钠剂量，连服 1 ～ 6 个月。

④利伐沙班：急性期每次 15mg，每天 2 次，服用 21 天后改为 20mg，每天 1 次，酌情服用 3 ～ 6 个月。

（3）抗血小板聚集药物

①阿司匹林：每次 100mg，每日 1 次，口服。

②双嘧达莫：50mg/ 次，3 ～ 4 次 / 日，口服，常与阿司匹林同用，有协同作用。合用时其剂量可减少至 100 ～ 200mg。不良

反应少而轻。

③曲克芦丁注射液：400mg，加入5%葡萄糖注射液250～500mL中，静脉滴注，1次/日，连续应用10～15天为1个疗程。

（4）降纤药物

①降纤酶：10U加入0.9%生理盐水250mL静脉滴注，两天1次，5～6次为1个疗程。

②东菱克栓酶：5BU加入0.9%生理盐水500mL中，静脉滴注，两天1次，应用6次为1个疗程，间隔10～15天可进行下一个疗程。

（5）血管腔内治疗

①导管接触性溶栓治疗：导管接触性溶栓治疗下肢深静脉血栓形成时，可以把高浓度的溶栓药物直接投放到静脉血栓形成的部位，并使药物与血栓充分接触，以取得最大的溶栓效果。与系统溶栓治疗相比，导管接触性溶栓一方面可减少药物的灌注时间，达到降低出现全身纤溶状态、减少出血等并发症的目的；另一方面可以提高药物的溶栓效率，快速开放受阻的静脉，从而避免静脉性肢体坏疽等下肢深静脉血栓形成严重的临床并发症。但是，导管接触性溶栓费用较高，患者受到X射线和造影剂的损害，应严格选择有适应证的病例。

适应证：中央型或混合型急性期DVT；中央型或混合型亚急性期DVT；髂股静脉DVT慢性期或后遗症期急性发作。

禁忌证：3个月内有脑出血和（或）重大手术史、1个月内有消化道及其他内脏出血者和（或）脏器手术史。伴有较严重感染。急性期髂股静脉或全下肢深静脉血栓形成，血管腔内有大量游离血栓而未行下腔静脉滤器置入术者。难以控制的高血压（血压>180/100mmHg（1mmHg ＝ 0.133kPa）。75岁以上患者和妊娠伴发 DVT 者慎重选择。

方法：在彩色超声多普勒引导下，经皮穿刺腘静脉成功后，将溶栓导管置入静脉血栓内，通过溶栓导管和血管鞘分别泵入尿激酶、普通肝素，以溶解血栓。定期检测凝血指标，根据血浆纤维蛋白原含量、APTT 时间，调整尿激酶和肝素用量。

②血栓抽吸和机械血栓清除术（Angiojet）

适应证：急性期 DVT。亚急性期髂股静脉血栓。合并有溶栓禁忌证的急性期 DVT，如外科手术、产后 1 个月内及高龄患者。重症 DVT。

禁忌证：慢性期 DVT。后遗症期 DVT。膝下 DVT。

方法：在彩色超声多普勒引导下，经皮穿刺腘静脉成功后，将机械血栓清除装置导入血栓段，顺血流方向对血栓段进行清除，可反复进行 2 ～ 3 次，越新鲜的血栓往往吸栓效果越好。也可以使用大腔导管对新鲜血栓进行抽吸。

③下腔静脉滤器置入术

适应证：存在溶栓、抗凝治疗禁忌证者；髂股静脉有漂浮血栓者；反复发生肺栓塞者；进行导管接触性溶栓治疗者。

方法：根据患者的不同情况，经皮经颈静脉或股静脉置入腔静脉滤器。下腔静脉滤器分为可回收性腔静脉滤器、临时性腔静脉滤器和永久性腔静脉滤器三类。目前，临床上多置入可回收性腔静脉滤器。

④髂股静脉经皮腔内血管成形术和支架植入术

适应证：不伴有急性血栓的髂股静脉重度狭窄或闭塞（Cockett 综合征或 May–Thurner 综合征）。经导管溶栓、血栓清除术后遗留的髂静脉重度狭窄和闭塞。髂股静脉急性血栓且血栓负荷量大，髂静脉出口严重阻塞者。髂静脉 PTS。股静脉 PTS（推荐做单纯性 PTA）。

　　禁忌证：髂静脉轻度受压。存在抗凝、抗血小板药禁忌证者。髂股静脉长段急性期血栓而又未置入下腔静脉滤器者。

　　方法：根据髂静脉狭窄程度和长度，选择不同的球囊逐级扩张，若扩张后狭窄回弹严重者，需植入支架，髂静脉支架对于良好的柔韧性、支撑性和显影性要求较高，支架的高精准定位和无回缩也至关重要，绝大多数研究中使用直径为 14～16mm 的自膨式支架，必要时需要额外置入较大直径（12～18mm）的球扩式支架，以增加支架的径向支撑力。髂静脉支架置入的原则为以病变部位为中心，支架完全覆盖病变部位，近端尽量不进入下腔静脉。

五、血栓性浅静脉炎

（一）概述

　　血栓性浅静脉炎（superficial thrombophlebitis，STP）是发生于四肢、胸腹壁浅静脉的血栓性、炎症性疾病。男女均可罹患。临床特点：浅静脉处发红、肿胀、灼热，出现硬结节或索条状物，有明显的疼痛和压痛。急性期过后，索条状物变硬，局部皮肤色素沉着。多发于四肢部位，其次是胸腹壁，少数病例呈游走性发作，此起彼伏，在人体多处交替发病。本病属于中医学脉痹、恶脉、赤脉、黄鳅痈、青蛇毒等范畴。

（二）病因病机

　　根据血栓性浅静脉炎的发病原因，可将其分为特发性、医源性、瘀滞性、感染性或外伤性、癌性、脉管炎性、结缔组织病性血栓性浅静脉炎等。特发性是指原因不明者；医源性是指因静脉内注射有刺激性溶液或静脉接受反复穿刺或留置导管所致者；瘀滞性是下肢静脉曲张常见并发症；感染性是免疫功能低下的患者静脉内留置导管的并发症；癌性是指恶性肿瘤并发的静脉炎，多表现为游走性；脉管炎性是指血栓闭塞性脉管炎的临床表现之一，也以游走性发作为特点；一些结缔组织病如系统性红斑狼疮、白塞病等也可累及浅表静脉而出现血栓性浅静脉炎。

陈柏楠教授认为静脉性疾病多伴湿邪为患。中医学认为本病多由湿热蕴结、寒湿凝滞、痰浊瘀阻、脾虚失运、外伤血脉等因素致使气血运行不畅，留滞脉中而发病。亦可因情志不畅，肝郁气滞，气滞则血瘀，脉络瘀阻，积滞不散而发病。

（三）临床表现

根据血栓性浅静脉炎发病的不同阶段，可分为急性期和慢性期。

急性期：浅静脉出现索条状肿物或硬结节，患处疼痛，皮肤发红，触之较硬，扪之发热，按压疼痛明显，一般无全身症状，可伴低热。

慢性期：患处遗有索条状物，按之如弓弦，或遗留硬结节，可有压痛，皮肤色素沉着。由于血栓性浅静脉炎的发病部位及临床特点不同，临床上又分为肢体血栓性浅静脉炎、胸腹壁血栓性浅静脉炎和游走性血栓性浅静脉炎。

1. 肢体血栓性浅静脉炎

肢体血栓性浅静脉炎是临床上最常见的血栓性浅静脉炎。下肢多发生于大隐静脉、小隐静脉及其属支，上肢多发生于头静脉、贵要静脉及其属支，下肢多于上肢。常见于下肢静脉曲张后期。一般单纯侵犯一条浅静脉，沿浅静脉出现红、肿、热、痛，可触及硬结节或索条状物，有明显压痛，当浅静脉炎累及周围组织时，可出现片状区域性炎性结节，则为浅静脉周围炎。患处急性炎症消退后，局部遗留硬索条状物和皮肤色素沉着。全身症状一般不明显，但伴有明显的静脉周围炎时，可有发热、白细胞增高、红细胞沉降率加快等。

2. 胸腹壁血栓性浅静脉炎

胸腹壁血栓性浅静脉炎多为单侧胸腹壁出现一条索状硬物，在一侧前胸腹壁出现针刺样疼痛，活动时加重，伸腰举臂时尤甚，或局部有紧迫感，局部皮下出现硬索条状物，长可达15～30cm。一般皮肤红肿热感不明显，稍微隆起，触之有不同程度的疼痛，索条状物与皮肤粘连，牵拉试验阳性，即用手指压紧硬性索条状物，使皮肤拉紧时，皮肤上可出现一条凹陷性浅沟。一般无明显全身症状。

3. 游走性血栓性浅静脉炎

游走性血栓性浅静脉炎多发于四肢，即浅静脉血栓性炎症呈游走性发作，当一处炎性硬结消失后，其他部位的浅静脉又出现病变，具有游走、间歇、反复发作的特点，可伴有低热，全身不适等。若全身反应较重者，应考虑系统性血管炎、结缔组织病、内脏疾病及深静脉病变等。

另有，因肢体血栓性浅静脉炎引发下肢深静脉血栓形成，出现肢体粗肿、胀痛，小腿腓肠肌饱满、紧韧或压痛。

（四）诊断与鉴别诊断

陈柏楠教授认为，根据临床表现，诊断血栓性浅静脉炎并不困难，但需要明确引发血栓性浅静脉炎的诱发因素和原发病，以及血栓是否已侵及穿通支和深静脉，从而有利于判断病情和预后。

1. 诊断

（1）询问病史

通过询问，了解患者有无近期静脉受损伤史，如外伤、感染、输液、静脉置管，以及下肢静脉曲张等病史；了解有无肢体突发粗肿病史，初步判断是否有并发下肢深静脉血栓形成的可能。

（2）体格检查

单侧下肢或双侧下肢沿浅静脉行径出现红肿、疼痛的索条状物或硬结节；或沿胸腹壁浅静脉可触及索条状物，伴有疼痛；或小腿硬结此起彼伏，红肿、疼痛；后期遗留无痛性硬索条状物，局部皮肤留有棕色色素沉着。

（3）辅助检查

①化验室检查：血常规检查一般正常，少数可有白细胞计数增高。部分患者可出现红细胞沉降率加快。

②彩色超声多普勒检查：彩色超声多普勒检查可见受累浅静脉管壁增厚、模糊，腔内有低回声血栓存在。彩色超声多普勒可清楚显示浅静脉血栓蔓延至交通支静脉或股、腘静脉，对于明确下肢深静脉血栓形成的发病原因有重要的指导意义。

③活组织病理学检查：如与结节性红斑等疾病鉴别诊断困难时，可做活组织病理学检查。血栓性浅静脉炎以浅静脉及其周围组织呈炎性细胞浸润、管腔内血栓形成为病理特征。

2. 鉴别诊断

（1）结节性红斑

此病多发于青年女性，与风湿性疾病有关，以春秋季节多见。结节多发于小腿伸侧，大小不一，呈圆形、片状或斑片状，直径1～5cm，可有数个或数十个，初起皮色鲜红，逐渐由鲜红渐变暗红，疼痛，不破溃。结节消退后不留痕迹，易复发。可有畏寒、发热、乏力、关节痛等症状，红细胞沉降率及免疫指标异常。

（2）结节性血管炎

本病多发于 30 ～ 50 岁妇女，皮损为皮下结节至较大的浸润块。多发于小腿和足跖部，结节呈小圆形，潮红色或紫红色，结节表面有色素沉着，可发生溃破，病程长，多反复发作。单侧或双侧发病，双侧发病时结节常不对称。其病理特点：动脉和静脉皆可受累，管壁增厚，管腔闭塞，可有血栓形成，外膜、肌层均有弥漫性炎性细胞浸润。本病可侵犯其他器官。

（3）丹毒

本病发于小腿者，患处皮肤略肿、红斑、灼热、疼痛，呈进行性扩大，界限清楚，并出现硬结和非凹陷性水肿，常伴有腹股沟区淋巴结肿大。也可出现脓疱、水疱或小面积的出血性坏死。丹毒通常有前驱症状，如突然发热、寒战、不适和恶心，潜伏期 2 ～ 5 天。丹毒反复发作可引起持续性局部淋巴水肿。

（4）急性蜂窝组织炎

急性蜂窝组织炎病变局部红、肿、热、痛，并向周围迅速扩大。红肿的皮肤与周围正常组织无明显的界限，中央部颜色较深，周围颜色较浅。感染部位较浅、组织较松弛者，肿胀明显且呈弥漫性，疼痛较轻；感染位置较深或组织较致密时，则肿胀不明显，但疼痛剧烈。白细胞计数升高，容易出现感染性休克。

（五）治疗

对于血栓性浅静脉炎，西医缺乏特异性的治疗，多采用抗凝、溶栓、抗血小板等药物治疗，并配合应用非甾体类抗炎镇痛药、糖皮质激素、免疫抑制剂等，甚至给予手术治疗。

1. 中医辨证论治

陈柏楠教授认为，血栓性浅静脉炎早期治以清热利湿为主，后期以活血散结为主，同时配合外治疗法以提高疗效。

（1）湿热蕴结型

证候：患部浅静脉疼痛、发红、肿胀、灼热，有硬索条状物，压痛明显，或红斑硬结此起彼伏。伴发热，口渴不欲饮。舌质红，苔黄腻，脉滑数。

证候分析：湿热蕴结，留滞脉络，痹阻不通，故筋脉红肿热痛，有硬结或硬索条状物；湿热循经络流注，则红肿硬结此起彼伏；湿热内蕴，故发热；湿热阻遏气机，津不上承则口渴不欲饮。舌质红，苔黄腻，脉滑数为湿热之象。此证多见于血栓性浅静脉炎急性期。

治法：清热解毒，活血祛湿。

方药：蒲蓝败毒饮。蒲公英、板蓝根、当归、生地黄、金银花、川芎、苍术、黄芪、车前草、赤芍、黄芩、独活、威灵仙、牡丹皮、黄柏、连翘。水煎服，日1剂。

方药解析：方中蒲公英、板蓝根、金银花、黄柏、连翘、黄芩清热解毒；生地黄、牡丹皮、赤芍、凉血活血；当归、川芎、独活、威灵仙活血化瘀通络；苍术、黄芪、车前草利湿解毒。诸药合用，寒温并用、攻补兼施，清热利湿与温阳益并重。

（2）血瘀湿阻型

证候：局部遗留有硬结节或硬索状物，皮肤有色素沉着，不红不热，针刺样疼痛。舌质暗红，或有瘀斑、瘀点，苔薄白，脉沉细涩。

证候分析：由湿热内蕴，或肝郁化火，热邪已退，瘀血留于脉中，脉络闭塞，故有硬结节或硬索状物；瘀血结聚，故有刺痛；瘀血阻滞肌肤，则有色素沉着；已无湿热，故不红不热。舌质暗红，有瘀点、瘀斑，脉沉细涩为瘀血内阻之象。此证见于血栓性浅静脉炎慢性期。

治法：活血化瘀，通络散结。

方药：活血通脉饮加减。丹参、赤芍、当归、川芎、鸡血藤、牛膝、金银花、土茯苓。水煎服，日1剂。

方药解析：方中丹参、赤芍、当归、川芎、鸡血藤活血化瘀，牛膝通络散结，金银花、土茯苓清解郁热。诸药共用之可有活血化瘀、通络散结的功效。硬索难消者，加制乳香、制没药、三棱、莪术、王不留行、山慈菇、炮山甲、土鳖虫等。

（3）肝气郁结型

证候：胸腹壁皮下出现索条状物，固定不移，胀痛刺痛，痛窜胸胁，皮色如常或略红，压痛明显，伴有胸闷、胁胀。舌质红，苔薄黄，脉弦涩。

证候分析：情志不舒，肝气郁结，气滞则血瘀，瘀血停滞胁络，故见索条状物，固定不移；肝经布于胸胁，气滞则胀痛，血瘀则刺痛，而痛窜胸胁；郁久化热则皮色发红；肝气不舒，疏泄不利，则胸闷胁胀。舌质红，苔薄黄，脉弦涩为气郁化火之象。此证见于胸腹壁血栓性浅静脉炎急性期。

治法：清热解毒，行气活血。

方药：柴胡清热饮。柴胡、黄芩、郁金、青皮、赤芍、川芎、丹参、当归、金银花、栀子、连翘、红花。水煎服，日1剂。

方药解析：方中柴胡、郁金、青皮疏肝解郁，理气止痛；金银花、连翘、黄芩、栀子清热解毒；当归、赤芍、川芎、红花、丹参活血化瘀。诸药共用之可疏肝清热、活血散结。

2. 中成药的运用

（1）散结片每次5～10片，每日3次，口服，连服3～6个月。具有活血散结、化瘀止痛的作用。适用于血栓性浅静脉炎急性期患者。

（2）活血通脉片每次5～10片，每日3次，口服，连服

3～6个月。具有活血化瘀、通络止痛的作用。适用于血栓性浅静脉炎各种类型的患者。

（3）四虫片每次5～10片，每日3次，口服，连服3～6个月。具有活血祛瘀、解痉止痛的作用。适用于血栓性浅静脉炎后期，局部硬结或索条状物。

（4）犀黄丸每次3～6g，每日3次，口服。具有清热解毒、活血散结、消肿止痛的作用。适用于血栓性浅静脉炎、静脉周围炎患者。

3. 中医外治法

（1）外敷疗法

急性期可用大青膏、金黄膏外敷患处，或鲜马齿苋捣烂，外敷患处，每日1～2次。慢性期应用茅菇膏外敷。

（2）熏洗疗法

急性期可用消炎散煎汤凉敷患处，每日1～2次。慢性期可用活血止痛散，煎汤趁热熏洗患处，每日2次。

（3）涂搽疗法

血栓性浅静脉炎，局部红肿、疼痛者，可用马黄酊外涂患处，或用解毒洗药溻渍后，患部再涂搽马黄酊。

4. 西医治疗

（1）一般治疗

肢体血栓性浅静脉炎症状多较轻微，一般不必卧床休息。病变在下肢者，在缠扎弹力绷带或穿医用弹力袜条件下可以行走。如果病变比较严重，局部表现比较明显，特别是发生在下肢时，应适当卧床，抬高下肢。

（2）药物治疗

1）静脉活性药物

①迈之灵：300mg，每日2次，口服。

②草木犀流浸片（消脱止）：2～4片，每日3次，口服。

③地奥司明：2片，每日2～3次，口服。

2）抗凝剂：适用于下肢血栓性浅静脉炎，范围广泛，或血栓蔓延到隐股静脉或交通支静脉者。

①低分子肝素钙注射液：4100～5000IU皮下注射，每日2次。

②低分子肝素钠注射液：4100～5000IU皮下注射，每日2次。

③肝素钠乳膏（海普林）：适量外用，每日3～4次。

3）非甾体类镇痛药：适用于局部红肿疼痛明显者。

①布洛芬：0.2～0.4g，每日3～4次，口服。

②洛索洛芬钠：60mg，每日2～3次，口服。

③扶他林软膏：适量外用，每日3～4次。

4）多磺酸黏多糖乳膏（喜疗妥）。适量外用，每日3～4次。

（3）手术治疗

如有以下情况，可行手术治疗：

①如经治疗炎症消退3个月后，硬性索条状物不消退，仍有疼痛，妨碍活动者，可手术切除病灶。

②血栓性浅静脉炎发展、伸延迅速，有侵犯深静脉趋势者，应及时施行手术，高位结扎所受累静脉，予以切除或者作剥脱。化脓性血栓性浅静脉炎应切除整个静脉病变段，开放创口，局部换药。

六、下肢静脉性溃疡

（一）概述

下肢静脉性溃疡（venous leg ulcer，VLU）是指发生在小腿部位的慢性皮肤溃疡，又称下肢慢性溃疡或难愈性溃疡。本病多见于久立、久行者，与季节无关，常为下肢静脉曲张、原发性深静脉瓣膜功能不全、下肢深静脉血栓形成后综合征等疾病引起下肢静脉高压的后期并发症。临床特点：多发于小腿内、外侧的下1/3 处，经久难以收口，或虽经收口，每因损伤而易复发。本病属于中医学臁疮、裤口疮、裙风、烂腿、老烂脚等范畴。

（二）病因病机

引起下肢静脉性溃疡的病因有很多，主要是由于各种原因引起的下肢静脉异常反流或下肢静脉阻塞所致，大约占所有腿部溃疡的 70%。最常见的病因有下肢静脉曲张、下肢深静脉血栓形成后的静脉功能不全、交通支静脉瓣膜功能不全、静脉畸形等，这些溃疡常经久不愈，或愈后反复溃破，长期不愈的溃疡还可能发生癌变。

中医学认为本病多由久站或过度负重而致气虚，小腿筋脉横解，青筋显露，瘀停脉络，久而化热，湿热下注或小腿皮肤破损染毒而成，疮口经久不愈。西医学认为下肢深、浅静脉及交通支静脉的结构异常、静脉压力增高是小腿皮肤营养性改变和溃疡发生的解剖病理基础，长期深静脉瓣膜功能不全或深静脉血栓形成后遗症造成的下肢深静脉血液回流不畅是溃疡形成的主要原因。而长期站立、腹压过高和局部皮肤损伤是溃疡发生的诱发因素。下肢静脉血液倒流性疾病、血液回流障碍性疾病导致静脉瓣膜损害后，以及腓肠肌泵功能衰竭（如瘫痪）均可出现下肢静脉高压。持续的静脉高压可引起局部血液循环和组织吸收障碍、代谢产物堆积、组织营养不良、下肢水肿和皮肤营养改变，这是引起静脉性溃疡的主要原因。慢性静脉高压可致静脉微循环的渗出性改变，血管腔内成分外渗产生的慢性损伤刺激可引起内皮细胞活化、白细胞趋化以及炎症反应介质渗出。这些炎症反应的最终结果都是皮肤纤维化、水肿以及营养性和交换性毛细血管损伤。在这些区域内最轻微的损伤或感染都会导致组织重建的失衡、真皮纤维化和溃疡形成。

陈柏楠教授认为对下肢慢性溃疡的诊断，应病证结合，辨别引发溃疡的原因，根据患者的病史、伴随症状、发病部位及体征等综合判断，只有针对不同的发病原因，采取不同治疗手段解除病因，并结合对症治疗，标本兼顾，才能有好的疗效。

（三）临床表现

本病初起小腿肿胀、色素沉着、沉重感，局部青筋怒张，朝轻暮重，逐年加重，或出现浅静脉炎、淤积性皮炎、湿疹等一系列静脉功能不全表现。继而在小腿下 1/3 处（足靴区）内侧或外侧持续漫肿、皮肤苔藓样变等，皮肤出现裂缝、自行破溃或抓破后糜烂，滋水淋漓，溃疡形成。当溃疡扩大到一定程度时，边缘趋稳定，周围红肿，或日久不愈，或经常复发。后期疮口下陷、边缘高起，形如缸口，疮面肉色灰白或秽暗，滋水秽浊，疮面周围皮色暗红或紫黑，或四周起湿疮而痒，日久不愈。继发感染则溃疡化脓，或并发出血。严重时溃疡可扩大，上至膝，下到足背，深达骨膜。少数病例可因缠绵多年不愈，蕴毒深沉而导致岩变（癌变）。

（四）诊断与鉴别诊断

1. 诊断

（1）询问病史

通过询问病史，了解患者溃疡的病程、有无外伤史、下肢静脉曲张史、肢体突发粗肿史、放疗史等。

（2）体格检查

观察溃疡的部位、大小、色泽、形态、深浅，是否有窦道，溃疡分泌物的色泽、是否稠厚、量的多少等，溃疡周围的颜色、质地、肿势等。

（3）辅助检查

①化验室检查：血常规检查可有白细胞计数增高；血沉增快；创面分泌物培养，可有致病菌生长。

②彩色超声多普勒检查：彩色超声多普勒可辅助明确溃疡是否存在血管病变，如下肢深、浅静脉及交通支静脉是否存在瓣膜功能不全以及是否通畅，动脉有无狭窄、闭塞等。

③下肢血管造影术：下肢血管造影术可使血管直接显像，并能准确地判断在溃疡附近有无动静脉瘘、交通支静脉。造影术仍被认为是诊断下肢血管疾病的"金标准"，但其属于有创性检查，有一定的危险性和并发症，不宜用于重复检查，对孕妇、碘过敏或肾功能不全患者也禁止使用。

④CTA 和 MRA 检查：对于小腿肌肉或者骨骼的占位病变所造成小腿慢性溃疡，计算机断层扫描血管强化（CTA）和磁共振血管造影（MRA）检查的诊断准确率高。

2. 鉴别诊断

小腿慢性溃疡以小腿静脉性溃疡为最多见，但仍需注意与以下几种其他原因导致的小腿慢性溃疡相鉴别。

（1）动脉性小腿慢性溃疡

本病多见于糖尿病和闭塞性动脉硬化症。溃疡主要发生于足部，常伴有肢体末端变黑、坏死或肌腱、骨组织感染，无肢体静脉曲张、皮肤色素沉着、肢体肿胀等并发症状。

（2）结核性小腿慢性溃疡

本病常有其他部位结核病史；皮损初起为红褐色丘疹，中央有坏死，溃疡较深，呈潜行性，边缘呈锯齿状，有败絮样脓水，疮周色紫，溃疡顽固，长期难愈；病程较长者可见新旧重叠的瘢痕，愈合后可遗留凹陷性色素瘢痕。

（3）放射性小腿慢性溃疡

本病往往有明显的放射线灼伤史；病变局限于放射部位；常由多个小溃疡融合成一片，周围皮肤有色素沉着，或夹杂有小白点，损伤的皮肤或肌层明显僵硬，感觉减弱。

（4）小腿慢性溃疡恶变

本病可为原发性皮肤癌，也可由小腿溃疡经久不愈，恶变而来。溃疡状如火山或呈烂菜花状，边缘卷起，不规则，呈浅灰白色，味臭秽，触之较硬，基底表面易出血等。

（五）治疗

1. 中医辨证论治

陈柏楠教授本病以湿毒蕴结、气血不活为主，治当调理气血、解毒利湿为法，根据病程分为以下两型。

（1）湿热下注型

证候：溃疡面色暗，脓水淋漓，伴臭秽，疮周皮肤红肿、发热，可伴湿疹，痛痒时作。小腿青筋怒张，伴口渴，便秘，小便黄赤，甚有恶寒发热。舌红，苔黄腻，脉滑数。

证候分析：湿热下注，留滞脉络，营卫不畅，气滞血瘀，故肢体肿胀疼痛，小腿青筋怒张；湿热留滞肌肤，水湿外溢，脓水淋漓，臭秽难闻；湿热蕴蒸肌肤，热盛肉腐，出现溃疡，色暗而疮周红、热；复感外邪，风、热、湿毒相聚，故见湿疹，痛痒时作；湿热内蕴，可出现发热；湿热阻遏气机，津不上承，故口渴；湿热蕴结膀胱，气化不利，故小便黄赤；热结肠腑，则大便秘结。舌质红，舌苔黄腻，脉滑数均为湿热之象。此型多属小腿慢性溃疡的急性期。

治法：清热解毒，活血祛湿。

方药：蒲蓝败毒饮。蒲公英、板蓝根、当归、生地黄、金银花、川芎、苍术、黄芪、车前草、赤芍、黄芩、独活、威灵仙、牡丹皮、黄柏、连翘。水煎服，日1剂。

方药解析：方中蒲公英、板蓝根、金银花、黄柏、连翘、黄芩清热解毒；生地黄、牡丹皮、赤芍、凉血活血；当归、川芎、独活、威灵仙活血化瘀通络；苍术、黄芪、车前草利湿解毒。诸药合用，寒温并用、攻补兼施，清热利湿与温阳益并重。

（2）气虚血瘀型

证候：病程日久，腐肉已脱，疮面苍白，肉芽色淡，周围皮色黑暗、板硬，伴肢体沉重，倦怠乏力，面色苍白。舌淡紫，苔白，脉细涩无力。

证候分析：久病耗伤气血，中气下陷，下肢气血运行无力，故肢体沉重，倦怠乏力；气血亏虚，肌肤失养，故疮面苍白；气血不足，不能生新，故肉芽色淡，疮面日久不愈；气虚则血瘀，故疮周皮色暗，板硬。舌淡，脉细无力是气血两亏之象。舌紫，脉涩是兼有瘀血之象。此型多属小腿慢性溃疡的慢性期。

治法：调补脾肾，益气补血，活血利湿。

方药：寄生黄芪汤加减。桑寄生、薏苡仁、车前子、威灵仙、黄芪、当归、川芎、苏木、泽兰、连翘、桑枝、黄柏、板蓝根、升麻、苍术、川牛膝。水煎服，日1剂，药渣可煎汤外洗。

方药解析：方中桑寄生、黄芪温补脾肾，辅助正气；薏苡仁、车前子、泽兰、苍术、威灵仙、桑枝、苏木利水渗湿、活血通络；当归、川芎行气活血；连翘、黄柏、板蓝根清热利湿解毒；气为血之帅，升麻可升举阳气，协助行气补气药，调畅气机，气行则血行，川牛膝引血下行。诸药合用，可益气活血，使得气血畅行，清热利湿解毒祛瘀，使正气得复，则新肉自生。

2. 中成药的运用

（1）花栀通脉片每次 5～10 片，每日 3 次，口服，连服 3～6 个月。具有清热活血、化瘀止痛的作用。适用于小腿慢性溃疡急性期患者。

（2）活血通脉片每次 5～10 片，每日 3 次，口服，连服 3～6 个月。具有活血化瘀、通络止痛的作用。适用于小腿慢性溃疡急性期患者。

（3）四虫片每次 5～10 片，每日 3 次，口服，连服 3～6 个月。具有活血祛瘀、解痉止痛的作用。适用于小腿慢性溃疡血瘀重症患者。

（4）珍宝丸每次 15 粒，每日 2 次，口服。具有解毒活络的作用。适用于小腿慢性溃疡热毒重的患者。

3. 中医外治法

"外科之法，最重外治"，外治的精当与否，常可决定病势之进退、转归。所以临证时，陈柏楠教授以辨证论治为基础，需内治法与外治法相结合。外治疗法能有效改善肢体血液循环，促进静脉回流，减轻肢体瘀血状态，缓解临床症状，增强局部组织代谢。

（1）若患肢小腿皮色红，肿胀，灼热，伴瘙痒，疮面腐肉较多，脓水浸淫，证属湿热下注，治以清热燥湿，消肿止痒，给予中药煎汤溻渍患处。常用药物：苦参、白鲜皮、白芷、黄柏、马齿苋等。

（2）若伴有局部皮肤皲裂、渗液、流滋，上药溻渍后，再用黄柏粉或青黛粉掺布于患处，以收湿止痒，清热解毒。操作时溻渍药液温度宜 30～35℃，若药液温度过低，影响发挥药物疗效，若温度增高，则溻渍后加重患肢瘙痒。

（3）若患肢小腿溃疡脓性分泌物较多，或疮周红肿热痛明显，证属湿热毒证，治以清热解毒凉血，常用解毒洗药（蒲公英、苦参、连翘、金银花、赤芍、牡丹皮、黄柏等）煎汤浸渍患处，洗后疮周外涂马黄酊以清热解毒，消肿止痛，疮面用大黄油纱布外敷或抗生素纱布湿敷，交替换药，日1次。

（4）溃疡经久不愈，肉芽暗红不鲜者，证属瘀热证，治以清热凉血，活血散瘀，外用自制的愈疡灵软膏（紫草、地骨皮、黄柏、当归、血竭、冰片、麻油等）疮面换药，每天1次。在疮面愈合后期的生肌阶段，根据疮面肉芽生长及疮周上皮爬生的情况，给予益气养荣、祛瘀生肌中药煎汤湿敷或熏洗，外用生肌长皮的生肌散或活血生肌的生肌玉红膏油纱。

4. 静滴中药制剂

（1）疏血通注射液6mL加入5%葡萄糖或0.9%氯化钠溶液250mL中，静脉滴注，每日1次，15天1个疗程。

（2）丹参注射液20mL加入5%葡萄糖或0.9%氯化钠溶液250mL中，静脉滴注，每日1次，15天1个疗程。

（3）血塞通0.4g加入5%葡萄糖或0.9%氯化钠溶液250mL中，静脉滴注，每日1次，15天1个疗程。

5. 西医治疗

（1）一般治疗

患者应尽量卧床休息，抬高患肢，避免过度活动、长期站立。应接受压力治疗，包括穿着循序减压袜或使用弹力绷带包扎疗法，也可规律使用间歇性梯度压力疗法（又称循环驱动）治疗，促进患肢静脉血液回流，缓解静脉压力，减轻小腿瘀血，促进创面愈合。

（2）药物治疗

1）静脉活性药物

①迈之灵：2 片，每日 2 次，口服。

②消脱止：2 ～ 4 片，每日 3 次，口服。

③七叶皂苷钠：5 ～ 10mg 加入 5% 葡萄糖溶液或 0.9% 氯化钠溶液 250mL 中，静脉滴注，每日 1 次，7 ～ 10 天为 1 个疗程。

2）表皮生长因子或碱性成纤维细胞生长因子

①康合素（重组人表皮生长因子）：将凝胶用于清创后的创面换药，每日 1 次。

②贝复济（重组牛碱性成纤维细胞生长因子外用溶液）：将药液直接喷于清创后的创面，每次 150AU/cm^2，每日 3 ～ 4 次。

（3）理疗

可予疮面局部低能量激光、低频超短波等仪器照射，局部照射可起到促进创面愈合的作用。

（4）手术治疗

小腿慢性溃疡主要是因静脉血反流或回流受阻，静脉高压，小腿瘀血所致。因此，在治疗静脉性溃疡时，选择合理的手术方式，解除静脉反流或静脉回流受阻，缓解静脉高压、减轻小腿瘀血是治疗和预防下肢静脉性溃疡的重要措施。而合理应用有效的局部治疗方法则可加速溃疡的愈合。

①大、小隐静脉高位结扎加剥脱术：该手术可以解除静脉反流，适用于单纯性浅静脉瓣膜功能不全引起的溃疡。

②深静脉瓣膜修复术：该手术可以解除或减少静脉反流，适用于下肢深静脉瓣膜功能不全者。

③股静脉瓣膜段带戒术：该手术可以减少静脉反流，适用于深静脉瓣膜功能不全者。

④带瓣膜静脉段移植术：该手术可以解除或减少静脉反流，适用于先天性无瓣膜症、先天性瓣膜结构不良，下肢深静脉血栓形成后血管完全再通、下肢深静脉瓣膜功能不全致瓣膜完全损

伤、无法进行修复或带戒后效果不理想者。

⑤交通支静脉结扎术：该手术可以解除交通支的反流，适用于小腿交通支静脉瓣膜功能不全者。

⑥转流术：该手术可以缓解下肢静脉受阻的程度，适用于单侧局限性髂股静脉阻塞，股浅静脉远端通畅者。

⑦溃疡周围缝扎术：该手术可有效减轻疮面周围静脉压力，缓解局部的瘀血程度，适用于小腿慢性溃疡经上述治疗，溃疡愈合仍然缓慢且伴明显色素沉着者。

⑧植皮术：该手术可有效促进疮面的愈合，缩短病程，适用于溃疡面积较大，局部不伴有明显炎症，疮面不伴有明显肿硬者。

⑨清创术：该手术可有效去除局部腐肉，改善局部愈合条件，促进溃疡愈合，适用于疮面局部坏死组织较多者。

七、多发性大动脉炎

（一）概述

多发性大动脉炎（takayasu'arteritis，TA），是指主要累及主动脉及其分支的慢性非特异性炎症，可造成血管狭窄或闭塞，少数也可引起动脉扩张或动脉瘤，又称为高安病、无脉病、主动脉弓综合征等，是一种较常见的原发性免疫性血管炎。临床特点为主动脉及其主要分支的多发性、非化脓性、炎症性疾病，病变常累及数处血管，受累血管发生狭窄、闭塞，少数引起动脉扩张或动脉瘤。青年女性发病率高，男女之比是 1∶8，发病年龄以 20～30 岁居多。本病属于中医学脉痹、血痹、眩晕等范畴。当肢体动脉狭窄和闭塞，缺血严重而发生肢端坏疽者，又称为脱疽。

（二）病因病机

多发性大动脉炎的发病原因至今尚不明确，可能与感染、雌性激素、遗传因素、自身免疫反应等因素有关。脑血管意外、心力衰竭和心肌梗死是致死的重要原因。其发病机制可能是由于感染、药物等因素作用于机体后，引起免疫反应，自身免疫功能失调，发生非特异炎症，而导致大动脉狭窄和闭塞。

中医学认为本病多因先天不足，后天失调，以致气血亏损，复感寒湿之邪侵袭，使脉道受损，经络阻塞，气血运行不畅，气滞血瘀而成；或因饮食失节，损伤脾胃，运化失司，痰湿内生，阻滞经络，脉道受阻而成；或脾肾阳虚，不得温煦，寒凝脉涩；或肝肾阴虚，筋脉失养，脉涩为痹，而致无脉。

（三）临床表现

1. 根据病变发生发展的过程分期

临床上将多发性大动脉炎分为三期急性期（活动期）、迁延期、稳定期（瘢痕期）。

（1）急性期（活动期）主要表现为全身症状，有发热、疲乏无力，体重减轻，肌肉酸痛，病变血管疼痛，结节性红斑，关节疼痛或非畸性关节炎。实验室检查多有阳性表现。

（2）迁延期病程中活动期与缓解期交替存在，时有反复。此期主要表现为缺血症状和体征，其严重程度取决于受累血管部位、病变程度和侧支循环建立的情况。实验室检查阳性所见可以恢复正常。

（3）稳定期（瘢痕期）主要表现为缺血征，轻者可正常生存，重者可发生心、脑、肾等重要脏器功能衰竭而死亡。临床特点根据受累动脉部位不同及狭窄或闭塞程度而有较大差异。

2. 根据病变累及动脉部位的不同分型

将其分为五种类型，即头臂动脉型、胸腹主动脉型、肾动脉型、混合型、肺动脉型。

Ⅰ型—头臂动脉型（又称主动脉弓综合征）：主要累及颈总动脉、锁骨下动脉及无名动脉等主动脉弓的大分支，可以是单独一个分支发生病变，也可同时累及多个分支。颈动脉、无名动脉及椎动脉狭窄或闭塞：可引起脑和头面部不同程度缺血的症状，轻者仅出现头昏、头痛、眩晕、失眠、记忆力下降、视力下降等；重者可出现失明、失语、晕厥、偏瘫、抽搐、昏迷，甚至死亡；还可出现其他头面部组织器官如眼睛、面部肌肉、牙齿、耳、鼻等缺血损害的症状。无名动脉或锁骨下动脉狭窄或闭塞：可出现上肢缺血的表现，如手指发凉、怕冷、麻木、无力、酸痛、肌肉萎缩、脉搏减弱或消失、单侧或双侧上肢血压下降，甚至测不到血压。少数患者出现锁骨下动脉窃血综合征：主要表现为患侧上肢活动时发生一过性头晕或晕厥。少数病例可在颈动脉或锁骨下动脉听到血管杂音。

Ⅱ型—胸腹主动脉型：主要累及胸主动脉或（和）腹主动脉，大多导致降主动脉的狭窄或闭塞。临床主要表现为上肢高血压及下肢供血不足，出现头痛、头胀、头昏、心悸气短，下肢发凉、怕冷、酸麻无力、间歇性跛行、下肢动脉搏动减弱或消失、血压下降（正常情况下用固定袖带血压计所测量的动脉血压比上肢血压高 $2.7 \sim 5.3$ kPa 即 $20 \sim 40$ mmHg，若下肢动脉血压与上肢血压之差小于 2.7 kPa，则表示下肢血压下降）或测不到等。

Ⅲ型—肾动脉型：主要侵犯肾动脉，临床表现为四肢血压都明显升高，且为顽固性高血压，视力障碍，头痛、眩晕、心悸气短，严重者发生高血压心脏病、左心衰竭、脑出血、肾衰竭等。

Ⅳ型—混合型：具有Ⅰ、Ⅱ、Ⅲ型的特点。临床上较多见，大多数患者先有局限性病变，以某种类型为主，到病变后期发展为混合型。其中肾动脉受累者最多，可伴有高血压表现。

Ⅴ型—肺动脉型：主要累及肺动脉，因为动脉周围有丰富的侧支循环，所以缺血症状不明显，很少出现呼吸道症状，病变严重者可在活动后发生气短，阵发性干咳，间断性咯血。造影显示，70%的大动脉炎累及肺动脉，其中20%出现肺动脉高压。临床上肺动脉型常与胸腹主动脉型并存。

（四）诊断与鉴别诊断

1.诊断

1995年中国中西医结合学会周围血管疾病专业委员会制定的诊断标准如下。

（1）单侧或双侧肢体出现缺血症状发凉、怕冷、无力为主，伴动脉减弱消失，血压降低或测不到或两侧肢体脉压差 >2.5kPa（15 ~ 20mmHg），或上肢血压高于下肢血压。

（2）头部缺血症状眩晕（特别是仰头时），晕厥发作，视力障碍，颈部血管痛，伴有颈动脉搏动减弱或消失，颈部闻及动脉血管杂音。

（3）顽固性高血压症状头痛、眩晕、胸闷、气短等，并在腹部脐周或腰部肾区闻及Ⅱ级以上的血管杂音。

（4）在颈部、锁骨上区、背部、腹部闻及动脉血管杂音（女性腹部无加压即可闻及），伴相应缺血征。

（5）全身症状急性期（早期）或再发活动期，有全身发热、关节或肌肉疼痛、倦怠、皮肤结节性红斑、红细胞沉降率增高、CRP阳性、γ-球蛋白增高、抗"O"增高，原有缺血症状、体征加重。

（6）具有典型高安眼底病变。

（7）动脉造影、超声多普勒、CTA等检查证明，受累的头臂动脉和下肢动脉显示狭窄或闭塞，降主动脉、腹主动脉呈缩窄表现。

2. 鉴别诊断

（1）先天性胸主动脉缩窄症

本病多见于男性儿童或少年，为先天性发育异常。在各类先天性心脏病中占5%～8%。其主要病变是主动脉局限性短段管腔狭窄或闭塞导致主动脉血流障碍。典型的上下肢血压的显著差别及胸部杂音可提示本病的诊断，超声心动图检查可确诊。

（2）血栓闭塞性脉管炎

本病绝大多数为青壮年男性患者，肢端营养障碍明显，易发生溃疡或坏疽，常伴有游走性血栓性浅静脉炎病史。一般极少累及心、脑、肾等重要脏器。

（3）闭塞性动脉硬化症

本病多发生于40岁以上的中老年人，男性多于女性，为动脉粥样硬化导致的血管慢性狭窄或闭塞，主要表现为患肢缺血，肢端发生溃疡、坏死等，常伴有高脂血症、高血压病、冠心病等。

（4）胸廓出口综合征

胸廓出口综合征是指锁骨下动、静脉和臂丛神经在胸廓上口受压迫而产生的一系列症状。神经源性症状主要由压迫臂丛神经引起，较血管受压的症状常见。绝大多数患者的主要症状是疼痛和麻木感。动脉受压的症状包括上肢皮肤冷、疼痛、无力或易于疲劳，疼痛的性质呈弥漫性。部分患者出现雷诺现象，常为单侧。少见症状为静脉阻塞或闭塞的症状，表现为臂部疼痛、疲劳，伴肢体肿胀、发绀和水肿，可出现肩周前胸侧支静脉扩张。

（5）结缔组织疾病

类风湿关节炎、多发性肌病、系统性红斑狼疮、结节性动脉周围炎或风湿热等结缔组织疾病可能引起小血管的闭塞，一般均不会发生大血管的病变，可做必要的实验室检查或组织活检有助于诊断。

（五）治疗

1. 中医辨证论治

陈柏楠教授认为多发性大动脉炎这一类免疫性疾病，患者多素有体虚，活动期以阴虚热毒内蕴多见，稳定期以气滞血瘀型多见，病程后期患者则以多气血两虚为主要矛盾。

（1）阴虚内热型

证候：肢体酸痛、乏力，关节疼痛，低热或午后潮热、盗汗。舌质红，苔薄黄，脉细数。

证候分析：肝肾阴虚则生内热，故潮热盗汗，外邪乘虚而入，阻遏脉络，气血凝滞，故肢体酸痛乏力，关节疼痛。舌质红，苔薄黄，脉细数为阴虚内热之象。

治法：养阴清热，活血化瘀。

方药：养阴活血汤。生地黄、玄参、石斛、赤芍、鸡血藤、当归、青蒿、白薇、牡丹皮、牛膝、川芎、黄芩、甘草。水煎服，日1剂。

方药解析：方中玄参、石斛、青蒿、白薇、黄芩养阴清热，生地黄、赤芍、牡丹皮凉血活血，鸡血藤、当归养血活血，川芎行气活血，牛膝引药下行，甘草调和诸药。诸药配伍，共奏养阴清热、活血化瘀之效。

（2）气滞血瘀型

证候：肢体发凉、怕冷、麻木、疼痛，肢体疼痛走窜不定。

并伴有胸胁胀闷，急躁易怒，妇女可见痛经，经色紫暗有块。舌质紫暗或见瘀斑，脉涩。

证候分析：肝郁气滞，疏泄失职，故情绪抑郁或急躁，胸胁胀闷，走窜疼痛；气滞血瘀，四末失养，肢体发凉、怕冷、麻木、疼痛。肝主藏血，为妇女经血之源，肝血瘀滞，则经闭、痛经等。舌质紫暗或有瘀斑，脉涩均为气滞瘀血之征。

治法：行气活血，疏肝解郁。

方药：血府逐瘀汤加减。当归、生地黄、桃仁、红花、枳壳、赤芍、柴胡、甘草、川芎、怀牛膝、香附、郁金。水煎服，日1剂。

方药解析：当归、生地黄、赤芍、川芎养血活血；桃仁、红花逐瘀活血；柴胡、枳壳疏肝理气，二者合用，助本方理气活血，并调理肝脾；郁金行气解郁、活血止痛；香附疏肝理气、调经止痛；牛膝引药下行；甘草调和诸药。诸药合用，共奏行气活血、疏肝解郁之功效。

（3）气血两虚型

证候：面色少华，口唇色淡，眩晕，心悸气短，倦怠乏力，肢体发凉、麻木，活动后加重。舌质淡，苔薄白，脉沉弱或无。

证候分析：久病气血亏虚，血脉不荣，故面色少华，倦怠乏力；心失所养则心悸气短；清窍不荣，脑髓失充，故眩晕；四肢失其所养则肢体乏力、麻木；动则气耗，故诸症加重。舌质淡，苔薄白，脉沉弱或无为气血亏虚之象。

治法：补气养血，活血通络。

方药：十全大补汤加减。党参、当归、白术、苍术、茯苓、川芎、熟地黄、白芍、丹参、赤芍、炙甘草、大枣。水煎服，日1剂。

方药解析：方中党参味甘，性平，入脾、肺经，具有补中益气、生津养血之功；当归味甘、辛，性温，入肝、心、脾经，具有活血补血、养血之功；二者合而为君药，以达补气养血之功。白术味苦、甘，性温，入脾、胃经，补气健脾；苍术味辛、苦，性温，入脾、胃经，健脾益气；茯苓味甘、淡，性平，入心、脾、肾经，具有渗湿健脾之功；白芍味苦、酸，性凉，入肝、脾经，具有养血敛阴之功；熟地黄味甘，性微温，入肝、肾经，具有补血滋阴之功，专补肾阴，以上五位相须配伍为臣药，助君益气养血。川芎味辛，性温，入肝、胆、心包经，具有活血行气之功；赤芍味苦，性寒，入肝经，功擅清热凉血，散瘀止痛；丹参味苦，性微寒，入心、心包、肝经，功在活血祛瘀，凉血养血；大枣味甘，性温，入脾、胃经，具有补心益脾、养血安神之功；以上四味合而为佐药；川芎入血分而理气，则当归、熟地黄而不滞。炙甘草味甘，性平，入心、肺、脾、胃经，补脾和胃，调和诸药为使药。全方配伍共奏补气养血、活血通络之功。

2. 中医外治法

（1）穴位按摩

涌泉穴是全身腧穴的最下部，是肾经的首穴。用拇指从足跟向足尖方向涌泉穴处，做前后反复的推搓，或用手掌自然轻缓地拍打涌泉穴，以足底有热感为宜。足三里是"足阳明胃经"的主要穴位之一，是一个强壮身心的大穴。功能生发胃气、燥化脾湿。用拇指指面按揉足三里，垂直用力，向下按压，按而揉之，其余四指握拳，起支撑作用，以协同用力。让刺激深达肌肉组织，产生酸、麻、胀、痛和走窜等感觉。持续数秒，反复操作数次。或手握空拳捶打足三里，拳眼向下，垂直捶打足三里穴位。也会产生酸、麻、胀、痛和走窜等感觉，反复操作数次即可。三阴交穴名之意指足太阴脾经、足厥阴肝经、足少阴肾经气血在本穴交会。常用手指按揉此穴，可健脾益血，还可调肝补肾，亦有安神之效。

（2）刺灸法

上肢取穴为曲池、内关、合谷、太渊、尺泽；下肢取穴为足三里、三阴交、血海、阳陵泉、太冲。刺法可直刺穴位 0.5 ～ 0.8 寸，局部酸胀沉重，针感循经扩散。得气后，强刺激，留针 30 分钟，每日或隔日 1 次，20 ～ 30 次为 1 个疗程。配合灸法，以温针灸 5 ～ 7 壮，艾条灸 10 ～ 20 分钟，隔日 1 次。

3. 静滴中药制剂

（1）疏血通注射液 6mL 加入 5% 葡萄糖或 0.9% 氯化钠溶液 250mL 中，静脉滴注，每日 1 次，15 天 1 个疗程。

（2）丹参注射液 20mL 加入 5% 葡萄糖或 0.9% 氯化钠溶液 250mL 中，静脉滴注，每日 1 次，15 天 1 个疗程。

（3）血塞通注射液 0.4g 加入 5% 葡萄糖或 0.9% 氯化钠溶液 250mL 中，静脉滴注，每日 1 次，15 天 1 个疗程。

4. 西医治疗

（1）药物治疗

①活动期：糖皮质激素和免疫抑制剂，如泼尼松或地塞米松，硫唑嘌呤，以上两种药物至体温、红细胞沉降率正常后逐渐减量至停用。如伴有结核或链球菌感染，可予以抗结核或抗生素治疗。

②稳定期：血管扩张剂前列地尔静脉滴注或贝前列腺素钠片口服。抗血小板抗凝治疗可预防大动脉血栓形成，如阿司匹林、低分子肝素等药物。

（2）手术治疗

一般在病情稳定后半年至一年施行手术，临床检查体温、红细胞沉降率、白细胞计数、IgG 均正常，重要脏器功能尚未消失的情况下施行手术。常用手术方法如下。

①经皮腔内血管成形术或支架置入术：适用于头臂动脉、主动脉、肾动脉、髂动脉局限性短段狭窄或闭塞者。

②动脉旁路移植术：是主要的血行重建术，根据病变部位，采取以下手术方式：锁骨下动脉－颈总动脉旁路移植术，腋动脉－腋动脉旁路移植术，降主动脉－腹主动脉旁路移植术，升主动脉－颈总动脉或锁骨下动脉旁路移植术，同侧腋动脉－股动脉旁路移植术，颈总动脉－锁骨下动脉吻合术，动脉血栓内膜剥除术加自体大隐静脉片增补术等。

八、雷诺综合征

（一）概述

雷诺综合征（raynauds syndrome，RS）是一组因末梢动脉痉挛而引起的手足皮肤颜色间歇性变化，即苍白→发绀→潮红→正常，也称雷诺现象（raynaud's phenomenon）。多见于 20 ～ 40 岁女性。临床特点：常于寒冷或精神紧张时发病，表现为手足皮肤出现对称性的苍白、发绀、潮红等间歇性变化，一般以双手指最常见，亦可发于足趾，口唇、面颊、耳郭等罕有累及。单纯由血管痉挛引起，无潜在疾病者，称为雷诺病，病情往往稳定；血管痉挛伴随其他系统疾病者称为雷诺综合征，病情较为严重，可以发生手指坏疽。近年来临床观察和研究表明：大多数病例都伴有其他系统性疾病，目前国际上趋向于统称为雷诺综合征。本病属于中医学脉痹、脱疽、寒痹等范畴。

（二）病因病机

本病发病原因迄今未明，但多数学者认为与寒冷刺激、情绪波动、精神紧张和内分泌功能紊乱、中枢神经功能失调、交感神经功能亢进、血中肾上腺素和去甲肾上腺素升高及遗传有关。患者对寒冷极为敏感，寒冷地区发病率较高。发病早期每于寒冷季节发作频繁，到了晚期由于末梢动脉痉挛临界温度升高，在夏季阴雨天也会出现皮色改变。局部温度降低（如冷水试验）也可诱发手的皮色变化。这说明寒冷与本病的发生关系密切。

Raynaud 认为，患者血管神经功能极不稳定，是细小动脉容易痉挛的一个因素，病情严重时情绪波动、精神紧张就会诱发，此即神经起因学说。此病女性患者占 60%～90%，病情常在月经期加重，妊娠期减轻，有学者用丙酸睾酮、甲基雄烯二醇和甲状腺素治疗，可使症状获得缓解，提示内分泌紊乱与此病的发生有某些联系。患者血液循环中肾上腺素与去甲肾上腺素的含量增高，呈交感神经功能亢奋状态，临床应用交感神经阻滞药物后，雷诺症状可缓解。患者常有家族史，提示与遗传有关。血液黏滞性增高亦可能是本病诱因。并发雷诺综合征的疾病以结缔组织病居多，占 60%～70%。常见的原发病有结缔组织病，如硬皮病、系统性红斑狼疮、类风湿关节炎、风湿性关节炎、皮肌炎、结节性动脉周围炎、白塞病等；振动综合征；血管系统疾病，如血栓闭塞性脉管炎、闭塞性动脉硬化症、胸廓出口综合征等；神经系统疾病，如末梢神经炎、进行性肌萎缩、交感神经炎、脊髓空洞症、外伤性神经痛、腕管压迫综合征等；化学药物中毒，如麦角中毒、铅、亚硝酸、水银中毒等。

雷诺综合征还偶见于以下疾病：冷球蛋白血症、真性红细胞增多症、阵发性血红蛋白尿、高黏滞血症、甲状腺病、肾上腺肿瘤、卵巢功能异常、溃疡性结肠炎、骨髓增生性疾病、冻伤、战壕足、浸渍足、各种外伤、打字员和钢琴家手指振动伤等。其中以硬皮病并发雷诺综合征的发生率最高，约 90% 以上患者迟早会出现雷诺综合征，所以将雷诺现象作为硬皮病主要诊断标准之一。

在寒冷刺激或精神兴奋等因素作用下，末梢动脉痉挛和血流量显著减少，指（趾）皮肤呈现苍白色，甚至会出现"死指"现象；当动脉痉挛缓解而细小静脉仍处于痉挛时，血流缓慢，血液在乳头血管内淤滞，氧含量降低，皮肤就呈发绀颜色；当寒冷等因素消失时，手指血管呈一时性反应性扩张而充血，皮肤呈潮红颜色，以后恢复正常肤色。本病早期，指（趾）动脉是功能性痉挛，并无器质性改变。后期动脉内膜增厚，弹性纤维断裂及中层增厚，导致动脉腔狭窄和血流量减少。少数可继发血栓形成，管腔闭塞，局部组织发生营养障碍性改变，指（趾）端溃疡或坏死。本病的病理生理学变化是神经系统功能紊乱和末梢动脉痉挛。

中医学认为气虚血瘀、阳虚寒盛为发病的主要因素，而情志刺激和寒邪侵袭为发病的重要条件。因为气为血之帅，气行则血行，气虚血行不畅而发生瘀滞，正如清·王清任曰："元气既虚，必不能达于血管，血管无气，必停留而瘀。"瘀血阻络则发本病；素体阳虚，寒自内生，寒胜则血凝涩，血流不畅而发病；情志刺激导致人体肝气郁结，阴阳失调，气血不和，经脉阻塞，脏腑功能紊乱，其中以郁怒为最，郁怒则气机阻滞，脉络血瘀而诱发本病；寒为阴邪，《素问·举痛论》曰："寒气入经而稽迟，泣而不行。"寒邪外淫经络，令血凝涩而不流，内外合邪，则络脉气血瘀阻而发病。气郁日久，郁而化热，或寒邪日久，从阳化热，热盛肉腐，故发生溃疡、坏疽。

陈柏楠教授认为本病患者多有先天不足，加之后天感受寒邪或者肝气不舒，诱发瘀血内停，属本虚标实之证，气虚、阳虚为本，气滞、血瘀为标，瘀血阻络是主要发病机制。

（三）临床表现

雷诺综合征多发生在双手，足趾发病者少见，耳郭、鼻尖、口唇皮肤苍白或发绀者偶见。在寒冷季节频繁发作，症状明显，持续时间长，而在温热季节则发作较少。如果病情较重，即使在夏季阴雨天气也发作。当寒冷刺激、情绪激动及精神紧张时，手指皮肤出现苍白和发绀，指端可有麻木、发凉、刺痛和感觉迟钝，经保暖后，皮色变潮红，则有温热和胀感，继而皮色恢复正常，症状也随之消失。受累手指常呈对称性，皮色变化多按 4、5、3、2 指顺序发展，拇指因肌肉较多血液供应比较丰富而很少受累，皮色变化先从末节开始逐渐向上发展，但很少超过腕部。一些病例缺乏典型的间歇性皮色变化，特别是晚期病例，在发作时仅有苍白或发绀。严重病例指端皮肤出现营养障碍，如皮肤干燥、肌肉萎缩，指甲脆裂、甲周易感染。当指动脉狭窄或闭塞后，指端出现浅在性溃疡和小面积坏疽，且伴有剧烈疼痛，溃疡愈合后遗留点状皮肤瘢痕。据报道，指端动脉的器质性变化与病情轻重及病程长短有关，如 2～5 年，指（趾）动脉闭塞为 11%，溃疡形成为 1.5%；5～10 年，分别为 10% 和 3%；10 年以上，分别为 36% 和 3%。雷诺综合征患者多有自主神经功能紊乱症状，如易兴奋、感情易冲动、多疑郁闷、失眠多梦等全身症状，以及有原发病的临床表现。

（四）诊断与鉴别诊断

陈柏楠教授认为，通过详细的询问病史、结合典型的临床表现即可明确雷诺综合征的诊断，同时应进一步做相关的实验室检查以确立有无原发性疾病。

1. 诊断

（1）询问病史

雷诺综合征好发于 20 ～ 40 岁女性。典型雷诺综合征发作，表现为肢端皮肤出现有规律性的颜色变化，由苍白→发绀→潮红→正常；病变多呈对称性。通过询问，了解患者发病年龄及有无寒冷刺激、情绪激动等诱发因素，以及病变部位。

（2）体格检查

冷水试验、握拳试验可诱发雷诺现象出现，有助于明确诊断。

①冷水试验：将手指（足趾）放入 4℃左右的冷水中 1 分钟，若出现雷诺现象，提示冷水试验阳性。其诱发率在 75% 左右。

②握拳试验：令患者握拳 1 分钟后，在屈曲状态下松开手指，若诱发雷诺现象出现，提示握拳试验阳性。

（3）辅助检查

①光电容积描记法：通过光电容积描记法测定指动脉压力，如指动脉压力低于肱动脉压 5.33kPa（40mmHg），应考虑有动脉阻塞性病变。手指光电容积脉波描记图形显示指动脉波幅低平，弹力波和重搏波不明显或消失，将双手浸入 30℃左右温水中，然后描记图形可恢复正常。表明是指动脉痉挛的典型表现。

②数字减影动脉造影：上肢动脉造影可以了解指动脉及其近端动脉的情况，有助于确诊。造影可见指动脉管腔细小、迂曲，晚期病例有指动脉内膜不规则、狭窄或阻塞，此法目前尚不能作为常规检查。

③甲皱微循环检查：在患者间歇期与发作期的不同阶段微循环变化均有所不同，非发作期轻症患者可无异常所见。轻者有微血管袢迂曲扭转异形管袢（呈多形性改变），偶见轻微的颗粒样血细胞聚集；重者毛细血管周围有散在红细胞渗出，偶见小出血

点，管袢内血流缓慢、淤滞，如为结缔组织病引起的雷诺综合征，可见袢顶显著膨大或微血管口径极度扩张形成"巨型管袢"，管袢周围有成层排列的出血点。甲皱微循环检查有助于区分雷诺综合征是原发性还是继发性。

④热敏电阻探头测定手指温度：根据患者手指温度恢复时间来估计手指血流情况，这也是估计治疗效果和确立诊断的客观依据。

⑤化验室检查及其他：包括血尿常规、红细胞沉降率（ESR）、类风湿因子（RF）、抗"O"抗体（ASO）、抗核抗体（ANA）、C-反应蛋白（CRP）、免疫球蛋白、补体水平、血清蛋白电泳、冷球蛋白、可提取核抗体、抗 dsDNA 抗体（系统性红斑狼疮的特异性抗体）、抗着丝点抗体（CREST 综合征的特异性抗体）、抗Scl-70 抗体（进行性系统性硬化症的特异性抗体）、抗 RNP 抗体（对混合性结缔组织病有特异性）等有助于原发病的诊断。手部 X 线检查有利于类风湿关节炎诊断，食道钡透有利于硬皮病诊断，测定上肢神经传导速度有助于发现腕管综合征等。

2. 鉴别诊断

（1）手足发绀症

本病多见于女性青春期，呈持续性手套和袜套区皮肤弥漫性发绀，无间歇性皮色变化。冬天重、夏季轻，下垂重上举轻。皮肤细嫩，皮温低，易患冻疮。一般到 25 岁左右自然缓解。肢体动脉搏动良好。

（2）冻疮综合征

本病多见于温度低、湿度大的地区，尤其初冬和初春季节，以儿童和青少年女性多见。好发部位在双手、双足、耳、鼻尖。冻疮患者对寒冷敏感，初期手背皮肤红肿，继而出现紫红色界线性小肿块，疼痛，遇热后局部充血，灼痒，甚而出现水疱，形成溃疡，愈合缓慢，常遗留萎缩性瘢痕。本病常连年复发。

（3）网状青斑症

本病可发生于任何年龄，以女性多见。发生部位多在足部、小腿和腹部，也可累及上肢、躯干、面部。皮肤呈持续网状或斑状紫红色花纹，寒冷或肢体下垂时青紫斑纹明显，温暖或患肢抬高后青紫斑纹减轻或消失。肢体动脉搏动良好。

（4）冷球蛋白血症

本病是一种免疫复合物病。约15%患者以雷诺综合征为首发症状，主要表现有皮肤紫癜，为下肢间歇发作的出血性皮损，消退后常留有色素沉着，严重者在外踝部形成溃疡，少数可有肢端坏疽，溃疡也见于鼻、口腔、喉、气管黏膜及耳。约70%患者有多关节痛，50%患者有肾损害，其次有肝脾肿大、神经系统损害等。血中冷球蛋白增高、C3补体降低，RF阳性、丙球蛋白增高等。

（5）腕管综合征

本病是由于正中神经在腕管内受压迫而引起，主要表现是手指烧灼样疼痛，活动患手后，手指麻木可以解除，手指痛觉减退或感觉消失，鱼际肌肉萎缩。但无间歇性皮肤颜色改变，无对称性。

（五）治疗

陈柏楠教授认为早期治疗，减少诱发因素，积极治疗原发病是治疗雷诺综合征的关键。第一，患者应调畅情志，注意患肢保暖本病患者多情绪易激动，精神易紧张。加强患者心理疏导，使其精神愉悦，心态平和，避免和消除情绪激动和不必要的精神紧张，减少雷诺综合征的诱发。另外，细心向患者说明，注意患肢保暖，避免寒冷刺激，尤其是冬季，尽量避免在寒冷环境中逗留过久。第二，患者应绝对戒烟。吸烟可引起血管痉挛，加重病情。患者应严格彻底戒烟和避免被动吸烟。第三，早期治疗是取得疗效的关键。对原发性雷诺综合征患者，早期治疗，可以控制病情，甚至有治愈的可能。若贻误治疗，病程日久，则控制病情困难较大。继发性雷诺综合征患者应积极针对原发病的治疗。

1. 中医辨证论治

陈柏楠教授提倡辨病与辨证相结合，针对患者虚、瘀、寒等病机特点，早期以温阳、行气、活血为主，后期出现溃破、坏死则以清热解毒为主，活血化瘀贯穿于治疗疾病的始终。通常将本病分为三型辨证论治。

（1）阴寒型

证候：双手（足）发凉、怕冷、呈苍白色，继而青紫，受寒冷即刻引起发作，冬季加重，舌质淡，苔薄白，脉弦细。

证候分析：素体阳虚，骤受寒冷，寒凝血脉，经脉痹阻，阳气不达四末，故双手足发凉、怕冷、呈苍白色；血瘀于脉络之中，故现青紫；冬季寒邪益甚，故症状加重。舌质淡，苔薄白，脉弦细为寒凝血瘀之象。此型见于较早期的患者。

治法：温经散寒，活血化瘀。

方药：阳和汤加味。熟地黄、炙黄芪、鸡血藤、党参、当归、干姜、赤芍、怀牛膝、肉桂、白芥子、麻黄、熟附子、炙甘草、鹿角霜（冲）、地龙。水煎服，日1剂。

方药解析：方中熟地黄、鹿角霜、怀牛膝温肾助阳，熟附子、干姜、肉桂温经散寒，白芥子、麻黄温化寒痰，炙黄芪、党参、炙甘草益气，鸡血藤、当归、赤芍、地龙活血。诸药合用，共奏温经散寒、活血化瘀之功。

（2）血瘀型

证候：双手（足）青紫为主，发凉、胀痛，手指瘀肿，遇寒加重。舌质绛或有瘀斑、瘀点，脉弦涩。

证候分析：气血瘀滞，血行不畅，瘀血停聚肌肤脉络之中，故肢体青紫、发凉、胀痛；受寒冷侵袭，寒凝血瘀更甚，故症状加重；瘀血留驻肢末，故手指瘀肿。舌质绛或有瘀斑、瘀点，脉弦涩均为血瘀之象。此型多见于中、晚期的患者。

治法：温通活血，祛瘀通络。

方药：丹参通脉汤。丹参、黄芪、当归、赤芍、鸡血藤、桑寄生、牛膝、川芎、郁金。水煎服，日1剂。

方药解析：方中丹参、赤芍、当归、川芎、鸡血藤活血化瘀，黄芪、郁金益气行气，桑寄生温肾，牛膝通络。上药共用之有温通活血、祛瘀通络之效。

（3）湿热型

证候：手指或足趾发生溃疡、坏疽，红肿疼痛，舌质红，苔黄腻，脉滑数。

证候分析：病程日久，气郁化热，或寒邪从阳化热，热盛肉腐，故手指或足趾溃疡、坏疽；湿热蕴结，故红肿疼痛。舌质红，苔黄腻，脉滑数为湿热之象。此型见于肢体溃疡继发感染者。

治法：清热解毒，活血祛湿。

方药：蒲蓝败毒饮。蒲公英、板蓝根、当归、生地黄、金银花、川芎、苍术、黄芪、车前草、赤芍、黄芩、独活、威灵仙、牡丹皮、黄柏、连翘。水煎服，日1剂。

方药解析：方中蒲公英、板蓝根、金银花、黄柏、连翘、黄芩清热解毒；生地黄、牡丹皮、赤芍、凉血活血；当归、川芎、独活、威灵仙活血化瘀通络；苍术、黄芪、车前草利湿解毒。诸药合用，寒温并用、攻补兼施。

2. 中成药的运用

（1）四虫片每次5～10片，每日3次，口服，连服3～6个月。具有活血祛瘀、解痉止痛的作用。适用于雷诺综合征各种类型的患者。

（2）活血通脉片每次5～10片，每日3次，口服，连服3～6个月。具有活血化瘀、通络止痛的作用。适用于雷诺综合征各种类型的患者。

（3）花栀通脉片每次5～10片，每日3次，口服，连服3～6个月。具有清热活血、化瘀止痛的作用。适用于雷诺综合征湿热型的患者。

3. 中医外治疗法

（1）熏洗疗法

中药熏洗疗法可以缓解血管痉挛，改善肢端血运。阴寒证应用温络通或回阳止痛洗药，血瘀证应用活血止痛散或脉络通，湿热证脓性分泌物较多者应用解毒洗药，每日2次，每次20～30分钟，1个月为1个疗程。患肢血运较差者，熏洗时水温不宜超过40℃。通过中药熏洗疗法，可以缓解肢端动脉痉挛，改善血液循环，同时具有解毒消肿，加速坏死组织脱落，促进创面愈合的作用。

（2）疮面换药

肢端有溃疡、坏疽者，应用大黄油纱布或生肌玉红油膏纱布换药，每日或隔日1次，直至创面愈合。

（3）针灸疗法

上肢取穴：曲池、外关、内关、合谷；下肢取穴：足三里、阴陵泉、阳陵泉、三阴交。针刺以强刺激手法，留针15～30分钟，可加灸法，每日1次，15～30次为1个疗程。亦可配合耳针，取心、肾、皮质下、交感、内分泌等穴位，强刺激，留针

15 ～ 30 分钟，每日 1 次，15 ～ 30 次为 1 个疗程。

（4）穴位注射疗法

上肢取曲池、尺泽、外关、内关；下肢取足三里、三阴交、绝骨、血海等。药用丹参注射液 2mL，取患肢两个穴位，轮流注射，每日 1 次，30 次为 1 个疗程。

4. 静滴中药制剂

（1）疏血通注射液 6mL 加入 5% 葡萄糖或 0.9% 氯化钠溶液 250mL 中，静脉滴注，每日 1 次，15 天 1 个疗程。

（2）丹参注射液 20mL 加入 5% 葡萄糖或 0.9% 氯化钠溶液 250mL 中，静脉滴注，每日 1 次，15 天 1 个疗程。

（3）血塞通 0.4g 加入 5% 葡萄糖或 0.9% 氯化钠溶液 250mL 中，静脉滴注，每日 1 次，15 天 1 个疗程。

5. 西药治疗

（1）血管扩张药物

贝前列素钠片 20 ～ 40μg，每日三次，口服；硝苯地平 10mg，每日 1 ～ 2 次，口服；2% 硝酸甘油软膏，取适量涂搽患肢每日 4 ～ 6 次。

（2）镇静安神药

针对精神紧张者，可酌情应用地西泮、艾司唑仑等药物。

6. 手术疗法

经中西医结合治疗无效者，可考虑手术治疗，如胸（腰）交感神经切除术、指（趾）神经末梢切除术、动脉重建术、血管内神经阻滞术等。其手术指征一般为：

（1）经过足够剂量和疗程的药物治疗或其他治疗仍无效者。

（2）病程大于 3 年者。

（3）症状严重，影响生活和工作，或出现远端组织缺血坏死者。

（4）经免疫学检查证明无免疫学异常者。

（5）患者及其家属认可可能出现的结果者。

九、白塞病血管炎

（一）概述

白塞病（betch's disease，BD）是一种累及多系统、多脏器的免疫性疾病，临床表现多样、复杂，确切病因和发病机制尚不明确，可能与免疫遗传、病原菌感染、维生素 D 缺乏等因素有关。目前，关于白塞病的尚无特异性实验室检查手段，其诊断主要依据患者的临床表现。临床中以复发性口腔溃疡、生殖器溃疡、皮肤和眼部病变最为常见，但全身各脏器均可受累。合并血管炎的白塞病被称为血管型白塞病，当血管炎病变侵犯大血管时，病情较重，血管病变表现为动脉闭塞、静脉闭塞和动脉瘤，或三者并存，全身动静脉均可发病。白塞病属于中医学狐惑病，血管型白塞病属于中医学脉痹、脱疽、肿胀、恶脉等范畴。

（二）病因病机

白塞病的发病原因尚未确定，可能与病毒、链球菌、结核杆菌感染、结缔组织病、环境因素、微量元素改变、遗传因素等有一定关系，故认为有遗传免疫因素参与，近年有纤溶系统缺陷学说，基本上认为本病患者的纤溶系统处于低下状态，容易使多组织器官发生血管炎或血管阻塞。中医学认为白塞病的主要病因病机是湿热毒邪蕴滞，外感六淫邪毒，内因脏腑功能失调，合而致病。

陈柏楠认为血管型白塞病以肝、脾、肾脏腑功能失调为主，在肝气郁结、肝阴不足、脾气亏虚、肾阳不足等的基础上感受外邪，而引发本病，故发病多为正虚邪实。陈柏楠教授在临证中，标本兼顾，权衡正虚与邪实的轻重缓急，兼以扶正祛邪，疗效确切。

（三）临床表现

1. 基本症状

基本症状有口腔溃疡、阴部溃疡、眼葡萄膜炎。

2. 特殊症状

特殊症状包括皮肤病变、胃肠道病变、血管病变、肺部病变、关节炎、泌尿系统病变、神经系统病变。由于全身多个系统均可受累，故临床症状和体征复杂多变，主要表现如下。

（1）口腔溃疡约 98.6% 的病例有口腔溃疡。55.2% 为本病最早出现的初发症状，可反复发作。可发生于口腔黏膜的任何部位和舌部及扁桃体。

（2）眼部症状占 41.2%，发生较晚而危害较大。临床表现多样，有反复发作的角膜炎、前房积脓、虹膜睫状体炎、脉络膜炎、视网膜炎、视神经炎、视神经萎缩、结膜炎等眼部损害，可导致视力减退甚至失明。

（3）外生殖器溃疡占 92.3%，女性以阴唇溃疡多见，其次在前庭黏膜及阴道口周围。有时发生在会阴及肛门处，还可蔓延到子宫颈。溃疡数目及大小不定，溃疡的病理检查无特异性。

（4）皮肤症状占 95.7%，以结节性红斑最多见，亦可见多形性红斑及痤疮样皮疹，针刺皮肤有过敏反应。如脓疱疮、毛囊炎、疖、蜂窝织炎和溃疡等。

（5）血管病变占 25% ～ 46%，全身各部位各类血管均可受累，基本病变是血管炎，可导致动脉阻塞、静脉阻塞和动脉瘤形成。主要为过敏性小血管炎，小的如视网膜血管，大的如下腔静脉均可受累。受损血管静脉多于动脉，主要是深静脉血栓形成和血栓性静脉炎，发生肺部血栓性静脉炎，可引起肺梗死，可反复咯血；多发性肺动脉血栓形成可引起肺源性心脏病。

（6）神经系统症状仅占8%～10%，但病情严重，危害性较大，反复发作阵发性头痛最常见。神经系统的症状较其他症状出现晚，可出现头晕、记忆力减退、严重头痛、运动失调、反复发作的截瘫与全瘫和昏迷等。

（7）胃肠道病变发生率50%～64%，可引起口腔到肛门整个消化道和黏膜溃疡，导致穿孔及增殖性改变。

（8）高热败血症样改变多为不规则低热，但有些病例出现弛张性高热伴白细胞增多，酷似败血症。

（9）关节及肌肉症状约占67.1%，四肢大小关节及腰骶等处均可受累，以膝关节多见，呈风湿样疼痛，无畸形及骨质破坏。

（四）诊断与鉴别诊断

1.诊断

（1）白塞病的诊断标准完全型具有3个基本症状；或具有2个基本症状合并2个以上特殊症状。不完全型具有2个基本症状；或具有1个基本症状合并2个以上特殊症状。

（2）根据以上的诊断标准结合血管病变，即可诊断为血管型白塞病。

2.鉴别诊断

（1）与其他病因所致的口腔溃疡、外阴溃疡性疾病、眼科疾病相鉴别

（2）需与其他病因引起的血管病变加以鉴别

①多发性大动脉炎：血管型白塞病的好发部位为锁骨下动脉，其表现为无脉症，易误诊为多发性大动脉炎。后者多发于青年女性，病变主要累及主动脉弓及其主要分支，亦可累及胸、腹

主动脉及其分支，无白塞病口、眼、生殖器三联征。

②血栓闭塞性脉管炎：此病青壮年男性患者居多，血管病变多局限于四肢，尤其是下肢的中小动静脉，以肢体缺血表现为主，可发生肢端坏疽，但无白塞病口、眼、生殖器三联征。

③结节性多动脉炎：结节性多动脉炎是一种累及中、小动脉全层的坏死性血管炎，随受累动脉的部位不同，临床表现多样，可仅局限于皮肤（皮肤型），也可波及多个器官或系统（系统型），以肾脏、心脏、神经及皮肤受累最常见。无白塞病口、眼、生殖器三联征。

（五）治疗

1. 中医辨证论治

（1）热毒炽盛型

证候：口腔、外阴部溃疡，关节肿痛。或有皮肤斑疹，色红赤，皮温高，或肢体溃疡或坏疽，局部红肿热痛、脓多恶臭。高热，烦躁不宁，头痛目赤，溲赤便干，舌质红，苔黄或少苔，脉象洪大或弦数。

证候分析：热毒壅盛，充斥三焦，热入血分，循经入络，热毒熏蒸肌肤，故见口、眼、生殖器溃疡，并肢体溃疡或坏疽，脓多恶臭。高热、烦躁、溲赤、便干，舌质红，苔黄或少苔，脉象洪大或弦数，均为热毒壅盛、热入血分之象。

治法：清热解毒，燥湿凉血。

方药：白鲜皮饮加减。白鲜皮、当归、连翘、秦艽、板蓝根、赤芍、苍术、黄芪、地肤子、金银花、苦参、牡丹皮、车前草、黄芩、独活、生地黄。水煎服，日1剂。

方药解析：方中白鲜皮、板蓝根具有清热解毒、祛风燥湿的作用，共为君药；牡丹皮、赤芍、当归、生地黄清热凉血活血，共为臣药；金银花、连翘功擅清热解毒，黄芩、苦参、地肤子、车前草清利湿热，黄芪、苍术健脾燥湿，助君药解毒清热祛湿之功效，共为佐药；独活、秦艽具有祛风湿、通经络、通痹止痛的作用，助君臣药力通达病所，共为使药。全方配伍，共奏清热解毒、燥湿凉血之效。若病变处红肿明显者为热毒严重，加用蒲公英；伴有肢体浮肿者为水湿较重，去车前草，加用车前子、薏苡仁；病变以红斑结节为主者为热毒瘀结，加用夏枯草；伴有关节疼痛、活动不利者为风湿痹阻，加用威灵仙、萆薢。

（2）肝肾阴虚型

证候：两目干涩赤痛，口舌生疮，二阴溃烂。肢体出现红斑结节，或出现索条状肿物。午后低热，五心烦热，头晕耳鸣，健忘，腰膝酸软，或失眠盗汗。舌红苔黄，少苔或无苔，脉弦数或细数。

证候分析：肝肾阴虚，虚火内炽，心肝火炎，故两目干涩赤痛，口舌生疮，五心烦热；虚热充斥，下及二阴，则二阴溃烂；肝肾阴虚，不能濡养四末，故四肢酸软无力；虚火内炽，故肢体出现红斑结节或条索状肿物。肝肾阴虚，虚阳上扰，则头晕耳鸣；脑髓失充则健忘；肾虚于下，则腰膝酸软。舌红苔黄，少苔或无苔，脉弦数或细数均为肝肾阴虚之象。

治法：清热泻火，滋补肝肾。

方药：知柏地黄汤合四物汤加减。知母、黄柏、熟地黄、山茱萸、牡丹皮、土茯苓、山药、生地黄、当归、川芎、生甘草。水煎服，日1剂。

方药解析：方中知母味苦、甘，性寒，入肺、胃、肾经，具有清热泻火、生津润燥之功；黄柏味苦性寒，入肾、膀胱、大肠经，具有清热燥湿、泻火解毒之功，泻火以存阴，二者合而为君药，以达清热燥湿、生津润燥之功。生地黄味甘、苦，性寒，入心、肝、肺经，清热凉血；牡丹皮味苦、辛，性微寒，入心、肝、肾经，清热凉血，活血化瘀；土茯苓味甘、淡，性平，入肝、胃经，解毒利湿；三者合用共为臣药，助君药泻火滋阴。熟地黄味甘，性微温，入肝、肾经，具有补血滋阴之功，专补肾阴；当归味甘、辛，性温，入肝、心、脾经，具有活血补血、润肠通便之功；山药性味甘平，入脾、肺、肾经，具有益气养阴、补脾益肾之功；山茱萸味酸，性微温，入肝、肾经，补益肝肾；四药同用共为佐药，能补阴又能涩精，配伍牡丹皮，使得虚火不得妄动。川芎味辛，性温，入肝、胆、心包经，具有活血行气之功；生甘草味甘，性平，入心、肺、脾、胃经，清热解毒，补脾益气，缓急止痛，调和诸药；二者共为使药。诸药合用，共奏清热泻火、滋补肝肾之功。

（3）气血两虚型

证候：口、眼、二阴、皮肤溃疡，此起彼伏，难以收敛，伴头晕目花，面色苍白，心悸失眠，神疲乏力，易汗，少气懒言等。舌淡，苔薄白，脉濡细。

证候分析：邪恋日久，气血两虚，正不胜邪，则溃疡此起彼伏，难以收敛。清气不升，血不上荣，则头晕目眩，面色苍白；心血失充，神失所养，则心悸失眠；气虚则神疲乏力、易汗，少气懒言；舌淡，苔薄白，脉濡细均为气血两虚之象。

治法：益气补血，解毒敛疮。

方药：白鲜皮饮合八珍汤加减。白鲜皮、当归、熟地黄、川芎、赤芍、黄芪、茯苓、苦参、苍术、黄柏、川牛膝、生甘草。水煎服，日1剂。

方药解析：方中当归味甘、辛，性温，入肝、心、脾经，具有活血补血、养血之功；熟地黄味甘，性微温，入肝肾经，具有补血滋阴之功，专补肾阴，生黄芪补气消肿，协助托毒外出；三者合用益气补血扶正。川芎具有活血行气之功；白鲜皮、赤芍、苦参、黄柏清热解毒利湿；苍术、茯苓健脾燥湿，川牛膝活血通络、引血下行；生甘草味甘，性平，可清热解毒，并调和诸药。诸药合用，共奏益气补血、解毒敛疮之功。

2. 中成药的运用

（1）雷公藤多苷片每次 20mg，每日 3 次，口服，连服 3～6 个月。具有清热活血、化瘀止痛的作用。适用于血管型白塞病各种类型的患者，尤其是活动期患者。

（2）火把花根片每次 4 片，每日 3 次，口服，连服 3～6 个月。具有清热活血、化瘀止痛的作用。适用于血管型白塞病各种类型的患者，尤其是活动期患者。

（3）活血通脉片每次 5～10 片，每日 3 次，口服，连服 3～6 个月。具有活血化瘀、通络止痛的作用。适用于血管型白塞病各种类型的患者。

（4）花栀通脉片每次 5～10 片，每日 3 次，口服，连服 3～6 个月。具有清热活血、化瘀止痛的作用。适用于血管型白塞病各种类型的患者，尤其是活动期患者。

（5）犀黄丸每次 3～6g，每日 2 次，口服。具有清热解毒、活血散结、消肿止痛的作用。适用于血管型白塞病活动期患者。

（6）四虫片每次 5～10 片，每日 3 次，口服，连服 3～6 个月。具有活血祛瘀、解痉止痛的作用。适用于血管型白塞病各种类型的患者。

（7）脉血康胶囊每次 4 粒，每日 3 次，口服，1～2 个月 1 个疗程。适用于血管型白塞病各种类型的患者。

3. 中医外治法

（1）熏洗疗法

活血消肿洗药：熏洗患肢，日 1～2 次，每次 1 小时，适用于肢体肿胀、瘀血者。硝矾洗药：凉敷于患处，日 2 ～ 3 次，适用于肢体瘙痒者。

（2）涂搽疗法

马黄酊或丹参酊外涂患处，适用于肢体出现血栓性浅静脉炎和结节性红斑者。

4. 静滴中药制剂

（1）疏血通注射液 6mL 加入 5% 葡萄糖或 0.9% 氯化钠溶液 250mL 中，静脉滴注，每日 1 次，15 天 1 个疗程。

（2）丹参注射液 20mL 加入 5% 葡萄糖或 0.9% 氯化钠溶液 250mL 中，静脉滴注，每日 1 次，15 天 1 个疗程。

（3）血塞通注射液 0.4g 加入 5% 葡萄糖或 0.9% 氯化钠溶液 250mL 中，静脉滴注，每日 1 次，15 天 1 个疗程。

（4）川芎嗪注射液 120mg 加入 5% 葡萄糖或 0.9% 氯化钠溶液 250mL 中，静脉滴注，每日 1 次，15 天 1 个疗程。

5. 西医治疗

（1）一般治疗

有全身症状时应适当休息，增加营养，服用维生素 B、维生素 C 等。

（2）药物治疗

①祛除感染病灶：如单纯疱疹、扁桃体炎、结核病等。

②肾上腺皮质激素：在活动期期应用肾上腺皮质激素类药物，如泼尼松（强的松）口服。在血栓性静脉炎及中枢神经系统受累时，使用激素的同时需应用抗生素。病情稳定后，逐渐减少激素剂量。

③免疫抑制剂：如环磷酰胺或硫唑嘌呤等与激素联合应用，也有一定疗效，并可减少激素的用量及其不良反应。

④非甾体类抗炎药：洛索洛芬钠、双氯芬酸钠等，具有消炎

止痛退热作用。

⑤改善血液循环药物：前列地尔注射液、贝前列腺素钠片、阿司匹林肠溶片等。

（3）手术治疗

动脉瘤应及时手术切除，以防血管瘤破裂引起大出血导致死亡。肢体坏疽者，必要时行趾（指）部分切除缝合术或截肢术。

十、变应性皮肤血管炎

（一）概述

变应性皮肤血管炎是一种主要累及真皮上部毛细血管及小血管的坏死性血管炎。本病除了有皮肤黏膜损害外，严重时还可有内脏损害，又称过敏性血管炎、碎裂性白细胞血管炎等。临床特点：有明显的皮肤损害，皮损呈多形性；好发于小腿、踝部，多呈对称性；反复发作，病程数周至数月，少数可数年反复发作；预后较好。本病属于中医学热毒流注、梅核丹、湿毒流注、瓜藤缠、葡萄疫、瘀血流注等范畴。

（二）病因病机

本病的发病机制在人或动物实验中已被证明是由免疫复合物沉积所致，其抗体已被证实为 IgG，IgM 或 IgA，抗体在血循环中与抗原结合，形成免疫复合物固定在血管壁，激活补体，促发Ⅲ型变态反应。变应性皮肤血管炎发病与下列因素有关。

1. 感染

易在急性感染后 7～14 天发病，常见的有上呼吸道病毒感染及链球菌感染。此外，乙型肝炎病毒、金黄色葡萄球菌、念珠菌、麻风杆菌等感染也可引起本病的发生。

2. 药物

常见药物有巴比妥酸盐类、磺胺类、酚噻嗪类、碘化物、青霉素、乙酰水杨酸类、保泰松等。

3. 化学物品

石油产品、杀虫剂、除草剂等。

4. 异体蛋白

异体血清及血清制品。

5. 系统性疾病及某些结缔组织病

系统性红斑狼疮、类风湿关节炎、冷球蛋白血症、乳糜泻、囊肿性纤维化、慢性活动性肝炎、溃疡性结肠炎等。

6. 某些恶性肿瘤

多发性骨髓瘤、淋巴肉瘤、白血病等。

以上致病因素并不都是很明确的，最常见的致病因素似乎还是链球菌感染。变应性皮肤血管炎的主要病理为真皮上部毛细血管及小血管的坏死性血管炎，因病期及病情轻重不一，组织病理改变有所不同。特征性改变为真皮毛细血管及小血管内皮细胞肿胀，纤维蛋白样变性，血管腔闭塞，血管周围有以嗜中性粒细胞为主的炎性细胞浸润，可有少量嗜酸性粒细胞及单核细胞。可见嗜中性粒细胞崩解后形成的核尘，大量红细胞外渗，受累血管周围组织可有纤维蛋白样变性。血管呈模糊不清及坏死。直接免疫荧光发现血管基底膜 IgA 抗体，在真皮及皮下组织有 IgG 和 IgM 抗体及补体 C_2 沉积。

中医学认为本病患者以青壮年为多，素体阳热偏盛，内有蕴热，外受风寒湿及热毒之邪侵袭，营卫不和，寒湿入里化热，湿热蕴蒸，痹阻脉络，气血瘀滞而发病。病初以邪实为主，表现为湿热下注证，病久热象渐退，而以血瘀脉络之证为主。若毒攻脏腑，则出现血证、痹证和虚劳等证。

陈柏楠教授本病的病理机制主要是热毒壅盛，邪伏血分，脉络瘀滞。急性期为疾病早期或复发活动期，病机是邪为患，营卫失和，以邪实为主。迁延期即慢性期，病理变化呈慢性炎症反应，此期病机是邪伏血分，脉络瘀滞，正气虚损，虚实夹杂。稳定期亦即缓解恢复期，此期病变症候群大部分消退，病机是毒邪清退，正气亏损，脉络瘀结，以正虚为主。审视病机当辨明邪正虚实，辨病与辨证相结合；分期辨证应宏观辨证与微观辨证相结合，既重视临床证候，也要参考化验检查结果，以便全面掌握病变程度和病情变化。

（三）临床表现

本病多发生于青壮年，男女之比为 1.3∶1。发病前 1 年，有呼吸道病史者占 56%，药物反应者占 38%，中耳感染者占 31%，高血压者占 25%。最常见的初发症状是皮肤损害，因此易为患者所发现，皮肤损害好发于下肢，散在分布，有时发生在大腿、臀、躯干和上肢等身体部位，但以小腿和足背等身体下垂部位最多，常对称分布，皮损呈多形性，如斑丘疹、丘疹、紫癜、瘀斑、结节、溃疡等。瘀斑几乎是必有损害，由于血管壁的炎症细胞浸润和渗出，故这种瘀斑都是高起且可以触及的，也是本病特征。皮损若开始为红斑亦可迅速发展成风团样，甚至伴有出血现象，在炎症反应严重时，可以发生水疱和血疱，中性粒细胞外渗至周围组织时还可以出现脓疱。可以有大小不等的皮下结节，若因内皮细胞肿胀、管腔狭窄，则产生组织坏死和溃疡，愈后留下萎缩性瘢痕。急性发作时，损害成批出现，分布广泛，伴小腿下部水肿，病情较重；慢性经过者，不定期地反复发作，持续多年，并以丘疹、结节和坏死溃疡损害为主，偶发网状青斑。皮疹吸收后留有色素沉着，或有萎缩性瘢痕，自觉瘙痒或烧灼感，少数有疼痛感。2/3 的病例可伴有不规则发热、关节痛、关节肿胀、乏力。单个皮疹持续数周，但可反复发作，迁延数月至数年。变应性皮肤血管炎是一种全身性疾病，体内所有器官皆可受累，使内脏器官发生实质性和功能性损伤。常见的有关节炎、肌炎；1/3 的病例有肾脏损害。肾脏受累最为严重，甚至可发展成肾衰竭、局灶性肾小球肾炎或弥漫性肾小球肾炎；中枢神经系统受累可表现为头痛、妄想、精神错乱、复视，甚至脑血栓形成；胃肠道受累可发生腹痛或便血；肺部可出现弥漫性或结节样浸润性损害或胸腔积液。

（四）诊断与鉴别诊断

1. 诊断

陈柏楠教授认为，根据本病发病急，慢性经过，反复发作，皮损呈斑丘疹、丘疹、紫癜、瘀斑、结节、溃疡等多形性病变，以下肢多见，对称性分布，有疼痛和烧灼感等临床特点，结合组织病理的改变，明确诊断不困难。部分病例有贫血，嗜酸性粒细胞增高，红细胞沉降率增高。肾脏受累者可有蛋白尿、血尿及管型。血清总补体可降低。血循环中免疫复合物的浓度升高。

2. 鉴别诊断

（1）血栓性浅静脉炎

本病沿浅静脉走行方向发生索条样痛性结节，急性期红肿疼痛较明显，伴有压痛；慢性期红肿减退，疼痛亦减轻，皮肤遗留色素沉着。多伴有静脉曲张。无明显全身症状。

（2）下肢静脉性溃疡

本病有下肢静脉曲张或下肢深静脉血栓形成病史，溃疡发生于足靴区，周围皮肤有明显的色素沉着等郁积性皮炎表现。

（3）过敏性紫癜

本病多发生于儿童及青年，皮肤、关节、胃肠道和肾脏等多器官常同时受侵害，皮损形态较单一，以可触及的风团性紫癜和瘀斑为特征，尿中可出现蛋白和红细胞，可有消化道出血等。

（4）丘疹坏死性结核疹

本病多发生于青年，损害对称分布于四肢伸侧，关节附近和臀部，呈暗红色实质性丘疹或中心坏死性结节，无紫癜，有结核史或结核病灶，组织病理检查有结核病改变。

（五）治疗

陈柏楠教授认为，治疗该病应重视病机，分期辨证，病证结合，分期治疗。

1. 中医辨证论治

陈柏楠教授认为，变应性皮肤血管炎的治疗，早期以祛邪为主，视热（毒）、湿、瘀之轻重，予以清热（解毒）、祛湿、凉血化瘀。病情反复迁延，则应辨审正邪消长予以扶正祛邪，视阴阳气血之不足，予以益气活血、温阳通脉、养阴化瘀，扶正以祛邪。而活血化瘀贯穿于治疗本病的始终。

（1）湿热互结型

证候：患病初期，皮损为红色斑丘疹、丘疹、紫癜、瘀斑，溃后血水滋流，伴腿胫浮肿，患处疼痛较重或有灼热感，大便不调，小便黄赤。舌质红或绛，苔黄，脉弦滑数。

证候分析：素体阳热偏盛，内有蕴热，外受风寒湿及热毒之邪侵袭，营卫不和，寒湿入里化热，湿热下注，痹阻脉络，气血瘀滞而见下肢红色斑丘疹、丘疹、紫癜、瘀斑，溃后血水滋流，伴腿胫浮肿，局部有灼热感；不通则痛，故见患处疼痛较重；大便不调，小便黄赤亦为湿热下注之象。舌脉为湿热下注之象。

治法：清热解毒，活血祛湿。

方药：蒲蓝败毒饮。蒲公英、板蓝根、当归、生地黄、金银花、川芎、苍术、黄芪、车前草、赤芍、黄芩、独活、威灵仙、牡丹皮、黄柏、连翘。水煎服，日1剂。

方药解析：方中蒲公英、板蓝根、金银花、黄柏、连翘、黄芩清热解毒；生地黄、牡丹皮、赤芍、凉血活血；当归、川芎、独活、威灵仙活血化瘀通络；苍术、黄芪、车前草利湿解毒。诸药合用，寒温并用、攻补兼施。

（2）瘀毒内蕴型

证候：病变进入慢性期，皮损表现为紫癜，上有粟疹或血疱，溃烂坏死，下肢肿胀，伴患肢刺痛。舌质暗，或有瘀斑，苔腻，脉涩。

证候分析：湿热痹阻脉络日久，热象渐退，而以血瘀脉络为主，症见皮肤紫癜，上有粟疹或血疱。血瘀脉络，四末不荣则见溃烂坏死；脉络痹阻，不通则痛，故患肢刺痛；血不利则为水，故见下肢肿胀。舌脉均为血瘀湿阻之象。

治法：清热解毒，燥湿凉血。

方药：白鲜皮饮加减。白鲜皮、当归、连翘、秦艽、板蓝根、赤芍、苍术、黄芪、地肤子、金银花、苦参、牡丹皮、车前草、黄芩、独活、生地黄。水煎服，日1剂。

方药解析：方中白鲜皮、板蓝根具有清热解毒、祛风燥湿的作用，共为君药；牡丹皮、赤芍、当归、生地黄清热凉血活血，共为臣药；金银花、连翘功擅清热解毒，黄芩、苦参、地肤子、车前草清利湿热，黄芪、苍术健脾燥湿，助君药解毒清热祛湿之功效，共为佐药；独活、秦艽具有祛风湿、通经络、通痹止痛的作用，助君臣药力通达病所，共为使药。全方配伍，共奏清热解毒、燥湿凉血之效。若病变处红肿明显者为热毒严重，加用蒲公英；伴有肢体浮肿者为水湿较重，去车前草，加用车前子、薏苡仁；病变以红斑结节为主者为热毒瘀结，加用夏枯草；伴有关节疼痛、活动不利者为风湿痹阻，加用威灵仙、萆薢。

（3）气虚血瘀型

证候：皮损出现慢性溃疡，肉芽不新鲜，生长缓慢，疼痛较轻，伴有肢软乏力，低热，或有浮肿等。舌质淡，有齿痕，苔薄白，脉细弱。

证候分析：病久正气耗伤，气血两亏，不荣四末，故见慢性溃疡久不愈合，肉芽不新鲜；脏腑虚损，故见虚劳之象而有肢软乏力，低热，浮肿等症。舌脉为气血两虚之象。

治法：解毒散结、活血扶正。

方药：顾步汤加减。黄芪、党参、鸡血藤、石斛、当归、丹参、赤芍、牛膝、白术、甘草。水煎服，日1剂。

方药解析：方中黄芪、党参、白术益气健脾，石斛、当归养阴补血，鸡血藤、丹参、赤芍、牛膝活血化瘀，甘草解毒、调和诸药。上药共用之可有补气养血、解毒生肌的功效。对瘀结重者加夏枯草、皂角刺、连翘等活血散结，以改善血液循环，促进组织修复，消除后遗症状，预防病情复发。

2. 中成药的运用

（1）通脉安每次5～10片，每日3次，口服。具有活血化瘀、通络止痛的作用。

（2）犀黄丸每次3～6g，每日2次，黄酒或温开水送下。具有清热解毒、活血散结、消肿止痛的作用。

3. 中医外治法

陈柏楠教授十分重视中医药的外治疗法，认为充分发挥中医外治法传统优势，内治和外治相结合，可以迅速改善症状，取得满意疗效。

（1）局部皮损为红色斑丘疹、丘疹、紫癜、瘀斑，患处疼痛较重或有灼热感，证属湿热下注。适宜酊剂外搽（湿敷）疗法，治以清热解毒，凉血消肿。以马黄酊外搽患处，每日3～5次。皮损范围广，红肿疼痛严重者，可用马黄酊湿敷患处，日1次，疗效更加。

（2）局部皮损为紫癜、瘀斑，患处疼痛较重，灼热感无明显者，证属血瘀湿重。适宜酊剂外搽疗法，治以活血化瘀。以红灵酒外搽患处，每日1～2次。

（3）局部溃疡，肉芽不新鲜，生长缓慢，适宜药膏贴敷疗法。治以活血化瘀，生肌长肉。以生肌玉红膏创面换药，日1次。

（4）局部溃疡，腐肉较多。以适宜药物外敷疗法，治以化腐生肌。以化腐生肌散换药，日1次。

4. 静滴中药制剂

（1）脉络宁注射液40～60mL，加入5%葡萄糖溶液500mL中，静脉滴注，每日1次，15天为1个疗程。

（2）川芎嗪注射液400～800mg加入5%葡萄糖溶液500mL中，静脉滴注，每日1次，15天为1个疗程。

（3）丹参注射液20mL加入5%葡萄糖溶液250mL中，静脉滴注，每日1次，15天为1个疗程。

5. 西医治疗

（1）一般治疗

①寻找并清除病因，注意停用可疑药物，减少抗原来源，停用过敏药物及减小异性蛋白的影响。

②伴有下肢静脉曲张者，应坚持穿医用弹力袜，或缠扎弹力绷带，促进静脉血液回流，减轻血液瘀滞状态。

（2）药物治疗

①控制感染：去除感染灶。抗生素治疗对控制感染、急性炎

症有一定作用。

②皮质类固醇激素或免疫抑制剂：对严重泛发病例可应用皮质类固醇激素或免疫抑制剂，多能较好控制病情。但在严重的肾脏和中枢神经系统受累时，虽用大剂量激素也无效。

③其他：砜类药物、维生素 C、芦丁等。

十一、类风湿性血管炎

（一）概述

类风湿关节炎是一种常见的以非化脓性多关节炎为主的系统性结缔组织性疾病。若以关节外表现为主要症状时，如胸膜炎、心肌炎、肺炎、神经炎和血管炎等，就称为恶性类风湿关节炎或"类风湿病"。血管炎是类风湿关节炎的基础病理之一，其各种血管损害，大多数没有症状，仅在尸检时发现，所以一般没有临床意义。若发生多种血管（包括中等动脉、小动静脉及毛细血管）炎症性闭塞时，症状明显，甚至致死，总称为类风湿性血管炎（rheumatoid vasculitis，RV），在临床并不多见，占各种关节炎的 2%～5%。该病起病隐匿，发展快，病死率及致残率极高。据报道，典型的 RV 患者有类风湿关节炎病程长，类风湿因子和抗环瓜氨酸肽抗体升高、关节侵蚀破坏、吸烟史及类风湿结节等特点，也有患者在类风湿关节炎早期即出现 RV 表现。类风湿关节炎属于中医学痹证的范畴，而类风湿性血管炎就其病位来说，当属中医学脉痹的范畴，当发生溃疡、坏疽，则可属于痈疽、脱疽的范畴。随着本病发展可累及内脏各系统，发展为五脏痹。《素问·痹论》所谓"五脏皆有合，病久而不去者，内舍于其合也"。又由于本病有病程长、难以治愈的特点，又可归属于顽痹的范畴。

（二）病因病机

关于类风湿性血管炎的发病机制有多种学说，目前认为主要由免疫复合物引起，往往是 IgG 或 IgM 参与。直接免疫荧光检查发现在患者血管壁和损害组织间隙中有 IgG，IgM 和活化的补体成分，而在表皮与真皮连接处没有发现，这与系统性红斑狼疮有所不同。类风湿性血管炎的组织病理学变化为全层性血管炎，有炎症细胞浸润，以外膜和中层严重。在急性期血管壁上有抗体和免疫复合物沉积。其表现形式有 4 种：①闭塞性动脉内膜炎；②亚急性小动静脉炎；③严重而广泛的大血管坏死性动脉炎；④毛细血管炎和静脉炎。

中医学认为类风湿性血管炎的病因病机为先天禀赋不足，正气亏虚，感受风寒湿热之邪，痹阻于筋、脉、骨，气血运行不畅，发为痹证。

1. 风寒湿痹

外感风寒湿邪，侵袭入体，导致经络痹阻，气血运行不畅，不通则痛，发为痹证。

2. 风湿热痹

素体肥胖湿盛，复感风热之邪；或素体阳气偏盛，内有蕴热，复感风寒湿邪；或饮食不节，过食肥甘厚味，湿热内生；或外感湿热之邪；或湿邪日久化热，湿热留着于肢体、经络、关节，而成痹证。

3. 痰瘀阻络

风寒湿热之邪留着关节、经络日久，寒邪凝滞，湿邪阻痹，经络气血运行不利而变生瘀血、痰浊，深入筋骨，停留关节骨节，固结根深，难以逐除，痰瘀胶结，痹阻加重，疼痛剧烈，关节僵硬变形。

4. 精血方虚

患者病程日久，耗气损精，精血不足，肝肾亏损；或因情志不遂，忧思而伤心脾，气血生化不足，复感外邪而成痹病。

陈柏楠教授在长期的临床实践中，总结出本病急性期多为湿热痹阻脉络，可见热痹、血瘀之症，故治疗以清热利湿、活血通络为主；慢性期则多为血瘀、肝肾亏虚为主，治疗以益气活血为主，辅以滋补肝肾药物，取得良好疗效。

（三）临床表现

本病有类风湿关节炎的特有表现，如末节关节粗大、肿胀、疼痛和关节畸形，20%～30% 患者伴有类风湿性小结节，大小不等，由数毫米到 2～5 厘米或更大，常发生肘部伸侧或关节附近。也可发生在其他部位，不痛，也无压痛，数周后可自然消退，以后可复发。

在急性初发期，肢体出现皮下疼痛性结节、瘀斑及急性缺血症状，体温高，全身不适。通常类风湿性血管炎患者倾向于发病初期即有内脏表现。

在复发期，已有类风湿关节炎的特有表现，如末梢关节粗大、肿胀、疼痛和关节畸形，X 线片上有典型的骨关节影像（关节间隙小、骨端硬化、变形、脱钙和囊性变）等，易于诊断。

至慢性期，除关节病变外，手或足的末端有慢性缺血性表现，如皮温低，皮色苍白或紫红，握拳试验或泛红试验阳性；皮肤有营养障碍，表现为致密，弹性低、韧性大、萎缩、甲变形。严重时会有溃疡、小面积坏疽，足背和胫后动脉搏动减弱或消失。末节指或趾骨短缩，X 线片上看到有自溶现象。

1. 具体临床表现

由于受累血管部位不同，类风湿性血管炎的临床表现可以是多种多样的。

（1）内脏、眼部及神经损害

当侵犯心、脑、眼、肾、脾和肠系膜血管，使其狭窄或闭塞，可引起心包炎、肠系膜血管炎、外巩膜炎等，有多发性神经病变、紫癜、肾小球肾炎等不同表现。

（2）肢体血管炎

若侵犯末梢动脉，则主要累及肢体末梢和皮肤血管。手或足的末端有缺血性表现，如皮温低，皮色苍白或紫红，甲皱襞处有小的条状红棕色梗死，指甲及指端有小片出血，但握拳试验或泛红试验阳性，皮肤有营养障碍，表现为致密、弹性低、韧性大、萎缩、甲变形等。严重时会有溃疡、小面积坏疽，足背和胫后动脉搏动减弱或消失。末节指或趾骨短缩。在急性期，皮下出现疼痛性结节，双手出现雷诺现象，趾和指动脉闭塞后就会形成坏死病灶、溃疡或较大面积的坏疽。

2. 类风湿性血管炎分型

依血管炎发生部位可分为以下几种类型：

（1）全身性动脉炎型（Bevans 型）

本型除了风湿病症状外，尚同时存有肺炎、心内膜炎、心肌炎等血管炎损害。主要是内脏改变，所以其预后不良。

（2）末梢动脉型（Bywaters 型）

本型以四肢和皮肤血管炎为主。临床表现为多发性神经炎、皮肤溃疡、指（趾）坏疽、皮肤出血等症状。预后较好。

（3）肺炎型（也称全身感染型）

本型以肺纤维化为主要临床表现，其预后险恶。

（四）诊断与鉴别诊断

陈柏楠教授认为，详细的询问病史、规范的体格检查以及全面的辅助检查有助于明确类风湿性血管炎的诊断和鉴别诊断，尤其是本病易并发心、脑、眼、肾、脾和肠系膜血管等多器官病变，以确保做到早诊断、早治疗。

1. 诊断

参照恶性类风湿关节炎诊断指南（王兆铭《中国中西医结合实用风湿病学》）。

（1）依据项目 A

①多发性神经炎；②皮肤梗死或溃疡；③指端坏疽；④巩膜炎；⑤胸膜炎；⑥心包炎；⑦心肌炎；⑧肺炎；⑨皮下结节、紫癜、出血；⑩肠梗阻、心肌梗死等内脏缺血症状。

（2）依据项目 B

①疼痛肿胀的关节症状；②高热（38℃以上）、全身衰竭等严重的全身症状；③血管炎所引起的临床症状（依据项目 A 中至少有一项）；④应用小量类固醇制剂症状不减轻。

（3）病理改变有中小血管炎病理改变

（4）化验室检查

①红细胞沉降率增快（60mm/h 以上）；②类风湿因子阳性；③低补体血症；④白细胞增多（$1.0 \times 10^4/mm^3$ 以上），核左移；⑤血清 γ–球蛋白升高；⑥抗核抗体，LE 细胞；⑦X 线有明显骨质破坏。

诊断判断：在符合美国风湿病学会制定的类风湿关节炎诊断标准中"确定诊断"的基础上，具备项目 A 中至少 1 项及病理改变项者，或项目 A 中至少 2 项者，为确定诊断。至少项目 A 项及化验室检查项中 1 项为可疑诊断。在符合美国风湿病学会指定的类风湿关节炎诊断标准中"可能诊断"的基础上，至少具备以上其中 3 项以上为可疑诊断。应该指出，这些标准不是只为诊断而制定的，是为便于对大系列患者进行分类，以便总结流行病调查、药物试验和研究疾病的自然进程。因此，一些患者尤其是处于疾病早期阶段的患者，不符合这套人为规定标准的，并不能排除类风湿血管炎的可能。

2. 鉴别诊断

（1）多发性大动脉炎

本病好发于青年女性，其病变主要侵犯大血管，如主动脉弓及其分支等，临床上多以上肢、脑部缺血为主要症状，少数病例同时累及下肢动脉。受累动脉远端的动脉搏动减弱，甚至消失。有血管杂音，血压降低，甚至测不出。严重者可发生肢端坏疽。

（2）雷诺综合征

雷诺综合征多见于女性。多始发于手部，始发于足部者罕见，手足先后发病者临床上并非罕见。发病时手足冰冷，肤色具有苍白、青紫和潮红三相变化，常伴有麻木针刺感。发作间歇期，指（趾）可有疼痛和酸麻烧灼感。由于长期反复发作，指（趾）端出现营养障碍征，甚至浅表性坏死或溃疡，疼痛比较剧烈。

（3）结节性多动脉炎

其病变很广泛，常累及内脏，特别是肾脏，并有特征性沿动脉排列的皮下结节，大小如黄豆，有压痛和嗜酸性粒细胞增多以资鉴别。

（4）血管型白塞病

该病以细小血管炎为病理基础，口、眼、生殖器、皮肤症状为主。多有关节痛和结节性红斑而易误诊为风湿性关节炎或类风湿关节炎。关节症状发生率为 50% ～ 60%，但无功能障碍，也不遗留骨、软骨的破坏或畸形。

（5）变应性皮肤血管炎

该病局限于皮肤的小血管炎症。好发于小腿下 1/3 处，其次见于下肢、臀部、躯干等处，对称分布；皮损特点为多形性，表现为紫斑、瘀斑、斑丘疹、血疱、溃疡等；可有发热、关节痛、血沉快等全身症状；组织病理特点：类纤维素性坏死，开始于血管内膜或内皮下基质，然后波及整个血管壁，并伴有显著多形细胞反应及多数嗜酸性粒细胞浸润。

（五）治疗

陈柏楠教授认为本病治疗原则为去除致病因素、诱因，可以预防血管病的发生，延缓病变进程；积极治疗原发性疾病，为血管病治疗奠定基础；不失时机地治疗血管病，有利于原发性疾病的治疗。首先应对患者进行全面系统的检查、综合判断患者全身情况。类风湿性血管炎属于疑难杂症，其发病机制尚不明确，治疗前当结合临床症状体征，准确判断患者气血阴阳虚实和脏腑功能盛衰，判别正邪病机趋势。第二，足够疗程可以提高疗效。类风湿性血管炎主要是细小血管炎症，肢体末梢血液循环改善比较困难，所以治疗周期较长。溃疡和坏疽的处理按慢性动脉闭塞性疾病缺血性肢体的治疗原则进行治疗。对于各脏器的损害，还应该根据情况给以相应的治疗。本病应拟定长期治疗计划，以防止血管炎复发或恶化。第三，中西医结合治疗是根本大法。本病西医治疗主要以类固醇激素为主，抗风湿的药物仅仅是对症治疗，并不能防止血管炎症的发生发展，而免疫抑制剂又具有明显不良反应，所以中西医结合治疗本病是最佳选择。鉴于激素长期应用的不良反应，在使用激素的同时配合应用中药口服，兼顾祛邪和扶正，临床实践证明可减少激素的用量和不良反应的产生。

1. 中医辨证论治

陈柏楠教授运用中医药治疗类风湿性血管炎形成了自己独特的临证经验，主张病证结合，进行辨证施治时，既重视患肢的局部表现，也强调患者的脏腑功能、气血阴阳盛衰的整体情况。通常将本病分为五型。

（1）湿热蕴结型

证候：关节烦痛或红肿热痛，有积液，晨僵，肢体酸楚沉重，关节屈伸不利，或皮下结节硬痛，下肢溃疡，小面积坏疽，足背和胫后动脉搏动减弱或消失，伴有发热。舌质红，苔黄腻，脉滑数。

证候分析：湿热蕴结，阻于经络、肌肤及关节，则见皮肤结节，关节肿痛；湿热下注脉络，则可见下肢肿胀、热痛或肢端溃疡坏疽之证；湿热瘀血互结，痹阻经脉，则动脉搏动减弱或消失；湿热内蕴，则见发热；舌质红苔黄腻，脉滑数亦为湿热内蕴之象。

治法：清热解毒，活血祛湿。

方药：蒲蓝败毒饮。蒲公英、板蓝根、当归、生地黄、金银花、川芎、苍术、黄芪、车前草、赤芍、黄芩、独活、威灵仙、牡丹皮、黄柏、连翘。水煎服，日1剂。

方药解析：方中蒲公英、板蓝根、金银花、黄柏、连翘、黄芩清热解毒；生地黄、牡丹皮、赤芍、凉血活血；当归、川芎、独活、威灵仙活血化瘀通络；苍术、黄芪、车前草利湿解毒。诸药合用、寒温并用、攻补兼施。

（2）毒热炽盛型

证候：关节红肿，灼热跳痛，不可触近，皮下红斑，伴发坏疽性脓皮病，急性发热、多脏器缺血梗死的症状，心烦，口渴，溲黄，大便干，舌红苔黄或少苔，脉弦滑数。见于暴发性血管炎及类风湿性血管炎活动期。

证候分析：热毒壅滞关节，则见关节红肿，灼热跳痛，不可触近；热伤脉络，则见皮肤斑疹；热盛肉腐则见肢端溃疡或坏疽；热毒壅盛，充斥三焦，则见高热、烦躁；热盛伤阴则口渴；溲赤便干、舌红苔黄或少苔、脉象弦滑数，均为热毒炽盛之象。

治法：清热解毒，燥湿凉血。

方药：白鲜皮饮加减。白鲜皮、当归、连翘、秦艽、板蓝根、赤芍、苍术、黄芪、地肤子、金银花、苦参、牡丹皮、车前草、黄芩、独活、生地黄。水煎服，日1剂。

方药解析：方中白鲜皮、板蓝根具有清热解毒、祛风燥湿的作用，共为君药；牡丹皮、赤芍、当归、生地黄清热凉血活血，共为臣药；金银花、连翘功擅清热解毒，黄芩、苦参、地肤子、车前草清利湿热，黄芪、苍术健脾燥湿，助君药解毒清热祛湿之功效，共为佐药；独活、秦艽具有祛风湿、通经络、通痹止痛的作用，助君臣药力通达病所，共为使药。全方配伍，共奏清热解毒、燥湿凉血之效。若病变处红肿明显者为热毒严重，加用蒲公英；伴有肢体浮肿者为水湿较重，去车前草，加用车前子、薏苡仁；病变以红斑结节为主者为热毒瘀结，加用夏枯草；伴有关节疼痛、活动不利者为风湿痹阻，加用威灵仙、萆薢。

（3）瘀血阻络型

证候：周身关节疼痛剧烈，部位固定不移，关节屈伸不利，周围可见硬结，手或足的末端有缺血性表现，如皮温低，皮色苍白，甲皱襞处有小的条状红棕色梗死，皮肤有营养障碍征，表现为弹性低、韧性大、萎缩、甲变形，口渴不欲饮，或见午后及夜间发热。舌质紫暗，或有瘀斑、瘀点，脉细涩。

证候分析：邪客脉络，气血瘀滞，瘀血阻滞脉中，不通则痛，故见周身关节疼痛剧烈，部位固定不移，关节屈伸不利；脉络瘀阻，故可见硬结；血行不畅，不能荣养四末，则见手或足的末端皮温低，皮色苍白，甲皱襞处有小的条状红棕色梗死及皮肤营养障碍表现；口渴不欲饮，或见午后及夜间发热，舌质紫暗，或有瘀斑、瘀点，脉细涩皆为血瘀之象。

治法：活血化瘀，祛风胜湿。

方药：活血通脉饮加减。丹参、金银花、赤芍、土茯苓、当归、川芎、威灵仙、地龙、穿山甲。水煎服，日1剂。

方药解析：方中丹参、赤芍、当归、川芎活血化瘀，穿山甲、地龙通络散结止痛，金银花、土茯苓清解郁热，威灵仙祛风湿止痛。上药共用之可有活血化瘀、祛风胜湿的功效。

（4）寒湿阻络型

证候：肢体末端发凉怕冷，皮色苍白，出现雷诺现象，肢体关节疼痛，肿胀或重着，局部皮色不红，触之不热，晨僵，关节屈伸不利，得热痛减，或见恶风发热，肌肤麻木不仁。舌质淡红，苔薄白，脉弦紧或浮缓。

证候分析：寒为阴邪，易伤阳气，"阳虚则外寒"，故肢体末端发凉怕冷，皮色苍白，出现雷诺现象；寒湿阻络则经脉不通，不通则痛，则见肢体关节疼痛，肿胀或重着，局部皮色不红，触之不热，晨僵，关节屈伸不利，得热痛减；营卫不和则见恶风发热，肌肤麻木不仁；舌质淡红，苔薄白，脉弦紧或浮缓亦为寒湿阻络之象。

治法：祛风散寒，除湿通络。

方药：阳和汤加味。熟地黄、炙黄芪、鸡血藤、党参、当归、桂枝、白芥子、干姜、鹿角胶、制附子、红花、炙甘草、麻黄。水煎服，日1剂。

方药解析：方中鹿角胶，熟地黄大补精血；麻黄、桂枝、干姜通阳开痹；白芥子祛痰；红花、当归、鸡血藤活血化瘀通络；

党参、黄芪、当归补益气血。诸药共用有祛风散寒、除湿通络之效。

（5）肝肾亏虚型

证候：痹病日久，患肢顽麻疼痛，筋挛肉萎，骨节肿大，身体羸瘦，腰膝酸软，神疲乏力，头晕耳鸣。苔少，舌体瘦削，脉细弱。多为本病晚期。

证候分析：痹病日久不愈，损伤正气，而致肝肾亏虚，气血不足。肾藏精、主骨生髓，肝藏血而主筋，肝肾亏虚，则髓不能满，筋骨失养，气血不行，痹阻经络，故患肢顽麻疼痛，筋挛肉萎，骨节肿大，身体羸瘦；腰为肾之府，肾虚下元虚惫，故腰膝酸软无力；肝肾亏虚，精血不足，脑失所养，故头晕耳鸣；气虚则神疲乏力；血亏心失所养，故心悸气短；舌脉亦为肝肾亏虚、气血不足之象。

治法：补肝肾益气血，活血通络。

方药：桑萸复元汤。桑寄生、山萸肉、鸡血藤、夏枯草、当归、川芎、赤芍、熟地黄、杜仲、葛根、白术、茯苓、黄芪、独活、川牛膝、连翘。水煎服，日1剂。

方药解析：桑寄生补肝肾、强筋骨，山萸肉平补阴阳，二者配伍共为君药。当归补血活血，黄芪健脾益气、托毒生肌；熟地黄滋阴补血、益精填髓；三药合用，共为臣药，补气生血、活血通痹之效。赤芍、连翘清热解毒；独活、杜仲、川芎、川牛膝行气逐瘀通经；白术健脾益气，此七药共为佐药，可补肝肾气血之亏虚，行气血运行之瘀滞。川牛膝又可引血下行，兼为使药。诸药合用，标本同治，共奏补益肝肾气血、活血通络解瘀毒之效。

2. 中成药的运用

（1）新癀片每次0.64mg，每日3次，口服。是一种新的抗炎镇痛、清热解毒、散瘀消肿的治疗风湿性关节炎的药物。

（2）昆明山海棠片每次 3 ～ 6 片，每日 3 次，口服。每日最大剂量不能超过 18 片。

（3）雷公藤片每次 1 ～ 2 片，每日 3 次，口服。为雷公藤提取物雷公藤总苷。

（4）风痛宁片每次 40mg，每日 3 次，口服。3 个月为 1 个疗程。为青风藤提取物，其主要有效成分是盐酸青藤碱。

（5）火把花根片每次 3 ～ 5 片，每日 3 次，口服。系采用我国西南地区特有中草药原料研制而成，具有与激素、免疫抑制剂及非甾体抗炎药等不同作用特点的新型纯中药制剂，具有抑制病理性免疫反应、抗炎、镇痛等作用。

3. 中医外治法

（1）熏洗疗法

活血消肿洗药熏洗患肢，每日 1 ～ 2 次，每次 0.5 ～ 1 小时，适用于肢体缺血、瘀血者。活血止痛散熏洗患肢，每日 1 ～ 2 次，每次 0.5 ～ 1 小时，适用于肢体缺血、瘀血者。

（2）酊剂疗法

马黄酊或丹参酊外涂患处，每日 3 ～ 4 次。适用于肢体红肿疼痛者。

4. 静滴中药制剂

（1）疏血通注射液 6mL 加入生理盐水或 5% 葡萄糖注射液 500mL 中，静脉滴注，日 1 次，15 天为 1 个疗程。

（2）丹参注射液 20mL 加入生理盐水或 5% 葡萄糖注射液 500mL 中，静脉滴注，日 1 次，15 天为 1 个疗程。

（3）血塞通注射液 0.4g 加入生理盐水或 5% 葡萄糖注射液 500mL 中，静脉滴注，日 1 次，15 天为 1 个疗程。

（4）清开灵注射液 60 ～ 80mL 加入生理盐水或 5% 葡萄糖注射液 500mL 中，静脉滴注，日 1 次，15 天为 1 个疗程。

（5）脉络宁注射液 40mL 加入 10% 葡萄糖溶液 500mL 中，静脉点滴，日 1 次，15 天为 1 个疗程。有补益肝肾、养阴清热、活血化瘀之功效。

5. 西医治疗

（1）治疗原则

①祛除致病因素、诱因，可以预防血管病的发生，延缓病变进程。

②积极治疗原发性疾病，为血管病治疗奠定基础。

③不失时机地治疗血管病，有利于原发性疾病的治疗。

（2）一般治疗

患者如有发热、关节肿胀疼痛及全身不适，应卧床休息。

（3）药物治疗

类风湿关节炎的药物治疗主要有非甾体类消炎止痛药（也称第一线药物）和控制病理进展的、慢作用抗风湿病药物（也称第二线药物），如氯喹、氨甲蝶呤、金制剂、青霉胺及其他免疫抑制剂等药物。肾上腺皮质激素不作为首选药物，只在全身症状较明显、关节滑膜炎症较重时为改善症状而使用，因为肾上腺皮质激素并不能改变类风湿关节炎的病理进程。有血管炎者可适当应用肾上腺皮质激素、细胞毒药物或两者合用。但对于几乎没有危及生命的症状，不宜过度治疗。

1）急性期治疗

①非甾体类抗炎药

布洛芬：每次 0.2 ～ 0.4g，每日 4 次，口服。

双氯芬酸：25mg，每日 3 次，口服。

扶他林肠溶糖衣片（双氯芬酸钠）：25mg，每日 3 次，口服，能解除关节疼痛，改善关节活动能力，是一种较为有效的抗炎新药。

扶他林乳胶剂（双氯芬酸二乙胺盐）：每日 3 ～ 4 次，局部适量涂布，通过皮肤被人体吸收，由于乳胶剂的凉爽作用使患者立刻产生疼痛缓解的感觉。

②肾上腺皮质类固醇激素：尤其在类风湿性血管炎急性活动期及高热期，可用皮质类固醇激素治疗，用中等剂量或大剂量有效。也有人主张中等剂量的皮质类固醇激素及环磷酰胺合并应用，能收到较好的疗效。泼尼松：5 ～ 10mg，每日 3 次，口服。症状改善后，改为维持量，每日 1 次泼尼松 5mg（生理剂量），然后逐渐微减至停服。地塞米松：20 ～ 30mg，每日 1 次，静脉滴注，逐渐减量，应用 7 ～ 10 天。倍他米松：1mg，每日 3 次，口服。3 天后逐渐减量，一般服用 15 天左右。

③金制剂：金诺芬：3mg，每日 2 次，口服。需定期检测尿常规、肾功能。

④D-青霉胺：每日 300mg，口服。以后每两周增量一次 300mg，至每日 1800mg 为止，疗程 12 个月。若效果好，则可减量，直至维持量，每日 125mg 即可。

⑤免疫抑制剂：能改善症状，适用于严重类风湿性血管炎活动期，如出现免疫复合物升高、低补体血症及高滴度类风湿因子时。硫唑嘌呤：每次 <25mg，每日 2 ～ 3 次，口服，症状好转后，逐渐减量，以原剂量的 1/2 ～ 1/3 维持 3 ～ 6 个月或更长，用药期间应定期检查血、尿常规及肝、肾功能。环磷酰胺：每次 <50mg，每日 2 次，口服，症状好转后，逐渐减量，以原剂量的 1/2 ～ 1/3 维持 3 ～ 6 个月或更长，不良反应比硫唑嘌呤多，而且较严重，用药期间应定期检查血、尿常规及肝、肾功能。

⑥氯喹：每日 25mg，口服。疗效一般在治疗 1 ～ 3 个月后出现。服药前应先做眼科、心电图检查。

⑦氨苯砜：治疗可能有效。

⑧胸腺肽：30mg 加入 5% 葡萄糖 500mL 中，每日 1 次，静脉滴注，15 天 1 个疗程。

⑨如有末梢急性缺血改变和有小的坏死灶，可选用下列药物，使周围循环得到改善。尿激酶：10 万～ 20 万单位加入生理盐水 250mL 中，静脉滴注，日 1 次，10 天为 1 个疗程。阿司匹林：75 ～ 100mg，日 1 次，口服。潘生丁：25 ～ 50mg，每日 3 次，口服。维脑路通：1500 ～ 2000mg，静脉滴注，日 1 次，15 天为 1 个疗程。前列地尔：10 ～ 20μg，静脉滴注，日 1 次，15 天为 1 个疗程。

2）慢性期治疗：由于类风湿性血管炎主要是细小血管炎症，所以肢体末梢血液循环改善比较困难。溃疡和坏疽的处理按慢性动脉闭塞性疾病缺血性肢体的治疗原则进行治疗。对于各脏器的损害，上述方法同样有效，还应该根据情况给以相应的治疗。对类风湿性关节功能的改善，应拟定长期治疗计划，以防止血管炎复发或恶化。

（4）手术治疗：如发生趾、指坏疽者，应施行坏死组织切除术；严重肢体坏疽感染，应在积极治疗的基础上，施行截肢手术。

十二、肢体淋巴水肿

（一）概述

肢体淋巴水肿（lymphedema of limb）系由淋巴管解剖变异或功能障碍致淋巴液聚集在皮下组织，继而引起纤维增生、组织肿胀，后期出现脂肪硬化、筋膜增厚、皮肤粗糙、硬如象皮，故有象皮肿之称。临床特点：以下肢为最常见，水肿自肢体远端开始，起病缓，呈进行性加重。肢体淋巴水肿临床上分为原发性淋巴水肿和继发性淋巴水肿。本病属于中医学大脚风、膗病、脚气等范畴。

（二）病因病机

西医学认为淋巴水肿实质上是"淋巴平衡失调"，这种失调导致了淋巴液在皮下组织积聚。根据引起淋巴平衡失调的原因可将淋巴水肿分为原发性和继发性两类。原发性淋巴水肿是一种淋巴结构先天性异常病变，主要因淋巴管缺如、淋巴管发育不良或过度增生所致。继发性淋巴水肿可由于外伤、炎症、肿瘤、丝虫病感染、淋巴结清扫术、放射治疗等，造成淋巴管缺损、狭窄及闭塞，使淋巴液回流受阻，淤积于皮肤下层组织间隙内，形成淋巴性水肿。在我国以丝虫性肢体淋巴水肿及链球菌感染性淋巴水肿为常见。因肿瘤行乳房、盆腔及腹股沟部淋巴结清扫术和放射治疗后引起的上肢和下肢淋巴水肿亦不少见。虽然引起淋巴水肿的病因不同，但病理改变基本一致。初期，因淋巴液回流受阻，组织发生淋巴水肿。由于积聚在组织间的淋巴液含有丰富的蛋白质，为成纤维细胞的增生和细菌的感染提供了条件。皮内和皮下组织逐渐纤维化，患肢易继发丹毒。久之，皮肤肥厚、粗糙、坚硬，甚至出现裂纹和疣状增生物。皮下也因脂肪组织变性和纤维结缔组织增生而极度增厚，形成典型的象皮肿。中医学认为本病的形成，多因湿热之邪浸渍肌肤，流注下肢，或脾虚水停，湿遏气阻，致使气血阻塞不通，水津外溢发为肿胀。病积久延，正气益伤，气虚血瘀，瘀血阻络，则发肌肤粗糙、坚硬等症。总之，本病证属本虚标实。初期多为湿热阻滞之实证；病至后期，则为气滞血瘀或气虚血瘀之虚实夹杂证。

陈柏楠教授通过长期的临床实践，为肢体淋巴水肿系三焦水道不利，认为《素问·灵兰秘典论》曰"三焦者，决渎之官，水道出焉"，指出肝的疏泄功能在调畅精血津液运行输布中起到重要的作用。同时，肺、脾、肾三脏在水液代谢中亦占有重要地位。故临床辨证中既重视疏肝调畅气机，又需要调节肺、脾、肾三脏功能，才可取得满意的临床疗效。

（三）临床表现

肢体淋巴水肿多发生于有外伤、手术广泛切除、放射治疗、丹毒、肿瘤和丝虫病等病史及家族史的患者，尤其是肿瘤术后和有复发性丹毒病史的患者。肢体淋巴水肿以下肢多见，上肢较少。一般单侧发病，亦可双侧同时发病。起病时，可无诱因，亦可因感染、外伤或手术等而引起。水肿先从肢体远端部位开始，下肢在足、踝部，上肢在手背和腕部比较明显，逐渐向近心端发展。先天性淋巴水肿中，90%者发生在下肢，病变范围不超过膝关节；后天性淋巴水肿可蔓延至整个肢体。轻症淋巴水肿患者可无任何自觉症状，较重者则有肢体胀感和行走时下肢沉重感。早期病变皮肤柔软，用手指按压时可呈现明显的凹陷性压窝。抬高患肢和卧床休息后肢体肿胀可以消失或减轻。随着病变进展，皮下组织发生纤维结缔组织增生，肢体变粗肿而硬，皮肤增厚，弹性消失，指压时凹陷性压窝不明显，休息和抬高患肢都不能使肿胀消减。肢体淋巴水肿极易发生溶血性链球菌感染，经常有丹毒发作，局部皮肤呈焮红、灼热，边界非常清楚，疼痛和压痛明显，伴有寒战、高热，白细胞增多等全身反应。经治疗后体温很快降至正常，但局部症状往往持续较长时间方能消退。有些病例呈慢性丹毒，全身症状不明显，而肢体经常潮红、焮热。由于丹毒反复发生，造成更多的淋巴管阻塞，淋巴液淤积日益加重，皮肤极度增生、肥厚、坚韧，发生慢性溃疡，久不愈合。

国际淋巴学会（International Lymphology of Society）将淋巴水肿分为三级。

轻度（Ⅰ级）：对水肿肢体加压可出现凹陷，肢体抬高时水肿大部分消失，无纤维化样皮肤损害。

中度（Ⅱ级）：加压时，水肿肢体不出现凹陷，肢体抬高时水肿部分消失，有中度纤维化。

重度（Ⅲ级）：出现象皮样皮肤变化。

2020 年由中华整形外科学会分会淋巴水肿学组发布《外周淋巴水肿诊疗的中国专家共识》将肢体淋巴水肿的病程分为Ⅰ～Ⅳ期。

Ⅰ期：凹陷性水肿，肢体抬高后水肿可小腿。和"静脉"水肿相比较，组织中聚集的水肿液蛋白质含量较高，可能出现各种增殖细胞的增加。

Ⅱ期：肢体抬高后水肿不消退。后期随着皮下脂肪和纤维化的生成，水肿不再呈现凹陷性。

Ⅲ期：非凹陷性水肿，肢体增粗，肢体变硬，皮下脂肪进一步沉积和纤维化。

Ⅳ期：又称象皮肿，属淋巴水肿晚期，病变软组织异常增生肥大，出现皮肤病变，如棘皮症、皮肤增厚角化、疣状增生。

（四）诊断与鉴别诊断

1. 诊断

陈柏楠教授认为，详细的询问病史对于明确肢体淋巴水肿的诊断和鉴别诊断至关重要，体格检查和辅助检查必不可少。

（1）询问病史

详细了解患者发病年龄，有无丹毒反复发作病史，有无足癣、创伤、肿瘤或手术后等病史，有无丝虫病疫区居住史。

（2）体格检查

早期肿胀常因体位不同而有变化，肿胀的皮肤柔软、光滑。

后期淋巴水肿皮肤粗糙，似橘皮，皮肤坚韧形成"象皮肿"。淋巴水肿的患者，应排除各种肿瘤疾患。

（3）辅助检查

1）化验室检查：淋巴水肿并发丹毒时，常有白细胞计数增加。若病情严重，合并有败血症时，血液中可培养出细菌；而丝虫病性淋巴水肿，早期在血液中可以查出微丝蚴。

2）X线淋巴造影

①原发性淋巴水肿：淋巴管数的减少及其形态异常；还可见到淋巴管中断受阻、淋巴管扩张扭曲、淋巴管侧支通路形成以及淋巴管外渗征象。

②继发性淋巴水肿：可见淋巴管中断阻塞、扩张、扭曲、淋巴管侧支以及淋巴管外渗征象，如是癌肿转移到淋巴结致使淋巴管阻塞者，还可见到淋巴结增大、增多，形态不规则，呈虫蚀样边缘缺损。

③其他：为了排除或区别淋巴病变的原因，亦可行诊断性穿刺组织液分析和同位素淋巴管造影检查。

2. 鉴别诊断

（1）下肢深静脉血栓形成

早期肢体淋巴水肿与下肢深静脉血栓形成都具有凹陷性水肿和抬高患肢后水肿程度可以明显减轻的特点，有时可能混淆。但下肢深静脉血栓形成发病急，数小时后水肿迅速发展为整个肢体，有明显的疼痛和压痛，伴有浅静脉扩张和曲张。而淋巴水肿绝少是急性的，一般无痛苦，没有浅静脉扩张。此外，对不能排除静脉堵塞导致水肿时，可行顺行性静脉造影检查以明确诊断。

（2）下肢深静脉瓣膜功能不全

不论原发性还是继发性下肢深静脉瓣膜功能不全，由于静脉血液倒流，都可产生下肢水肿，晚期病例，皮肤亦发生纤维性硬化，弹力减低。但水肿只限于小腿的下 1/3 部位，有明显下肢静脉曲张，时常并发皮肤色素沉着、湿疹样皮炎和顽固性溃疡等。

（3）Klippel–Trenaunay 综合征

本病是一种少见的先天性静脉畸形，除肢体粗肿与淋巴水肿相仿外，有明显的静脉曲张，下肢骨骼增长，患肢皮肤有葡萄酒样红色血管瘤或斑痣，可供鉴别诊断。

（4）神经纤维瘤

下肢的巨大型神经纤维瘤，皮肤增厚、粗糙坚硬，有赘瘤形成等，应结合病史和其他检查予以鉴别。

（5）全身疾病性水肿

营养不良、肾病、心功能不全、肝病及黏液性水肿等均可发生双下肢水肿。当下肢淋巴水肿呈双侧性时，应注意予以鉴别，通常经过详细询问病史，体格检查和必要的化验检查、B 超等，亦不难鉴别。

（五）治疗

陈柏楠教授认为该病患者因各种原因导致水液代谢失常，水湿内停，郁结日久而化为湿毒之邪，湿毒内蕴为该病的核心病机，而内蕴之湿毒又常间夹瘀、热等发病要素，互相胶结，而成湿瘀、湿热等证。故临证治疗时以"清解湿毒"为基本治疗原则，具体可采用包括清热解毒、祛风除湿、利水渗湿、活血利湿等多种治疗方法，治疗中善用利水渗湿药物，多循肺、脾、肾三脏经络而治，从而使水道调达通畅，而水肿自消。同时，立足于气机理论，所用药物中以归肝经药物居首位，善于从肝论治，调畅气机，肝经和则诸脏腑气机畅达，水津得以正常输布，从而达到消除水肿的治疗效果。陈柏楠较少在临证治疗下肢淋巴水肿还非常重视攻补兼施，使扶正不恋邪，祛邪不伤正，尤其善用健脾药物。此外陈柏楠教授还非常重视中医外治法，临证时结合先进的西医学设施，通过长期的临床观察、验证，提出中药熏洗疗法、患肢气压治疗并弹力绷带外缠的序贯治疗方法，有效缓解了肢体的肿胀，减轻了患者的痛苦，疗效显著，简便验廉。

1. 中医辨证论治

（1）寒湿阻络型

证候：肢体肿胀，皮色不变，按之凹陷，走路时有沉重感觉，伴形寒肢冷，苔白腻，脉沉濡。

证候分析：寒湿之邪浸渍肌肤，流注于下肢，寒湿阻遏，脉络不通，水津外溢发为肿胀。病积久延，正气益伤，气虚血瘀，瘀血阻络，则有肢体沉重畏寒。本证多见于慢性淋巴水肿。

治法：温阳行水，活血通络。

方药：真武汤加减。茯苓、生桑叶、益母草、白术、白芍、赤小豆、制附子、王不留行、肉桂、甘草。水煎服，日1剂。

方药解析：方中制附子、肉桂温肾助阳，以化气行水，温运水湿；茯苓、白术健脾利湿；白芍利小便、行水气；王不留行、益母草活血通络；生桑叶利水消肿。上药共用之以温阳行水、活血通络。

（2）湿热下注型

证候：患肢皮肤焮红灼热，边界清楚，疼痛和压痛，伴有寒战、发热等全身症状，苔黄腻，脉滑数。

证候分析：湿热之邪侵袭脉络，脉络滞塞不通，水津外溢而发红肿胀痛；舌红，苔黄、脉数为有热，舌体胖大、苔腻、脉滑为有湿邪。

治法：清热解毒，活血祛湿。

方药：蒲蓝败毒饮。蒲公英、板蓝根、当归、生地黄、金银花、川芎、苍术、黄芪、车前草、赤芍、黄芩、独活、威灵仙、牡丹皮、黄柏、连翘。水煎服，日 1 剂。

方药解析：方中蒲公英、板蓝根、金银花、黄柏、连翘、黄芩清热解毒；生地黄、牡丹皮、赤芍、凉血活血；当归、川芎、独活、威灵仙活血化瘀通络；苍术、黄芪、车前草利湿解毒。诸药合用，寒温并用、攻补兼施。

（3）痰凝血瘀型

证候：肢体肿胀，皮肤厚硬，按之不凹陷，或发生慢性溃疡，久不愈合。可伴有胸胁胀痛或面色少华，乏力。舌质淡暗或有瘀斑，苔薄白，脉弦涩或沉涩。

证候分析：脾气亏虚，痰浊内生，痰瘀互结，脉络阻滞，故发患肢增粗坚硬，皮肤粗糙诸症。脾气虚，故面色少华，乏力。土虚木侮，肝失调达，故胸胁胀痛。而舌暗，边有瘀斑、脉涩，均属瘀血之证。

治法：调补脾肾，活血利湿，化痰散结。

方药：寄生黄芪汤。桑寄生、薏苡仁、车前子、威灵仙、黄芪、当归、川芎、苏木、泽兰、连翘、桑枝、僵蚕、姜黄、黄柏、升麻、苍术。水煎服，日 1 剂，药渣可煎汤外洗。

方药解析：方中桑寄生、黄芪温补脾肾，辅助正气；薏苡仁、车前子、泽兰、苍术、威灵仙、桑枝、苏木利水渗湿、活血通络；当归、川芎、僵蚕、姜黄行气活血、化痰通络；连翘、黄柏清热利湿；气为血之帅，升麻可升举阳气，协助行气补气药，调畅气机，气行则血行。诸药合用，可温补脾肾、益气活血，气血畅行，则水肿自消。痰瘀重者，可加夏枯草、郁金加强行气散结之功。

2. 中医外治法

我国运用烘绑疗法治疗慢性肢体淋巴水肿，历史悠久，疗效显著，是民间主要的外治疗法。陈柏楠教授临床实践中，重视外治法的应用，提出了中药熏洗疗法、患肢气压治疗并弹力绷带外缠的序贯治疗方法，能有效地缓解症状，避免象皮肿发生。其机制为先通过反复热效应刺激，使组织温度升高，组织代谢活动加强，再以外在的物理压力对抗淋巴管壁的跨壁压，促进淋巴管的再生、侧支循环的开放与淋巴液的回流，从而达到消除淋巴水肿的治疗目的。

（1）外敷疗法

适用肢体淋巴水肿各期。方药：复方消肿散。方法：红花等碎末，加入芒硝、冰片内混匀，装入布袋内，外敷患肢，待布袋湿后，取下，将其晾干后再用。陈柏楠教授认为芒硝外用具有清热软坚、消肿止痛之功；红花有活血通经、祛瘀止痛之效；冰片气味芳香，穿透力强，能通诸窍、散郁火，外用有清热止痛、防腐止痒功效，正如《本草经疏》所言："芳香之气，能辟一切邪恶；辛热之性，能散一切风湿。"上药合用，外敷患肢，渗透到皮下，共奏活血通络、消肿止痛之功。

（2）熏洗疗法

活血消肿洗药（组成：丹参、赤芍、红花、鸡血藤、苍术、延胡索、木瓜等）或活血止痛散（组成：透骨草、延胡索、当归尾、姜黄、花椒、海桐皮、威灵仙、川牛膝、乳香、没药、羌活、苏木、红花等）。水煎外洗，日1剂。用于慢性淋巴水肿。

3. 西医治疗

西医治疗的目的是排除淤积的淋巴液，防止淋巴液的再积聚，切除已不能康复的纤维硬化组织。

（1）一般治疗

①穿医用弹力袜或绑扎弹性绷带。

②注意保护患肢，防止外伤和感染。如淋巴水肿肢体并发感染，则必须应用中西医结合方法有效地控制感染。

③下肢淋巴水肿时宜经常抬高患肢，以利于淋巴回流。可做肢体向心性按摩。或用特制的一种肢体肿胀治疗仪，将患肢伸入气囊套内，然后从肢体远端到近端定时有节律的施加压力，促使组织间积液的回流，起到消肿之效。

（2）药物治疗

①适当使用利尿剂，可以减少体内水分，对肢体淋巴水肿能起到一定消肿之作用。

②肢体有感染或者丹毒发作时，需行抗生素治疗，可根据细菌培养及药敏试验结果选用有效抗生素，一般以青霉素为多用。

（3）手术治疗

随着肢体淋巴水肿发病机理的不断阐明，近一个世纪以来，外科治疗不断改变，但很多方法因为疗效不佳而被废弃。现将临床应用的几种方法介绍如下。

①淋巴管静脉吻合术：1977年O'Brien首先报告用淋巴管静脉吻合术治疗四肢淋巴水肿，效果良好。我国刘均墀、朱家恺等（1986年）报告，自1979年以来用淋巴管静脉吻合术治疗四肢阻塞性淋巴水肿及乳糜尿共100例，其中四肢淋巴水肿61例，继发性淋巴水肿44例，术后近期效果较好，有效率达91.8%，而远期效果不够理想，有效率为62.1%。对炎症发作的控制较好，在随访病例中，有26例伴有炎症发作的，术后无炎症发作或发作次数明显减少，炎症较轻的有21例，占80%。淋巴管静脉吻合术主要是解决淋巴管阻塞问题，在患肢远段或阻塞部位以下做淋巴管静脉吻合术，更新建立淋巴液回流的通路，通过"短路"使潴留的淋巴液得以直接进入血液循环，消除水肿，达到治愈目的。但对由于长期淋巴水肿所引起的局部病理改变，如皮下纤维结缔组织增生、淋巴管扩张、瓣膜失效等，则难以解决。因此，这种手术只适用于轻度淋巴水肿伴有反复炎症发作的病例，或者

中度淋巴水肿皮肤松软者。对严重象皮肿，皮肤增厚、硬化，皮下纤维结缔组织增生明显者不可应用。

②网膜移植术：1966 年 Goldsmith 应用带蒂大网膜移植术治疗肢体淋巴水肿，使半数病例水肿情况改善。开腹后由胃部一侧游离大网膜至胃的另一侧，形成带完整血运的长蒂，穿出腹腔，经腹股沟韧带后方与髂血管前方到达腿部。然后在大腿部做纵形斜切口，剥离切除水肿的结缔组织、脂肪及筋膜。将网膜展开覆盖于腿前面的肌肉之上，周围用可吸收的细线缝合固定。术后注意防止发生内疝、血栓、坏死相感染。

③病变组织切除植皮术：主要用于严重象皮肿病例，患肢明显增粗，周径超过健侧 10cm 以上，皮肤角化粗糙，甚至有疣状增生或团块状增生物，皮下纤维结缔组织增生明显、变硬，用其他疗法无效者。手术时，将患肢病变皮肤、皮下组织，连同深筋膜一起完全切除，创面彻底止血后，再取健康自体皮或从患肢切下的标本上取皮来覆盖创面。这种手术虽然创伤较大，术后留有广泛的植皮后瘢痕，但术后肢体明显变细，患者感到满意。对严重肢体淋巴水肿来说，仍不失为一种比较合乎理想的手术。

④皮肤成形术：1962 年 Thompson 设计了这种手术，在患肢的一侧做纵形长切口，向切口的前、后潜行剥离，直达前后方的中线。将切口内的皮下组织与深筋膜一并切除，裸露正常肌肉组织。将皮肤修薄，沿切口后方皮瓣边缘，在宽 3～5cm 范围内，削除其表皮，并缝至肌肉间隙血管附近。然后剪除切口前方皮瓣多余部分。缝合伤口。创口内置放负压引流管。完全愈合几个月后，再行第 2 期手术。由于皮瓣埋入到深部肌肉间隙，打断了深筋膜的阻隔，促使深、浅淋巴交通，改善了淋巴引流，同时因行部分病变组织切除肢体得以缩小，疗效优于单纯切除术。

第二节　其他外科疾病临证经验

一、丹毒

（一）概述

丹毒（erysipelas）是由链球菌感染引起的皮肤网状淋巴管及浅层蜂窝组织的急性炎症。中医亦称丹毒。其特点是患处掀赤灼热，迅速向外扩大，伴有头痛、恶寒、壮热等全身症状，多反复发作。本病好发于小腿，其次是头面部。小腿丹毒又称"流火"，头面丹毒又称"抱头火丹"。本病是淋巴系统常见疾病。女性患者多于男性，40 岁以上发病率较高，本病常年均可发病，但以夏秋季节多见。90% 以上为急性发作，甚至呈闪击式发病。近年来，初发性丹毒发热达 38 ～ 40℃和局部疼痛者明显增多；复发性丹毒局部症状重和畏寒者增多。

（二）病因病机

引起丹毒的病原菌为乙型溶血性链球菌，有时亦可由金黄色葡萄球菌引起。病原菌往往经足部轻微皮肤伤口侵入，在小腿部发病，或因口、鼻、眼结合膜等处急性化脓性感染病灶扩散，在面部发生丹毒，此为累及皮肤及浅层蜂窝组织的一种特殊类型的蜂窝组织炎，蔓延迅速。病变区域的淋巴管和毛细血管明显扩张，周围有水肿及淋巴细胞、中性粒细胞为主的炎性浸润。浸润涉及真皮层，严重的达皮下组织。一般不化脓，没有明显的组织坏死。

中医学认为凡发生于头面部者为天行邪热疫毒之气，或风热之邪化为火毒。发于腰胯者为肝经火旺，脾经湿热相煎而成。发于下肢者，为湿热下注，化为火毒。发于小儿者，则由于胎火、胎毒所致。总之，本病之起总由血热火毒为患。

陈柏楠教授总结丹毒为内有血热，外感湿热邪毒，认为肝胆湿热亦是病因之一，病机为"热毒内伏"，热邪成毒，则局部红肿如云，发热，口干唇燥，舌红苔薄黄，脉浮数。若热毒内攻，则红肿迅速蔓延，势入燎原，壮热神昏，谵语烦躁，头痛，便秘溲赤，舌红绛，脉洪数。

（三）临床表现

病变初起多伴有畏寒、发热、头痛、胃纳不佳、便秘、尿赤等全身症状，经 12～24 小时后，体温突然升高，可达 38～40℃。局部症状，先起小片红斑，很快蔓延成大片鲜红，稍高起皮肤，其色深红，状如涂丹，与周围皮肤分界明显，有明显的灼热感，但疼痛多不太剧烈。压之皮肤红色减退，抬起手指后，红色又很快恢复。随病程进展，红色向四周扩延，其中央部分红色逐渐变浅，脱屑，呈棕黄色。附近淋巴结肿大、疼痛、压痛。头皮发生丹毒时，因头皮组织致密，局部肿胀不甚明显，但疼痛剧烈。面部丹毒多由口、鼻部感染扩散而形成，故常以口、鼻为中心呈对称性蝴蝶状红斑。下肢丹毒多有复发倾向，反复发作后可造成淋巴管阻塞，形成肢体淋巴水肿。游走性丹毒可一面消退，一面发展，一般预后良好，经 5～6 天后消退，皮色由鲜红转为暗红，最后脱屑而愈。初生儿或老年体弱，火毒甚者易致内攻，症见壮热烦躁，神昏谵语，恶心呕吐，预后不良。

陈柏楠教授认为，该病易反复发作，损伤淋巴系统，可造成淋巴管阻塞，与肢体淋巴水肿互为因果，形成恶性循环。虽然肢体及生命预后良好，很少有大疱型及化脓型丹毒发生，但严重影响患者生活质量。

（四）诊断与鉴别诊断

陈柏楠教授认为，在明确丹毒的诊断和鉴别诊断中，详细询问病史，了解发病特点，控制诱发因素尤为重要。

1. 诊断

（1）询问病史

通过询问，了解患者是否有皮肤、黏膜破损或足癣等病史。如在小腿者，多有皮肤破损、足癣史；在头面部者，多有口、鼻、眼结合膜等处急性化脓性感染病灶。是否先有发热、畏寒或寒战、头痛、咽喉肿痛等病史。

（2）体格检查

病变处皮肤呈现片状充血，皮色鲜红，与周围皮肤分界明显。有明显的灼热感，但疼痛多不太剧烈。压之皮肤红色可减退，抬起手指后，红色又很快恢复。红斑上有时可出现水疱、紫斑，但极少化脓或皮肤坏死。附近淋巴结肿大与压痛。随病程进展，红色向四周扩延，其中央部分红色逐渐变浅，脱屑，呈棕黄色。

（3）辅助检查

血常规检查中血白细胞总数及中性粒细胞计数明显增高，红细胞沉降率增快。

2. 鉴别诊断

（1）过敏性皮炎

颜面丹毒与过敏性皮炎均可见脸面焮热红肿，但后者边界不明显，亦无恶寒、发热等全身症状。而有服药或食物过敏史。

（2）接触性皮炎

本病常有接触过敏物质，皮损以肿胀、水疱、丘疹为主，伴焮热、瘙痒，一般无明显全身症状。

（3）类丹毒

本病多发生于手部，与职业有关，来势慢，范围小，症状轻，无明显全身症状。

（4）小腿淤积性皮炎

下肢丹毒当与之鉴别，后者有下肢静脉曲张等病史，且病变皮肤与周围边界不明显。

（5）蜂窝组织炎

蜂窝软组织炎皮色紫红，中央隆起，红肿显著而边缘炎症较轻，境界不清，稍发硬而坚实。丹毒则边缘高起，炎症明显，境界清楚。

（五）治疗

陈柏楠教授治疗该病当注意兼证，复发的预防应是关键。

认为丹毒是一种有复发倾向的疾病，发病急骤，若治疗不当或治疗不及时，易并发淋巴水肿。

1. 中医辨证论治

（1）风热火炽型

证候：常发于头面、耳项，焮红灼热，重则双目合缝，不能睁开，或见耳项臖核，口渴引饮，便干溲赤。舌红，苔薄黄，脉数。

证候分析：风热化火上行，搏结于头面，故常发于头面、耳项；风火相煽，故发病迅速，局部焮红灼热；邪窜于络则耳项臖核肿痛；热结阳明则大便干；热移小肠则溲赤；热伤阴则口渴引饮。舌红，苔薄黄，脉数均为风热火炽之象。

治法：散风清热解毒。

方药：普济消毒饮加减。黄芩、黄连、玄参、连翘、板蓝根、马勃、薄荷、升麻、柴胡、桔梗、金银花、僵蚕、牛蒡子、甘草。水煎服，日1剂。

方药解析：方中黄芩、黄连清热泻火；牛蒡子、连翘、薄荷、僵蚕辛凉疏散头面风热；玄参、马勃、板蓝根、金银花清热解毒；升麻、柴胡疏散风热，引药上达头面；甘草、桔梗清利咽喉。上药共用之以散风清热解毒。

（2）肝脾湿火型

证候：发于腰胯肋下，掀赤红肿，向四周蔓延。舌质红，苔黄腻，脉弦滑数。

证候分析：肝经火毒，脾经湿热相互蕴结，发于皮肤则见掀赤红肿；肝脾二经循行腰胯胁肋，故发病多见于上述部位。舌红，苔黄腻，脉弦滑数亦为肝脾湿火之象。

治法：清肝泄热利湿。

方药：柴胡清肝汤加减。柴胡、黄芩、栀子、龙胆草、生地黄、赤芍、牡丹皮、金银花、连翘、车前子、生石膏、知母、甘草。水煎服，日1剂。

方药解析：方中柴胡、龙胆草清肝泄热，黄芩、栀子、车前子泄热利湿，金银花、连翘清热解毒，生地黄、牡丹皮、赤芍清热凉血，生石膏、知母清热泻火，甘草调和诸药。上药共用之以清肝泄热利湿。

（3）湿热下注型

证候：好发于下肢，多由足癣感染或小腿溃疡引起，局部红肿掀热，痛如火燎，表面光亮，部分表皮破损，有液体流出，胯间臖核，或见红线上行，不能履地。舌红，苔黄腻，脉滑数。

证候分析：湿热下注，蕴蒸肌肤，故见下肢红肿掀热，痛如火燎，表面光亮；热盛肉腐，故见皮肤破损；火毒入络，向上蔓延，故见胯间臖核或见红线上行。舌红，苔黄腻，脉滑数乃湿热之证。

治法：清热解毒，活血祛湿。

方药：蒲蓝败毒饮。蒲公英、板蓝根、当归、生地黄、金银花、川芎、苍术、黄芪、车前草、赤芍、黄芩、独活、威灵仙、牡丹皮、黄柏、连翘。水煎服，日1剂。

方药解析：方中蒲公英、板蓝根、金银花、黄柏、连翘、黄芩清热解毒；生地黄、牡丹皮、赤芍凉血活血；当归、川芎、独活、威灵仙活血化瘀通络；苍术、黄芪、车前草利湿解毒。诸药合用，寒温并用、攻补兼施。

（4）热毒炽盛型

证候：红肿迅速蔓延，势如燎原，兼见心中烦躁，神昏谵语；恶心呕吐，便秘溲赤。舌红绛，苔黄，脉洪数。

证候分析：热毒炽盛，燔灼营血，故见红肿迅速蔓延，势如燎原；火毒攻心，则见心中烦躁，神昏谵语；热毒伤胃则恶心、呕吐；热结下焦则便秘溲赤。舌红绛，苔黄，脉洪数均为毒热炽盛之候。

治法：清热解毒，燥湿凉血。

方药：白鲜皮饮。生地黄、白鲜皮、当归、连翘、秦艽、板蓝根、赤芍、苍术、黄芪、地肤子、金银花、苦参、牡丹皮、车前草、黄芩、独活。水煎服，日1剂。

方药解析：方中生地黄可清营凉血，白鲜皮、板蓝根具有清热解毒、祛风燥湿的作用；牡丹皮、赤芍、当归清热凉血活血；金银花、连翘功擅清热解毒，黄芩、苦参、地肤子、车前草清利湿热，黄芪、苍术健脾燥湿，解毒药清热祛湿之功；独活、秦艽具有祛风湿、通经络、通痹止痛的作用，助药力通达病所。全方配伍，共奏清热解毒凉血之效。

（5）正虚邪恋型

证候：小腿部肿胀，按之凹陷不起，活动后加重，乏力，皮肤有散在椭圆形棕褐色斑片，边缘不规则，皮损处皮下有不规则硬块，按之疼痛。舌质暗红，苔薄白，脉沉细。

证候分析：患者久病，湿邪伤脾，无力运化。湿邪下注，故见小腿部肿胀，按之凹陷不起；瘀血阻于肌肤，肌肤失养，故有棕褐色斑片，皮下有不规则硬块；不通则痛，故按之疼痛。乏力，舌质暗红，脉沉细均为正虚血瘀之证。

治法：利湿活血，解毒通络。

方药：薏仁化湿汤加减。薏苡仁、当归、黄柏、黄芪、泽兰、川芎、牛膝、桑枝、车前草、赤芍、生地黄、鸡血藤、苍术、牡丹皮、连翘、独活。水煎服，日 1 剂。

方药解析：方中黄柏、车前草、赤芍、生地黄、牡丹皮、连翘清热利湿、凉血解毒；薏苡仁、苍术利湿消肿；川芎、当归、鸡血藤、独活、牛膝活血通络、泽兰、桑枝祛湿通络；少佐黄芪利尿托毒。上药合用，共奏健脾利湿、活血消肿之功。

2. 中成药内服治疗

（1）花栀通脉片每次 5 ～ 10 片，每日 3 次，口服。具有清热活血、化瘀止痛的作用。尤其适用于丹毒早期患者。

（2）活血通脉片每次 5 ～ 10 片，每日 3 次，口服。具有活血化瘀、清热利湿的作用。适用于丹毒后期患者。

（3）犀黄丸每次 3 ～ 6g，每日 2 次，口服。具有清热解毒、活血散结、消肿止痛的作用。适用于丹毒早期患者。

3. 中医外治法

（1）外敷法

皮肤红斑处可用大青膏、金黄膏外敷患处，或用鲜蒲公英、白矾、青黛等量，捣烂敷贴患处，每日 1 ～ 2 次。注意水疱、皮肤坏死处皮肤禁用药膏。

（2）湿渍疗法

丹毒后期应用硝矾洗药湿敷患处，或解毒洗药湿渍，每日2次，促进炎症消退。

（3）涂搽疗法

皮肤红肿、疼痛者，用马黄酊外涂患处，每日4～6次，或马黄酊湿敷患处，日1次。

4. 西医治疗

西医主要是针对感染应用抗生素进行治疗。如果有原发病灶，根据病情采用相应的处理措施。临床常用药物有青霉素、头孢类抗生素等。

二、脂膜炎

（一）概述

脂膜炎又称脂质硬皮症（lipodermatosclerosis，LDS），是长期下肢慢性静脉功能不全未得以控制而导致的较为严重的皮肤病变，是一种在静脉高压下白细胞活化和炎性介质表达增加引起的皮肤和脂肪的非细菌炎症反应，属于下肢静脉曲张C4b期病变，又被称为假性硬皮病、硬化性脂膜炎。脂膜炎的发病可能与年龄、性别、体重指数、下肢血管循环障碍、淋巴管功能不全、纤溶系统异常等多种因素有关，好发于中老年女性，早期患肢皮肤疼痛，局部出现硬结、红斑、肿胀、皮温升高，多伴有下肢静脉曲张。中医学属"皮痹""臁疮"范畴。

（二）病因病机

西医认为，脂膜炎通常与静脉畸形有关，如慢性静脉功能不全、深静脉血栓形成、浅表性静脉炎、血栓性静脉炎等，主要原因为：①远心端静脉回流障碍，持续性静脉反流引起脂肪小叶静脉淤积甚至梗死；②静脉高压导致微循环障碍、液体潴留以及长期局部组织缺氧参与了脂膜炎的形成机制，静脉高压导致毛细血管量减少、直径增加，血浆蛋白和红细胞外渗，最终引起纤维蛋白沉积和皮肤氧代谢障碍；③血管内壁受损，炎性细胞浸润可促进白细胞活化，使成纤维细胞数量增多，纤维素沉积，继发纤维化。目前公认的是，脂膜炎是静脉疾病病理进展的一部分，最终导致皮肤溃疡。静脉畸形在脂膜炎的发病过程中起着重要作用，但并不是脂膜炎的唯一致病因素。脂膜炎的形成与血管内皮生长因子、血管生成素和转化生长因子（transforminggrowth factor，TGF）–β1 等多种细胞因子密切相关。纤溶异常导致微血栓以及炎性细胞浸润使得转化生长因子 β1 水平升高，成纤维细胞数量增加，促使皮肤硬化纤维化。"白细胞俘获理论"是指患肢微循环内的白细胞被激活释放蛋白水解酶，从而导致内皮损伤、纤维蛋白袖带沉积和局部组织缺血坏死，表明炎性因子参与了脂膜炎的发病机制。纤维溶解系统的细微异常、慢性淋巴水肿、铁死亡亦与脂膜炎发病有关。

中医学认为本病由先天禀赋不足，筋脉薄弱，加之后天久行、久立，过度劳累，可耗气伤血；或涉水淋雨，遭受寒湿，寒凝血脉，导致筋脉不和，气血运行不畅，血壅于下，瘀血阻滞，故脉络扩张，充盈盘曲而成青筋迂曲。郁久化生湿热，流注于下肢经络，故见到红斑、肿胀、皮温高；血瘀日久失荣，则肌肤甲错、增厚变硬。

（三）临床表现

脂膜炎是皮肤溃疡形成的重要病理过程，主要发生在单侧或双侧小腿的下 1/3 处，尤以左侧病变多见，病变范围逐渐向足踝部发展，男女均可发病，病程长且病情反复。按病变过程可以分为早期、中期和晚期，早期主要表现为患肢疼痛明显，局部出现硬结、红斑、肿胀、皮温升高；中期皮色变暗，瘙痒伴鳞屑，淤积性皮炎，体表条索状硬结；久治不愈、病情反复，病情进入晚期，表现为色素沉着，皮肤增厚、变硬或萎缩甚至溃疡，呈"倒香槟瓶样"外观。

（四）诊断与鉴别诊断

1. 诊断

根据小腿存在不同程度的静脉曲张以及典型皮损，本病一般不难诊断。

（1）询问病史

了解患者皮损的病程、有无外伤史、下肢静脉曲张史、肢体突发粗肿史、放疗史、过敏等。

（2）体格检查

患者大多有下肢静脉曲张，小腿及足踝区可有浮肿，常伴有足靴区皮肤色素沉着、湿疹样改变，局部皮肤增厚、变硬，甚至发展为溃疡。

（3）辅助检查

①彩色超声多普勒检查：大多数患者表现为下肢深静脉瓣膜功能不全，可显示下肢浅静脉迂曲、管径增粗；隐股静脉瓣膜活动度增大，关闭不全；Valsalva 试验时静脉管径增粗，大隐静脉上段可探及反向血流。病变区域皮肤层次模糊，浅筋膜与深筋膜界限模糊，脂肪组织或变薄、回声增强，或增厚、回声减低。

②下肢静脉造影：下肢静脉造影是目前诊断静脉系统疾病准确性较高的诊断方法。原发性下肢静脉曲张患者，行下肢静脉顺

行性造影时，显示为隐股静脉瓣膜关闭不全及明显的浅静脉扩张、迂曲。

2. 鉴别诊断

（1）接触性皮炎

本病由于接触某些外源性物质后，在皮肤黏膜接触部位发生的急性或慢性炎症反应。在去除病因后经适当处理皮损很快消退。

（2）自身敏感性皮炎

本病由于在某种皮肤病变基础上，由于处理不当或理化因素刺激，使患者对自身组织产生的某种组织产生的某种物质敏感性增高，而产生更广泛的皮肤炎症反应。发病前常存在渗出性原发病灶。

（3）进行性色素性紫癜性皮肤病

常发生于胫前区，亦可累及大腿、躯干及上肢，为一组红细胞外渗所致的疾病，临床特征为多发性针尖大小、压之不退色的紫红色斑点。

（五）治疗

陈柏楠教授认为，治疗以保守治疗为主，要辨证论治与辨病相结合、内治与外治相结合，皮肤状况改善后，根据病因，行手术治疗原发疾病，才能取得满意疗效。

1. 中医辨证论治

（1）气滞血瘀型

证候：患肢青筋迂曲，患肢酸痛或胀痛，有沉重感，活动后加重，足靴区皮肤色素沉着，皮下硬结或索状硬条，压痛。舌质紫暗，或有瘀斑、瘀点，舌苔薄白，脉弦或涩。

证候分析：由于筋脉薄弱，久站久行，或骤寒骤湿，气血运行不畅，血壅于下，经脉瘀滞，故青筋显露隆起，扭曲成团。并有胀痛，活动后加重诸症。瘀血阻于肌肤，肌肤失养，故有色素沉着，皮肤干燥、脱屑，或皮下硬结；舌质暗红，或有瘀斑瘀点，苔薄白，脉弦涩为血瘀之象。此型多属下肢静脉曲张早期并发脂质硬皮症。

治法：行气活血，祛瘀散结。

方药：活血通脉饮加减。金银花、当归、土茯苓、牛膝、益母草、川芎、丹参、赤芍、郁金。水煎服，日1剂。

方药解析：方中当归、川芎、丹参、赤芍、丹参、郁金、益母草活血化瘀，行气止痛；牛膝通络散结，引药下行；金银花、土茯苓清解郁热。诸药共用之可有活血化瘀、通络散结之功效。若皮肤瘙痒，加蝉蜕、白鲜皮、地肤子以祛风燥湿止痒；若倦怠、乏力，去牛膝，加黄芪、党参、茯苓、木瓜以健脾益气。

（2）湿热下注型

证候：患肢青筋隆起，患部红肿疼痛，可触及结节，压痛，周围皮肤红肿热痛，或并发丹毒等，伴发热、口渴、便秘、溲赤。舌质暗红，舌苔黄腻，脉滑数。

证候分析：血瘀脉络，或寒湿凝滞。郁久化生湿热。湿热流注下肢经脉。故青筋红肿疼痛；郁热内结，故有条索状物。压痛明显，周围红肿热痛；湿热郁阻，则小腿胀痛。湿热内蕴则发热、口渴、便秘、溲赤，舌脉均为湿热下注之象。此型多属脂质硬皮症急性期，或小腿溃疡继发感染者。

治法：清热解毒，活血祛湿。

方药：蒲蓝败毒饮。蒲公英、板蓝根、当归、生地黄、金银花、川芎、苍术、黄芪、车前草、赤芍、黄芩、独活、威灵仙、牡丹皮、黄柏、连翘。水煎服，日1剂。

方药解析：方中蒲公英、板蓝根、金银花、黄柏、连翘、黄芩清热解毒；生地黄、牡丹皮、赤芍凉血活血；当归、川芎、独活、威灵仙活血化瘀通络；苍术、黄芪、车前草利湿解毒。诸药合用，寒温并用、攻补兼施。

（3）气虚血瘀型

证候：身体疲乏无力，下肢沉重、肿胀，青筋迂曲，皮肤色素沉着、硬韧粗糙，伴瘙痒、鳞屑。舌质淡红，舌苔薄白，脉沉细弱。

证候分析：久病不愈，伤气耗血，故身体虚弱，少气乏力，气虚津液不化，变生湿浊，湿性下趋，流注经脉，故肢体沉重、肿胀。气不运血，经脉瘀滞，故青筋迂曲，皮肤色素沉着。气血亏虚，肌肤失养，故肌肤甲错。舌脉为气血不足之象。此型多属下肢静脉曲张后期。

治法：利湿活血，解毒通络。

方药：薏仁化湿汤加减。薏苡仁、当归、黄柏、黄芪、泽兰、川芎、牛膝、桑枝、车前草、赤芍、生地黄、鸡血藤、苍术、牡丹皮、连翘、独活。水煎服，日1剂。

方药解析：方中黄柏、车前草、赤芍、生地黄、、牡丹皮、连翘清热利湿、凉血解毒；薏苡仁、苍术利湿消肿；川芎、当归、鸡血藤、独活、牛膝活血通络、泽兰、桑枝祛湿通络；少佐黄芪利尿托毒。上药合用，共奏清热利湿、活血通络之功。

2. 中成药的运用

（1）四虫片每次5～10片，每日3次，口服，连服3～6个月。具有活血祛瘀、解痉止痛的作用。

（2）活血通脉片每次5～10片，每日3次，口服，连服3～6个月。具有活血化瘀、通络止痛的作用。

3. 中医外治法

陈柏楠教授十分重视中医药的外治疗法，并始终坚持外治疗法与内治疗法相结合，并结合下肢静脉曲张并发症状特点，细化局部辨证，灵活选用外治方法。

（1）熏洗疗法

伴有下肢肿胀、疼痛者，应用活血消肿洗药或活血止痛散熏洗患肢，以活血化瘀、消肿止痛。若并发淤积性皮炎、渗液糜烂、瘙痒者，用止痒散、硝矾洗药等凉敷，以燥湿止痒。若并发血栓性浅静脉炎或丹毒者，用解毒洗药、消炎散湿渍，洗后外涂马黄酊，以清热解毒、消肿止痛。若并发小腿溃疡者，应用解毒洗药湿渍后，复方黄柏液湿敷创面以生肌敛口，促进创面愈合。

（2）外敷疗法

局部红肿、热痛者，可用大青膏、金黄膏外敷患处，每日或隔日换药一次；下肢静脉曲张继发感染和小腿溃疡，溃疡脓腐较多，周围红肿者，可用祛腐生肌膏与庆大霉素纱布湿敷交替换药。

（3）涂搽疗法

局部红肿、疼痛者，可用马黄酊外涂患处，或用解毒洗药湿渍后，患部再涂搽马黄酊。若局部遗留索状肿物、结节、色素沉着，用红灵酒外涂患处，促进炎症吸收。

4. 西医治疗

（1）一般治疗

①抬高患肢：脂膜炎多由下肢浅静脉瓣膜功能不全引发，血液倒流，因此应避免长时间站立，适当休息并抬高患肢，以促进患肢血液回流，可减轻患肢肿胀及预防小腿溃破。

②穿医用弹力袜或缚扎弹力绷带：小腿的肌肉泵作用是下肢血液向心脏回流的主要生理功能之一，因此下肢静脉曲张患者穿着合适的医用弹力袜或缠扎弹力绷带非常必要，可以很好地促进患肢血液回流，减轻或消除患肢沉重、疲劳感。

（2）药物治疗

①迈之灵：每次 150～300mg，每日 2 次，口服，适用于下

肢浮肿者。

②消脱止：每次 2～4 片，每日 3 次，口服，适用于下肢浮肿者。

③司坦唑醇：每次 4mg，每日 1 次，口服，适用于急性期脂膜炎患者。

④达那唑：每次 200mg，每日 2 次，口服。

⑤氧雄酮：每次 100mg，每日 2 次，口服。

⑥己酮可可碱：每次 400mg，每日 3 次，口服。

⑦外用药物：对于硬结节或索条状物，可外用海普林、喜疗妥等药物软化硬结。

（3）注射硬化剂和压迫治疗

原理是利用硬化剂注入曲张静脉后引起静脉炎症反应使之管腔闭塞。适用于少量、局限的病变，或作为手术的辅助疗法，处理残留的曲张静脉。但注射时应避免硬化剂渗漏，造成组织炎症、坏死或进入深静脉并发深静脉血栓形成。

三、痛风

（一）概述

痛风（gout）是嘌呤代谢紊乱及（或）尿酸排泄减少所引起的一组异质性疾病。临床特点为高尿酸血症及尿酸盐结晶、沉积所致的特征性急性关节炎、痛风石、间质性肾炎，严重者呈关节畸形及功能障碍。本病属于中医学痹证、白虎历节风等范畴。

（二）病因病机

根据发病原因，通常将痛风分为原发性和继发性两类。原发性痛风基本属遗传性，与原因未明的分子缺陷及酶缺陷（如磷酸核糖焦磷酸合成酶、次黄嘌呤－鸟嘌呤磷酸核糖转移酶）有关。越来越多的研究表明原发性痛风与原发性高血压、肥胖、血脂异常、糖尿病、胰岛素抵抗关系密切。继发性痛风主要由肾脏病、血液疾病、高嘌呤食物或药物等引起。痛风的发生取决于血尿酸的浓度和在体液中的溶解度。血浆中的尿酸达到饱和，导致尿酸盐结晶、沉积引起反应性关节炎或（和）痛风石疾病。

中医学认为，素体阳盛肝旺，或酒食失节，蕴生痰热，或感受风寒湿热等邪，致使气血凝滞，痰瘀痹阻，骨节经气不通而发病。如龚廷贤《万病回春》所言："一切痛风，肢节痛者，痛属火，肿属湿……所以膏粱之人，多食煎炒、炙煿、酒肉，热物蒸脏腑，所以患痛风、恶疮痛疽者最多。"陈柏楠教授认为在痛风发病中"热毒内伏"是其主要的病机。

（三）临床表现

典型的痛风伴有高尿酸血症、发作性急慢性关节炎以及单钠尿酸盐晶体沉积在结缔组织和肾脏。

1. 急性关节炎

急性关节炎是痛风最常见的早期临床表现，表现为受累关节严重的疼痛、肿胀、红斑、僵硬、发热，且症状发生突然。起病时通常只有一个关节受累，偶尔也可出现多关节同时或先后受累。最常见第一跖趾关节受累，跗骨关节、踝关节、膝关节和腕关节也可受累。发作常呈自限性，数小时至数周自然缓解，缓解时局部出现本病特有的脱屑和瘙痒表现。

2. 痛风石及慢性关节炎

痛风石是痛风特征性损害，最常见与关节内及其附近与耳轮，也可累及除中枢神经系统外的任何部位。痛风石可以招致关节僵硬、破溃、畸形。

3. 痛风肾病

痛风患者最终绝大多数出现肾损害，表现为蛋白尿、血尿、高血压、氮质血症等肾功能不全表现。

（四）诊断与鉴别诊断

陈柏楠教授认为，跖趾关节和踝关节为常见受累部位，结合血尿酸水平的升高可以做出初步诊断。但明确痛风的诊断和鉴别诊断，离不开详细的询问病史、规范的体格检查，结合必要的辅助检查。

1. 诊断

（1）询问病史

通过询问，了解患者有无饮食过饱、外伤、手术、饮酒过量、促肾上腺皮质激素和糖皮质激素撤退、降尿酸治疗以及严重内科疾病如心肌梗死和卒中等诱发因素。高嘌呤类饮食是痛风的主要诱发因素之一。

（2）体格检查

关节迅速出现红、热、触痛等急性或慢性的关节炎症状，多累及单一关节，严重时可引起关节活动障碍或畸形。

（3）辅助检查

①化验室检查。血尿酸增高，在急性期血尿酸增高的程度与临床症状的轻重不一定平行，甚至少数急性痛风发作的患者血尿酸水平可以正常。关节腔穿刺取滑囊液进行旋光显微镜检查，可见白细胞内有双折光现象的针形尿酸盐结晶。同时发现白细胞，特别是分叶核增多。痛风石活检或穿刺取内容物检查，证实为尿酸盐结晶。

②X线片检查。受累关节X线片：在骨软骨缘邻近关节的骨质，可有圆形或不整齐的穿凿样透亮缺损，系由尿酸盐侵蚀骨

质所致。

2. 鉴别诊断

（1）风湿性关节炎

本病多见于年轻女性，好发于四肢近端小关节，多关节受累，关节肿胀呈梭形、对称，伴明显晨僵，类风湿因子阳性，血尿酸不高，受累关节 X 线片早期仅有软组织肿胀和骨质疏松而关节改变不明显。

（2）下肢丹毒

本病多由足癣和下肢感染引起。发病急，常先有寒战、高热，接着足部和小腿出现大片皮肤发红、略肿、灼热、疼痛，边缘清楚，应用抗感染治疗很快消退。

（五）治疗

1. 中医辨证论治

陈柏楠教授运用中医药治疗痛风，主张病证结合，进行辨证施治，既重视患肢的局部表现，也强调患者的整体辨证。常分为瘀毒内蕴型和痰浊阻滞型两型。

（1）瘀毒内蕴型

证候：患者一个关节或多个关节突然表现严重的疼痛、肿胀、红斑、僵硬、发热，小便赤，大便干结。舌质红，苔黄腻，脉滑数。相当于痛风急性期。

证候分析：素体阳盛肝旺，或酒食失节，蕴生痰热，或感受风寒湿热等邪，致使气血凝滞，痰瘀痹阻，骨节经气不通而发病。热邪瘀阻经络日久而化毒，故关节红肿、疼痛。小便赤，大便干结，舌质红，苔黄腻，脉滑数均为瘀毒内蕴之象。此型多属痛风急性期。

治法：清热解毒，燥湿凉血。

方药：白鲜皮饮加减。白鲜皮、当归、连翘、秦艽、板蓝根、赤芍、苍术、黄芪、地肤子、金银花、苦参、牡丹皮、车前草、黄芩、独活、生地黄。水煎服，日1剂。

方药解析：方中白鲜皮、板蓝根具有清热解毒、祛风燥湿的作用，共为君药；牡丹皮、赤芍、当归、生地黄清热凉血活血，共为臣药；金银花、连翘功擅清热解毒，黄芩、苦参、地肤子、车前草清利湿热，黄芪、苍术健脾燥湿，助君药解毒清热祛湿之功效，共为佐药；独活、秦艽具有祛风湿、通经络、通痹止痛的作用，助君臣药力通达病所，共为使药。全方配伍，共奏清热解毒之效。若病变处红肿明显者为热毒严重，加用蒲公英；伴有肢体浮肿者为水湿较重，去车前草，加用车前子、薏苡仁；伴有关节疼痛重、活动不利者，加用威灵仙、萆薢。

（2）痰浊阻滞型

证候：患者一个关节或多个关节表现疼痛、肿胀、僵硬。小便正常，大便干。舌质红，苔黄，脉滑。

证候分析：素体阳盛，蕴生痰热，或感受风寒湿热等邪，致使气血凝滞，痰瘀痹阻，脾失健运，骨节经气不通而发病。湿痰瘀阻经络，故关节肿痛皮色正常。小便正常，大便干，舌质红，苔黄，脉滑。均为痰浊阻滞之象。此型多属痛风稳定期。其病理特点为湿、痰、瘀为患。

治法：利湿活血，解毒通络。

方药：薏仁化湿汤加减。薏苡仁、当归、黄柏、黄芪、泽兰、川芎、牛膝、桑枝、车前草、赤芍、生地黄、鸡血藤、苍术、牡丹皮、连翘、独活。水煎服，日1剂。

方药解析：方中黄柏、车前草、赤芍、生地黄、牡丹皮、连翘清热利湿、凉血解毒；薏苡仁、苍术利湿消肿；川芎、当归、鸡血藤、独活、牛膝活血通络；泽兰、桑枝祛湿通络；少佐黄芪利尿托毒。上药合用，共奏清热利湿、活血通络之功。

2. 中医外治疗法

马黄酊局部外涂，每日 3 ～ 5 次。

3. 西医治疗

（1）秋水仙碱为治疗痛风急性发作的经典特效药。急性痛风性关节炎一般于服药后 12 ～ 24 小时起效，90% 的患者于 24 ～ 48 小时得到缓解。

（2）非甾体类抗炎药，如吲哚美辛、萘普生、布洛芬、保泰松抗炎镇痛。

（3）非布司他，40mg ～ 80mg，每日 1 次。

第四章　方药纵横

一、内服方剂

1. 薏仁化湿汤（陈柏楠经验方）

组成：薏苡仁、当归、黄柏、黄芪、泽兰、川芎、牛膝、桑枝、车前草、赤芍、生地黄、鸡血藤、苍术、牡丹皮、连翘、独活。

用法：水煎服（药渣可煎汤外洗）。

功效：利湿活血，解毒通络。

主治：适用于下肢深静脉血栓形成后亚急性期、下肢静脉功能不全、下肢静脉曲张、下肢淋巴水肿等疾病，湿热瘀血互结经脉导致的肢体肿胀沉重者。

2. 桑萸复元汤（陈柏楠经验方）

组成：桑寄生、山萸肉、鸡血藤、夏枯草、当归、川芎、赤芍、熟地黄、杜仲、葛根、白术、茯苓、黄芪、独活、川牛膝、连翘。

用法：水煎服。

功效：补肝肾益气血，活血通络。

主治：闭塞性动脉硬化症、糖尿病肢体动脉闭塞症、血栓闭塞性脉管炎等动脉缺血性疾病，属肝肾不足、瘀血阻络而致肢端失养者。

3. 寄生黄芪汤（陈柏楠经验方）

组成：桑寄生、薏苡仁、车前子、威灵仙、黄芪、当归、川芎、苏木、泽兰、连翘、桑枝、僵蚕、姜黄、黄柏、升麻、苍术。

用法：水煎服（药渣可煎汤外洗）。

功效：调补脾肾，活血利湿。

主治：适用于下肢深静脉血栓形成后遗症期、下肢静脉功能不全、下肢静脉曲张、下肢淋巴水肿等，脾肾亏虚、湿瘀互结所致的肢体肿胀等症。

4. 蒲蓝败毒饮（陈柏楠经验方）

组成：板蓝根、当归、生地黄、金银花、蒲公英、川芎、苍术、黄芪、车前草、赤芍、黄芩、独活、威灵仙、牡丹皮、黄柏、连翘。

用法：水煎服（药渣可煎汤外洗）。

功效：清热解毒，活血祛湿。

主治：湿热下注证。适用于臁疮、丹毒、青蛇毒、痈、疖病、红丝疔、痛风等有局部红肿热痛者，或血栓闭塞性脉管炎、糖尿病肢体动脉闭塞症、血管炎等坏疽伴局部红肿热痛者。

5. 白鲜皮饮（陈柏楠经验方）

组成：白鲜皮、当归、连翘、秦艽、板蓝根、赤芍、苍术、黄芪、地肤子、金银花、苦参、牡丹皮、车前草、黄芩、独活、生地黄。

用法：水煎服。

功效：清热解毒，燥湿凉血。

主治：各类血管炎（急性期）。

6. 四妙勇安汤加味（尚德俊经验方）

组成：金银花、玄参、当归、赤芍、牛膝、黄柏、黄芩、栀子、连翘、苍术、防己、紫草、生甘草、红花、木通。

用法：水煎服。

功效：清热利湿，活血化瘀。

主治：急性感染，如丹毒、急性蜂窝织炎、痈等，以及血栓性浅静脉炎、下肢深静脉血栓形成、血栓闭塞性脉管炎、急性肢体动脉栓塞、红斑性肢痛病和肢体缺血性坏疽、糖尿病性坏疽、大动脉炎等。

注：汉代华佗《神医秘传》和清代鲍相璈《验方新编》均载有四妙勇安汤（金银花、玄参、当归、甘草），用于治疗"脱疽"（肢体缺血坏疽等疾病）。1950 年，河北省沧州专区人民医院释宝山引用四妙勇安汤治疗肢体动脉闭塞性坏疽（血栓闭塞性脉管炎等疾病）的经验，在沧州农村流传已有 30 年。1956 年，又应用四妙勇安汤和犀黄丸治愈 34 例肢体动脉闭塞性坏疽。在 20 世纪 50 年代，著名老中医释宝山和河北省沧州专区人民医院，开拓了我国中医中药治疗血栓闭塞性脉管炎研究之路，成为我国中西医结合治疗周围血管疾病研究的开端，并为之后的研究奠定了基础。尚德俊教授学习著名外科专家张瑞丰的临床经验和文献报道，结合外科临床实践，于 1964 年组成此方剂。临床上应用此方剂，对血栓闭塞性脉管炎、闭塞性动脉硬化症、糖尿病性坏疽、大动脉炎。红斑性肢痛症、痛风、下肢深静脉血栓形成等疾病有显著疗效，可以控制炎症和坏疽感染，促进坏疽分界线形成，成为我国治疗周围血管疾病的重要代表方剂，具有显著清热利湿、抗菌消炎、活血通脉作用。

7. 清营解毒汤（尚德俊经验方）

组成：金银花、大青叶、赤芍、生地黄、玄参、板蓝根、连翘、栀子、牡丹皮。

用法：水煎服。

功效：清热凉血，活血滋阴。

主治：急性化脓性感染疾病，热伤营血，并发脓毒败血症等。

注：此方剂是尚德俊教授根据清代吴鞠通著《温病条辨》所载清营汤，结合临床治疗外科急性化脓性感染疾病所创用，更能增强其清热解毒、凉血活血作用。

8. 清热解毒饮（尚德俊经验方）

组成：金银花、蒲公英、当归、赤芍、丹参、野菊花、漏芦、连翘、桃仁、红花、白芷、皂角刺、黄芩、生甘草。

用法：水煎服。

功效：清热解毒，活血消肿。

主治：一切急性化脓性感染疾病和局部红肿热痛，伴有全身发热、恶寒者。包括以下几种：①外科急性化脓性感染疾病，如急性蜂窝织炎、脓性指头炎、急性乳腺炎等；②慢性动脉闭塞性疾病肢体坏疽继发感染；③下肢静脉疾病继发瘀血炎症、丹毒等疾病。

注：此方剂是尚德俊教授根据临床经验，于1975年所创用。具有明显的清热解毒、抗菌消炎、活血消肿作用，是治疗外科疾病和周围血管疾病的经典中药方剂。

9. 柴胡清热饮（尚德俊经验方）

组成：柴胡、金银花、丹参、赤芍、黄芩、栀子、连翘、当归、川芎、红花、香附。

用法：水煎服。

功效：清热解毒，行气活血。

主治：胸腹壁血栓性浅静脉炎。

注：胸部疾病（肝经部位），多与气滞、气郁、气结有关。因此发生于胸部的疾病胸腹壁血栓性浅静脉炎、胸部肋软骨炎、

急性乳腺炎等，当应用行气开郁药物，如柴胡、川芎、香附、郁金、青皮等。柴胡小剂量应用，为行气开郁，而大剂量应用，则有清热解毒作用。尚德俊教授用于临床治疗外科急性感染时，大剂量应用柴胡，可以更有效控制炎症，取得显著疗效。

10. 术后汤（尚德俊经验方）

组成：金银花、蒲公英、生地黄、赤芍、黄芩、当归、郁金、柴胡、龙胆草、川芎。

用法：水煎服。

功效：清热解毒，滋阴凉血，活血化瘀，行气止痛。

主治：用于腹部手术、甲状腺手术、乳房手术、周围血管疾病手术等术后。

注：此方剂为尚德俊教授于1976年所创用。广泛应用于外科手术后患者，具有明显的抗菌消炎、滋阴活血作用，对防止创口感染和手术并发症等，有显著效果。

11. 活血通脉片（尚德俊经验方）

组成：丹参、赤芍、土获苓、当归、金银花、川芎。

制法：共研为细末，压制成0.3g的片剂。

用法：口服，10～20片/次，3次/日。

功效：活血化瘀。

主治：慢性瘀血炎块、增生性骨关节类疾病。包括血栓闭塞性脉管炎、闭塞性动脉硬化症、大动脉炎、原发性下肢静脉瓣膜功能不全、下肢深静脉血栓形成等。

注：此方剂现为山东中医药大学附属医院院内中成药制剂。

12. 通脉安（尚德俊经验方）

组成：洋金花、丹参、鸡血藤、炒酸枣仁、当归、川芎、赤芍、琥珀。

制法：共研为细末，加辅料，压制成0.3g的片剂。

用法：口服，10 片 / 次，3 次 / 日。

功效：活血止痛、镇静安神。

主治：血栓闭塞性脉管炎、闭塞性动脉硬化症、雷诺综合征等。

13. 四虫片（尚德俊经验方）

组成：蜈蚣、全蝎、土鳖虫、地龙各等份。

制法：将上药共研为细末，水泛为丸，如绿豆大，晾干，备用（四虫丸）。或加辅料压制成 0.3g 的片剂。

用法：口服，1.5 ～ 3g/ 次，或 5 ～ 10 片 / 次，2 ～ 3 次 / 日。

功效：解毒镇痉，活血化瘀，通络止痛。

主治：血栓闭塞性脉管炎、闭塞性动脉硬化症、大动脉炎、血栓性静脉炎、增生性骨关节炎、淋巴结结核、骨与关节结核、肠粘连，以及各种慢性瘀血炎症、癌症等。

注：此方为尚德俊教授根据我国传统医学理论和西医学的见解于 1964 年所创用，为虫类药物重要代表方剂，广泛应用于临床治疗外科疾病有显著疗效，与清热解毒法、温经散寒法、软坚散结法等结合应用，可以增强其解毒镇痉、活血化瘀、通络止痛作用。如用黄酒、舒脉酒冲服四虫片，具有良好的活血止痛作用。

14. 活血通脉饮（尚德俊经验方）

组成：丹参、金银花、赤芍、土茯苓、当归、川芎。

用法：水煎服。

功效：活血化瘀。

主治：肠粘连、外伤性疤痕、象皮肿、血栓闭塞性脉管炎、血栓性浅静脉炎、下肢深静脉血栓形成、闭塞性动脉硬化症、肢端动脉痉挛病，以及一切慢性瘀血炎症等。

15. 活血通脉饮Ⅱ号（尚德俊经验方）

组成：丹参、赤芍、当归、川芎、鸡血藤、川牛膝。

用法：水煎服。

功效：活血化瘀。

主治：血栓闭塞性脉管炎、闭塞性动脉硬化症等属血瘀证者。

16. 丹参活血汤（尚德俊经验方）

组成：丹参、赤芍、当归、金银花、川牛膝、漏芦、泽泻、木瓜、川芎、红花、黄柏、地龙、防己。

用法：水煎服。

功效：活血化瘀，利湿通络。

主治：下肢深静脉血栓形成等。

17. 寄生活血汤（尚德俊经验方）

组成：桑寄生、当归、川芎、姜黄、漏芦、红花、秦艽、威灵仙、赤芍、丹参、川续断、鸡血藤、桂枝、羌活、独活。

用法：水煎服。

功效：活血化瘀，宣痹通络。

主治：闭塞性动脉硬化症、血栓闭塞性脉管炎、肩关节周围炎、风湿性关节炎、坐骨神经痛等。

注：此方剂为尚德俊教授根据唐代孙思邈《备急千金要方》所载独活寄生汤加减组成，主要应用活血化瘀药物，治疗瘀血痹证（闭塞性动脉粥样硬化、血栓闭塞性脉管炎、肩关节周围炎等疾病）颇有疗效。宋仁康（1959）、李祖谟（1959）、顾亚夫（1963）和四川省人民医院（1972）均报道应用独活寄生汤治疗血栓闭塞性脉管炎取得良好效果。

18. 舒脉汤（尚德俊经验方）

组成：黄芪、夏枯草、生牡蛎、当归、赤芍、丹参、水蛭、土鳖虫、皂角刺等。

用法：水煎服。

功效：活血通脉，软坚散结。

主治：闭塞性动脉硬化症、大动脉炎、下肢深静脉血栓形成、血栓性浅静脉炎、下肢结节性红斑、象皮肿等。

注：此方剂是根据中医学理论和西医学简介所创用，具有活血通脉、软坚散结的作用。临床用于：①闭塞性动脉粥样硬化症、糖尿病肢体动脉闭塞症等。②下肢静脉曲张、下肢深静脉血栓形成淤血综合征：皮肤色素沉着和纤维性硬化等。③下肢结节性红斑症、脂膜炎等。④淋巴水肿（象皮肿）等。现代研究证明，软坚散结药物能降低血脂，抑制血小板功能，改善血液循环，防止动脉粥样斑块形成和促进消退。同时，活血化瘀药物，能促进增生性病变的软化和消退，如粘连、瘢痕等。

19. 补肾活血汤（尚德俊经验方）

组成：熟地黄、川续断、怀牛膝、桑寄生、鸡血藤、山药、仙灵脾、补骨脂、茯苓、当归、川芎、威灵仙、丹参、赤芍、白术。

用法：水煎服。

功效：补肾活血，通络止痛。

主治：颈椎病、增生性脊椎炎、增生性关节炎、肩关节周围炎以及脑动脉硬化、闭塞性动脉硬化症等。

注：此方剂是尚德俊教授根据我国传统医学肾主骨和瘀血证的理论，于1965年所创用，由补肾药物和活血化瘀药物所组成，主要用于治疗增生性骨关节炎以及闭塞性动脉硬化症、脑动脉硬化等。具有强壮身体、补肾健脾、活血止痛作用。经治疗，骨关节疼痛明显减轻或消失，恢复活动功能。补肾活血汤与四虫片结合应用，能增强活血止痛作用。

20. 温阳健牌汤（尚德俊经验方）

组成：黄芪、党参、白术、山药、怀牛膝、鸡血藤、丹参、熟附子、干姜、陈皮、木瓜、薏苡仁、获苓。

用法：水煎服。

功效：温阳健牌，利湿通络。

主治：下肢深静脉血栓形成、淋巴水肿等疾病后期。

21. 阳和汤加味（尚德俊经验方）

组成：熟地黄、炙黄芪、鸡血藤、党参、当归、干姜、赤芍、怀牛膝、肉桂、白芥子、熟附子、炙甘草、鹿角霜（冲）、地龙、麻黄。

用法：水煎服。

功效：温经散寒，活血通络。

主治：血栓闭塞性脉管炎、雷诺综合征、闭塞性动脉硬化症以及冻疮等。

注：此方剂是尚德俊教授根据清代王洪绪著《外科证治全生集》所载阳和汤，结合外科临床实践，于1964年组成并应用于临床，对慢性虚寒性血瘀证颇有疗效。具有温阳散寒、温通活血之功效，成为治疗外科疾病的重要方剂。

22. 顾步汤加减（尚德俊经验方）

组成：黄芪、党参、鸡血藤、石斛、当归、丹参、赤芍、牛膝、白术、甘草。

用法：水煎服。

功效：补气养血，活血通脉。

主治：血栓闭塞性脉管炎、大动脉炎等。

23. 养阴活血汤（尚德俊经验方）

组成：生地黄、玄参、石斛、赤芍、鸡血藤、当归、青蒿、白薇、牡丹皮、牛膝、川芎、黄芩、甘草。

用法：水煎服。

功效：养阴清热，活血化瘀。

主治：大动脉炎。

24. 丹参通脉汤（尚德俊经验方）

组成：丹参、赤芍、黄芪、桑寄生、当归、鸡血藤、郁金、川芎、川牛膝。

用法：水煎服。

功效：益气活血。

主治：闭塞性动脉硬化症、雷诺综合征等。

注：此方剂为尚德俊教授1975年所创用，与四虫片结合应用，治疗闭塞性动脉粥样硬化有显著疗效，具有活血通脉作用，能使血液黏度下降，消除动脉痉挛，改善肢体血液循环。

25. 补阳还五汤加味（尚德俊经验方）

组成：生黄芪、鸡血藤、川牛膝、白术、当归、赤芍、川芎、红花、地龙、陈皮、桃仁。

用法：水煎服。

功效：补气活血通络。

主治：闭塞性动脉硬化症、大动脉炎等合并脑血栓形成、偏瘫等症者。

注：此方剂是著者根据清代王清任著《医林改错》所载补阳还五汤，加鸡血藤、川牛膝、白术、陈皮所组成。

26. 青蒿鳖甲汤加减（王书桂经验方）

组成：青蒿、鳖甲、鸡血藤、当归、生地黄、玄参、石斛、赤芍、知母、牛膝、牡丹皮、川芎、炙甘草。

用法：水煎服。

功效：养阴清热，活血化瘀。

主治：大动脉炎（阴虚内热型）。

27. 四妙解毒汤（李廷来经验方）

组成：金银花、玄参、当归、根蓝根、生甘草。

用法：水煎服。

功效：清热解毒，滋阴活血。

主治：闭塞性动脉硬化症（热毒型）。

28. 黄连解毒汤（《肘后备急方》）

组成：黄连、黄芩、黄柏、栀子。

用法：水煎服。

功效：清热解毒。

主治：一切急性化脓性感染疾病，全身高热、烦躁不安者以及并发脓毒败血症等。

注：临床常加金银花、赤芍各 30g，川芎 10g，具有清热活血功效。

29. 五味消毒饮（《医宗金鉴》）

组成：金银花、蒲公英、紫花地丁、野菊花、天葵子。

用法：水煎服。

功效：清热解毒。

主治：一切急性化脓性感染疾病。

注：此方剂是清代吴谦编《医宗金鉴》所载，有显著的清热解毒作用，治疗急性化脓性感染疾病有卓效，是治疗外科疾病重要方剂。若热重者，可加连翘、板蓝根、黄芩、牛蒡子；若瘀痛明显者，可加赤芍、川芎等。

30. 普济消毒饮（《东垣十书》）

组成：板蓝根、连翘、黄芩、黄连、玄参、柴胡、桔梗、牛蒡子、马勃、僵蚕、薄荷（后下）、陈皮、甘草、升麻。

用法：水煎服。

功效：清热解毒，疏风散热。

主治：头面部和颈部的急性感染，如丹毒、急性蜂窝织炎、流行性腮腺炎、化脓性腮腺炎等。

注：头面部和颈部的急性感染为上焦风热所致。临床应用时，加活血化瘀药，此方剂即是清热解毒、活血消肿、疏散风热的重要方剂，主要用于治疗头面部和颈部（上焦）的急性感染。临床随证加减，瘀热（炎症浸润）重者，加乳香、没药、川芎、牡丹皮，以活血化瘀；热盛伤阴者，加知母、石斛，以清热滋阴；热盛里实，便结者，加大黄，以通里泄热。

31. 真人活命饮（《证治准绳》）

组成：金银花、天花粉、防风、白芷、当归尾、赤芍、乳香、没药、贝母、皂角刺、穿山甲、陈皮、甘草。

用法：水煎服。

功效：清热活血，消肿止痛。

主治：一切急性化脓性感染疾病，如痈、急性乳腺炎、髂凹脓肿等。

注：此方为著名清热活血方剂，临床治疗急性化脓性感染疾病有显著疗效，如能根据病情随证加减应用，则疗效卓著，是治疗外科疾病的重要方剂。20世纪50～60年代，疖、痈、急性蜂窝织炎、急性乳腺炎、髂窝脓肿等疾病，是临床外科常见疾病，尚德俊教授常应用此方剂治疗，都能取得良好效果。临床应用可随证加减，热重者，加蒲公英、连翘、大青叶；瘀痛重者，加川芎、红花、桃仁；高热烦渴者，加生石膏、知母。

32. 犀角地黄汤（《备急千金要方》）

组成：犀角（锉末冲服）、生地黄、赤芍、牡丹皮。

用法：水煎服。

功效：清热解毒，凉血活血。

主治：严重急性化脓性感染疾病，热伤营血，并发脓毒败血症等。

33. 安宫牛黄丸（《温病条辨》）

组成：牛黄、郁金、犀角、黄连、黄芩、栀子、雄黄、朱砂、冰片、麝香、珍珠。

制法：共研为极细末，炼蜜为丸，每丸重3g。

用法：口服，1丸/次，2～3次/日。

功效：清热解毒，镇痉开窍。

主治：严重急性化脓性感染疾病，血栓闭塞性脉管炎、闭塞性动脉硬化症等发生严重肢体坏疽继发感染（热毒炽盛型），高热、烦躁、昏迷，或并发脓毒败血症。

注：此药品为清代吴鞠通著《温病条辨》一书所载，具有显著清热解毒、镇痉开窍作用。临床用于：①严重外科感染疾病；②糖尿病肢体坏疽感染和肢体动脉闭塞性疾病坏疽感染；③急性肢体动脉栓塞和急性肢体静脉栓塞；④急性脑梗死等疾病。患病早期及时服用安宫牛黄丸，可以有效控制感染，减少并发症和后遗症。安宫牛黄丸的清热解毒、镇痉开窍作用比紫雪丹更为显著。

34. 紫雪丹（《温病条辨》）

组成：①滑石、石膏、寒水石、磁石；②羚羊角、木香、犀角、沉香、丁香、升麻、玄参、炙甘草；③朴硝、硝石；④辰砂（研细）、麝香（研细）。

制法：将①组药捣煎去渣，加入②组药煎煮，去渣，再加入③组药微火煎，不停搅拌，候药汁欲凝，最后加入④组药，拌匀，即凝成紫雪丹。目前，紫雪丹已为粉剂成药。

用法：口服，3g/次，3次/日。

功效：清热解毒，镇痉开窍。

主治：严重急性化脓性感染疾病，以及并发脓毒败血症；血栓闭塞性脉管炎、闭塞性动脉硬化症等发生肢体坏疽继发感染，高热，烦躁不安，以及大动脉炎、下肢深静脉血栓形成伴有发热者。

35. 犀黄丸（《外科证治全生集》）

组成：牛黄、麝香、乳香、没药。

制法：共研为细末，用黄米饭 30g，捣和为丸，如莱菔子大，晒干，备用。

用法：口服，3～6g/次，热陈酒送下，2～3次/日。

功效：清热解毒，活血散结。

主治：急性、慢性炎症，如丹毒、急性淋巴结炎、髂凹脓肿、肋软骨炎、急性附睾睾丸炎等；各种癌症；血栓闭塞性脉管炎（急性活动期或肢体坏疽者）、大动脉炎（急性活动期）、下肢深静脉血栓形成（湿热型和瘀结型）等。

注：此方剂是清代王洪绪著《外科证治全生集》所创用。为外科著名清热活血方剂，临床应用于治疗急性炎症，或慢性炎症，遗留瘀血炎块等颇有疗效。

36. 血府逐瘀汤（《医林改错》）

组成：当归、生地黄、桃仁、红花、赤芍、牛膝、柴胡、枳壳、桔梗、川芎、甘草。

用法：水煎服。

功效：活血化瘀，理气止痛。

主治：一切血瘀症，如血栓闭塞性脉管炎、血栓性浅静脉炎、乳腺增生病、肠梗阻、腹部损伤、脑震荡后遗症、肋软骨炎以及脾切除手术后低热等。

37. 大黄䗪虫丸（《金匮要略》）

组成：大黄、䗪虫、干地黄、赤芍、桃仁、杏仁、水蛭、虻虫、蛴螬、黄芩、甘草、干漆。

制法：共研为细末，炼蜜为丸，每丸重6g。

用法：口服，6～12g/次，2次/日。

功效：破血逐瘀，消坚散结。

主治：血栓闭塞性脉管炎、闭塞性动脉硬化症、下肢深静脉血栓形成、肠粘连、脑震荡后遗症等。

38. 七厘散（《良方集腋》）

组成：血竭、乳香、没药、红花、朱砂、儿茶、麝香、冰片。

制法：共研为细末，瓶装密闭，备用。

用法：口服，1.5g/次，2～3次/日。

功效：活血化瘀，消肿止痛。

主治：一切损伤的瘀血肿痛，包括肢体瘀血疼痛。

39. 桃红四物汤（《医宗金鉴》）

组成：桃仁、红花、当归、赤芍、生地黄、川芎。

用法：水煎服。

功效：活血化瘀。

主治：象皮肿、下肢深静脉形成、褥疮、前列腺增生症、阴茎硬结症以及颅内血肿、肝脾肿大等。

注：临床可随证加减，气虚者，加黄芪、党参；气滞者，加香附、延胡索、川楝子；血瘀重者，加丹参、三棱、莪术；湿重者，加泽泻、木瓜等。

40. 活络效灵丹（《医学衷中参西录》）

组成：当归、丹参、生乳香、生没药。

用法：水煎服。

功效：活血化瘀，行气止痛。

主治：红斑性肢痛症、血栓闭塞性脉管炎、闭塞性动脉越硬化症等属气滞血瘀者。

注：张锡纯指出活络效灵丹"治内外疮疡，心腹四肢疼痛，

凡病之由于气血凝滞者，恒多奇效"。

41. 抵当汤（《伤寒论》）

组成：大黄、桃仁、水蛭、虻虫。

用法：水煎服。

功效：活血破瘀。

主治：急性下肢深静脉血栓形成，妇女产后并发下肢深静脉血栓形成等。

注：临床可随证加减，急性血瘀证，加赤芍、丹参；瘀血发热者，加蒲公英、金银花；湿重，肢体肿胀者，加猪苓、泽泻、茯苓。

42. 复元活血汤（《医学发明》）

组成：柴胡、当归、红花、桃仁、穿山甲、天花粉、大黄、甘草。

用法：水煎服。

功效：活血化瘀，通络止痛。

主治：软组织损伤、腹部损伤、骨与关节损伤等以及肋软骨炎、胸腹壁血栓性浅静脉炎等。

43. 小金丹（《外科证治全生集》）

组成：白胶香、制草乌、五灵脂、地龙、木鳖子仁、乳香、没药、当归身、麝香、墨炭。

制法：各研细末，用糯米粉和制为丸，如芡实大。

用法：口服，1 丸 / 次，陈酒送下，2 次 / 日。

功效：活血通络，消肿散结。

主治：淋巴结结核、骨与关节结核、癌症、慢性丹毒等。

44. 当归四逆汤（《伤寒论》）

组成：当归、芍药、桂枝、通草、炙甘草、细辛、大枣。

用法：水煎服。

功效：温经散寒，活血通脉。

主治：冻疮、雷诺综合征、血栓闭塞性脉管炎、闭塞性动脉硬化症属寒凝血瘀者等。

45. 黄芪桂枝五物汤（《金匮要略》）

组成：黄芪、芍药、桂枝、生姜、大枣。

用法：水煎服。

功效：益气活血，温经通脉。

主治：冻疮、雷诺综合征、大动脉炎、闭塞性动脉硬化症等属阳气虚血瘀者。

注：临床可随证加减，寒重者，加熟附子；血瘀重者，加丹参、红花、地龙等。

46. 八珍汤（《正体类要》）

组成：熟地黄、党参、当归、白芍、白术、茯苓、川芎、炙甘草、生姜、大枣。

用法：水煎服。

功效：补气养血，活血生肌。

主治：一切疮疡和慢性溃疡，气血虚弱创面愈合迟缓者。

47. 十全大补汤（《医学发明》）

组成：党参、白术、当归、黄芪、熟地黄、白芍、茯苓、川芎、甘草、肉桂。

用法：水煎服。

功效：补气养血，活血生肌。

主治：一切疮疡和慢性溃疡，气血虚弱创面愈合迟缓者。

注：此方剂是八珍汤加黄芪、肉桂组成。为温补活血著名方剂，适用于虚寒性慢性溃疡。

48. 独活寄生汤（《备急千金要方》）

组成：独活、桑寄生、杜仲、牛膝、细辛、秦艽、茯苓、肉桂心、防风、川芎、人参、甘草、当归、芍药、干地黄。

用法：水煎服。

功效：祛风湿，止痹痛，益肝肾，补气血。

主治：肝肾两亏，气血不足，风寒湿邪外侵，腰膝冷痛，酸重无力，屈伸不利，或麻木偏枯，冷痹日久不愈。现用于慢性关节炎，坐骨神经痛等属肝肾不足，气血两亏者。

49. 活血祛瘀片（山东中医药大学附属医院）

组成：刘寄奴、制无名异、当归、赤芍、羌活、土鳖虫、红花、木香、生大黄、公丁香。

制法：共研为细末，压制成 0.3g 的片剂，备用。

用法：口服，10 片 / 次，3 次 / 日。

功效：活血散瘀，通络消肿。

主治：软组织损伤及骨折，局部瘀血肿胀疼痛者；慢性瘀血炎块；血栓闭塞性脉管炎、雷诺综合征、血栓性静脉炎等。

50. 散结片（山东中医药大学附属医院）

组成：柴胡、生牡蛎、白芍、丹参、夏枯草、海藻、昆布、玄参、当归、大贝母、黄芩、猫爪草、香附、郁金、陈皮、山慈菇、川芎、红花、天葵子。

制法：将上药共研为细末，压制成 0.3g 的片剂。

用法：口服，10 片 / 次，3 次 / 日。

功效：软坚散结、活血通络。

主治：血栓闭塞性脉管炎、慢性瘀血炎块、烧伤疤痕、腹腔粘连、结节性红斑、硬结性红斑、淋巴结核、甲状腺腺瘤等。

51. 金蚣丸（山东中医药大学附属医院）

组成：蜈蚣、全蝎、僵蚕、山甲珠、大黄、雄黄、朱砂。

制法：共研为细末，用黄米饭捣烂为丸，如绿豆大，晾干。

用法：口服，3g/ 次，3 次 / 日。

功效：解毒消肿，活血散结。

主治：急性淋巴结炎、急性附睾睾丸炎、颈淋巴结结核等。

52. 茵陈赤小豆汤（济南市立中医医院）

组成：茵陈、赤小豆、鸡血藤、金银花、忍冬藤、生薏苡仁、苍术、苦参、防己、泽泻、黄柏、牛膝、赤芍。

用法：水煎服。

功效：清热利湿，活血化瘀。

主治：血栓性浅静脉炎、下肢深静脉血栓形成、下肢淋巴水肿等。

53. 四妙活血汤（吉林医科大学）

组成：金银花、蒲公英、苦地丁、玄参、当归、黄芪、生地黄、丹参、牛膝、连翘、漏芦、防己、黄芩、黄柏、贯众、红花、乳香、没药。

用法：水煎服。

功效：清热解毒，活血化瘀。

主治：血栓闭塞性脉管炎、闭塞性动脉硬化症并发肢体坏疽继发感染（热毒炽盛型）以及糖尿病坏疽等。

注：1958年，著名周围血管外科学家刘开琏、王嘉桔报道，应用四妙活血汤（以真人活命饮为基础组成）治疗血栓闭塞性脉管炎取得满意效果。1963年，他们报道应用此方剂治疗120例脉管炎患者，优良率为59.1%，仅有3例高位截肢（2.5%）。通过临床和实验研究，证明具有扩张血管、促进侧支血管建立和增加肢体血流量的作用。同时，对肢体动脉闭塞并发肢体坏疽感染和糖尿病坏疽等，能有效控制坏疽感染，促进坏疽分界线形成，是坏疽局限稳定。因此，本方成为我国治疗周围血管疾病的重要方剂。

二、外用方剂

1. 解毒散瘀洗药（尚德俊经验方）

组成：大黄、芒硝、紫花地丁、芙蓉叶、川芎、红花、白芷、苏木、皂角刺。

用法：加水煎汤、乘热熏洗患处或坐浴，2次/日。

功效：清热解毒，消肿止痛。

主治：急性化脓性感染疾病、丹毒等局部红肿热痛，下肢静脉瘀血炎症，外伤瘀血肿痛，以及痔疮肿痛等。

2. 丹参酊（尚德俊经验方）

组成：丹参、黄芩等量。

制法：将上药放入75%乙醇3内浸泡3～5天，密封备用。

用法：外涂患处，3～5次/日。

功效：清热解毒，活血消肿。

主治：一切急性化脓性感染疾病，局部红肿热痛，炎症浸润硬块，如疖、痈、蜂窝织炎、脓性指头炎、丹毒、血栓性浅静脉炎以及周围血管疾病肢体溃烂局部红肿热痛者。

3. 艾黄洗药（尚德俊经验方）

组成：艾叶、蒲公英、黄芩、丹参、白蔹。

用法：加水煎汤，乘热浸洗患处或创口，1～2次/日，洗后，再常规换药。

功效：清热解毒，生肌敛口。

主治：下肢静脉疾病、闭塞性动脉疾病并发慢性溃疡，创口久不愈合者。

4. 四黄洗药（尚德俊经验方）

组成：大黄、苦地丁、黄芩、黄柏、赤芍、黄连。

用法：加水煎汤，熏洗患处，或冷湿敷患处，1 ～ 2 次 / 日。

功效：清热解毒，消肿止痛。

主治：外科急性化脓性感染疾病，慢性肢体动脉闭塞性疾病，并发肢体感染者，下肢静脉曲张并发瘀血炎症、溃疡，丹毒等。

5. 消炎膏（尚德俊经验方）

组成：鲜马齿苋、芒硝、冰片。

制法：将前二味药共同捣成泥糊状。加入冰片，调和成膏。

用法：摊于塑料纸上，外敷患处。

功效：清热解毒，消肿止痛。

主治：急性化脓性感染疾病，如急性蜂窝组织炎、血栓性浅静脉炎以及丹毒等。

6. 大黄油纱布（尚德俊经验方）

组成：大黄（或黄芩）。

制法：将大黄熬成浓汁，用凡士林调成膏，加纱布条经高压蒸气灭菌后，制成大黄油纱布，可作换药用。

用法：外敷疮口，换药 1 次 / 日。

功效：解毒消炎。

主治：急性化脓性感染疮口，血栓闭塞性脉管炎、闭塞性动脉硬化症肢体溃烂，以及下肢溃疡，而脓液较多者。

7. 硝矾洗药（山东中医药大学附属医院）

组成：朴硝、硼砂、明矾。

用法：用开水冲化后，乘热浸洗患处或坐浴。

功效：解毒消炎，止痒收敛。

主治：急性炎症，丹毒、血栓性浅静脉炎、下肢深静脉血栓形成、内外痔发炎、血栓外痔、肛瘘发炎期以及皮肤癣病、手足多汗症等。

8. 燥湿洗药（尚德俊经验方）

组成：白鲜皮、马齿苋、苦参、黄柏、苍术。

用法：加水煎汤，过滤去渣，乘热熏洗或溻渍患处，1～2次／日。

功效：清热燥湿。

主治：原发性下肢静脉瓣膜功能不全并发湿疹样皮炎、湿疹、皮脂溢性皮炎、神经性皮炎、足癣等。

9. 润肤洗药（尚德俊经验方）

组成：当归、黄柏、甘草、败酱草。

用法：煎汤乘热熏洗或冷湿敷患处，2次／日。

功效：燥湿敛疮，消肿润肤。

主治：急性湿疹、过敏性皮炎等皮肤糜烂、渗液、瘙痒者，下肢溃疡继发感染，灼伤、冻疮等。

10. 活血消肿洗药（尚德俊经验方）

组成：刘寄奴、海桐皮、苏木、羌活、大黄、当归、红花、白芷等。

用法：同解毒洗药。

功效：活血消肿，软坚散结。

主治：软组织损伤，局部瘀血肿痛；慢性瘀血炎症、复发性丹毒所致象皮肿；下肢深静脉血栓形成、下肢静脉曲张等肢体瘀血肿胀，血栓性浅静脉炎瘀血硬结。血栓闭塞性脉管炎、闭塞性动脉硬化症、大动脉炎、雷诺综合征等肢体瘀血、缺血者。

11. 温脉通洗药（尚德俊经验方）

组成：当归、川芎、赤芍、艾叶、羌活、川椒、白芷、生附子、生南星、干姜、红花、甘草。

用法：加水煎汤，乘热熏洗患处，2次／日。

功效：温经散寒，活血通脉。

主治：慢性肢体动脉闭塞性疾病（阴寒证），肢体明显发凉怕冷，遇寒冷肢体缺血加重，或引起疾病发作，如雷诺综合征等。

12. 润肌膏油纱布（尚德俊经验方）

组成：当归、生地黄、紫草、甘草、凡士林。

制法：将四味药放入凡士林内，煎枯为度，过滤去渣，冷却后即成润肌膏。加纱布条经高压蒸气灭菌后，即制成润肌膏油纱布。

用法：常规换药时，外敷创口，或外涂患处，1 次 / 日。

功效：润肤生肌。

主治：慢性溃疡，动脉缺血性溃疡，静脉瘀血性溃疡，烫伤、皮肤干裂等。

13. 生肌膏（尚德俊经验方）

组成：生地黄、大黄、当归、黄芪、紫草、白芷、甘草、血竭、轻粉、白蜡、真香油。

制法：将前 7 味中药放入香油内浸泡 3 天，再将药煎枯，过滤去渣，待药油降温后，加入血竭、轻粉、白蜡，搅拌均匀成膏。

用法：摊于消毒纱布上，外敷创口换药。

功效：生肌长肉。

主治：肢体溃烂，手指或足趾坏疽，下肢慢性溃疡等，有促进创口愈合作用。

14. 硝黄洗药（《疮疡外用本草》）

组成：芒硝、大黄、地丁、一枝蒿、麻黄。

用法：加水煎汤，热洗或湿热敷患处。丹毒等热毒症则冷用。

功效：清热解毒，消肿软坚。

主治：外科急性化脓性炎症、非化脓性炎症等。

15. 大黄溻汤（《千金翼方》）

组成：大黄、黄芩、白蔹、芒硝。

用法：加水煎汤，乘热溻洗患处。

功效：清热解毒，消肿软坚。

主治：急性化脓感染疾病，丹毒等。

16. 芙蓉膏（《中医外科证治经验》）

组成：芙蓉叶、泽兰叶、黄芩、黄连、黄柏、大黄。

制法：共研为细末，用凡士林调和成膏。

用法：摊于消毒纱布上，外敷患处。

功效：清热解毒，消肿止痛。

主治：一切急性化脓性感染疾病，红肿热痛，未溃已溃均可应用。

17. 金黄膏（《外科正宗》）

组成：黄柏、大黄、姜黄、白芷、天花粉、生天南星、陈皮、苍术、厚朴、甘草。

制法：共研为细末，用凡士林调制成30%～50%软膏。或用鲜马齿览、鲜菊花叶、鲜大青叶等捣汁调膏，也可用蜂蜜、茶水调膏。

用法：摊于消毒纱布上，外敷患处，每日或隔日换敷1次。

功效：清热解毒，消肿止痛。

主治：一切急性化脓性感染疾病，红肿热痛而未破溃者，如疔、痈、蜂窝组织炎、急性淋巴管炎、急性乳腺炎和血栓性浅静脉炎等。

18. 清热消肿膏（《临诊一得录》）

组成：芙蓉叶、赤小豆、制乳香、制没药、炙穿山甲、全蝎。

制法：共研为细末，用凡士林调成20%软膏。

用法：外敷患处。

功效：消热消肿，活血化瘀。

主治：外科化脓性感染疾病，瘀血炎症，未成脓者。

19. 黄连膏（《医宗金鉴》）

组成：黄连、黄柏、姜黄、生地黄、当归、黄蜡、香油。

制法：将药放入香油内煎枯，过滤去渣，把黄蜡放入油内熔化，冷却成膏。

用法：摊于消毒纱布上，外敷患处。

功效：清热解毒，润肤生肌。

主治：外科化脓性感染疾病，烫伤，以及化脓性皮肤病。

20. 太乙膏（《外科正宗》）

组成：玄参、白芷、当归、肉桂、生地黄、大黄、赤芍、土鳖虫、阿魏、轻粉、槐枝、柳枝、血余、铅丹、乳香、没药、麻油。

制法：将药放入麻油内浸泡，慢火煎药至枯，过滤去渣，再加入铅丹、轻粉，搅成膏。

用法：摊于纸上，外贴患处。

功效：解毒消肿，祛腐生肌。

主治：痈疽、发背，一切恶疮。

21. 冲和膏（《外科正宗》）

组成：紫荆皮、独活、赤芍、白芷、石菖蒲。

制法：共研为细末，用葱汤或热酒调成膏。

用法：外敷患处。

功效：活血通络，软坚消肿（敷贴温药）。

主治：痈疽疮疡半阴半阳证，冷热不明者。

注：此方最早载于明代杨清叟《仙传外科集验方》。

22. 九黄丹（《朱仁康临床经验集》）

组成：煅石膏、红升丹、雄黄、月石、川贝母、乳香、没药、朱砂、冰片。

制法：将药各研为极细末，再研匀，贮瓶备用。

用法：用少许撒布疮面。

功效：提脓祛腐、活血生肌。

主治：痈、疽、疔、溃疡，疮口有坏死组织者。

23. 五五丹（《中医外科临床手册》）

组成：熟石膏、红升丹。

制法：共研为极细末，备用。

用法：用少许撒于疮面，或制成药捻，插入疮口内。

功效：提脓祛腐。

主治：疮口有坏死组织，脓液较多者。

24. 回阳玉龙膏（《外科正宗》）

组成：草乌、军姜、赤芍、白芷、南星、肉桂。

制法：共研为细末，用热酒调成膏。

用法：外敷患处。

功效：温经散寒，活血通络（敷贴热药）。

主治：一切阴疽、阴寒证。

25. 阳和解凝膏（《外科证治全生集》）

组成：鲜牛蒡子全草、鲜白凤仙梗、肉桂、官肉桂、附子、桂枝、大黄、当归、草乌头、川乌头、地龙、僵蚕、赤芍、白芷、白蔹、白及、川芎、续断、防风、荆芥、五灵脂、木香、香橼、陈皮、乳香、没药、苏合油、麝香、大麻油（菜油）。

制法：用大麻油煎药至黄去渣，以净油 500g，加铅丹，搅匀，文火再熬至滴水成珠，不粘指为度，离火后，将乳香、没药、麝香、苏合油入膏搅和均匀，半个月后应用。

用法：外敷患处。

功效：温经散寒，活血通络。

主治：一切阴疽、阴寒证，冻疮等。

26. 回阳生肌散（《赵炳南临床经验集》）

组成：人参、鹿茸、乳香、雄黄、琥珀、京红粉。

制法：共研为极细末，备用。

用法：用少许撒于创面上，外盖油纱布，常规换药时应用，1 次 / 日。

功效：回阳生肌。

主治：慢性溃疡等。

27. 八宝丹（《疡医大全》）

组成：珍珠、牛黄、象皮、琥珀、龙骨、轻粉、冰片、煅炉甘石。

制法：各研为极细末，和匀，备用。

用法：用少许撒于疮面。

功效：生肌收口。

主治：创口溃疡坏死组织脓液已净，久不愈合者，阴证、阳证均可应用。

28. 生肌象皮膏（《疡科纲要》）

组成：象皮、当归、血余、大生地黄、龟甲、生石膏末、黄蜡、白蜡、制炉甘石末、麻油。

制法：将药物入麻油内，先煎生地黄、龟甲、象皮，后入当归、血余，煎枯去渣，再加入黄蜡、白蜡、石膏、炉甘石末，文火上搅匀，贮罐备用。

用法：换药时，摊于消毒纱布上，贴敷创面。

功效：生肌敛口。

主治：慢性溃疡，创口久不愈合者。

注：1983 年，著名外科学家姜树荆报告，应用生肌象皮膏治疗血栓闭塞性脉管炎肢体溃疡颇有疗效，有促进创口愈合作用。

29. 公英解毒洗剂（山东中医药大学附属医院）

组成：蒲公英、苦参、黄柏、连翘、木鳖子、金银花、白芷、赤芍、牡丹皮、甘草。

用法：将上药共为粗末，用纱布包扎好，加水煎煮后，过滤去渣，乘热熏洗或溻渍患处，1～2次/日，1小时/次。如有疮口，熏洗后，再常规换药。

功效：清热解毒、活血消肿、祛腐排脓。

主治：一切化脓性感染疾病，红肿热病或破溃流脓甚多者，如疖、痈、丹毒、急性蜂窝织炎以及血栓性静脉炎、血栓闭塞性脉管炎等。

30. 疗毒洗药（山东中医药大学附属医院）

组成：金银花、苦参、黄柏、紫花地丁、蒲公英、大枫子、连翘、牡丹皮、泽兰、大黄、黑豆、荆芥、防风、白鲜皮、生杏仁、甘草。

用法：同解毒洗药。

功效：解毒消肿，散瘀止痛。

主治：一切急性化脓性感染疾病的初期，红肿热痛未破溃者，如化脓性指头炎、急性淋巴管炎、疖、痈等。

31. 大青膏（山东中医药大学附属医院）

组成：大青叶、黄柏、大黄、乳香、没药、明矾、铅丹、黄连、芙蓉叶、铜绿、胆矾、五倍子。

制法：共研为细末，用凡士林调和成膏。

用法：摊于消毒纱布上，外敷患处，每日或隔日换敷1次。

功效：清热解毒，消肿止痛。

主治：一切急性化脓性感染疾病，局部红肿热痛者，如疖、痈、蜂窝组织炎、丹毒和急性血栓性浅静脉炎等。

32. 茅菇膏（山东中医药大学附属医院）

组成：芙蓉叶、胆矾、铜绿、雄黄、硼砂、藤黄、生天南星、生川乌、川草乌。

制法：共研为细末，用凡士林调和成膏。

用法：摊于消毒纱布上，外敷患处，每日或隔日换敷 1 次。

功效：清热解毒，消肿止痛，软坚散结。

主治：一切急性化脓性炎症，局部红肿热痛而有炎性硬块者，如急性淋巴结炎、急性乳腺炎、早期髂凹脓肿和血栓性静脉炎等。

33. 活血止痛散（山东中医药大学附属医院）

组成：透骨草、延胡索、当归尾、姜黄、川椒、海桐皮、威灵仙、川牛膝、乳香、没药、羌活、白芷、苏木、五加皮、红花、土茯苓。

用法：将上药共为粗末，用纱布包扎好，加水煎煮后，过滤去渣，乘热熏洗或溻渍患处，1～2 次／日，1 小时／次。如有疮口，熏洗后，再常规换药。

功效：活血散瘀，舒筋止痛。

主治：软组织损伤、局部瘀血肿痛，或骨折愈合后，肢体关节活动功能障碍者，以及复发性丹毒所致象皮肿，血栓性浅静脉炎、下肢深静脉血栓形成、血栓闭塞性脉管炎、闭塞性动脉硬化症、雷诺综合征等。

34. 伸筋膏（山东中医药大学附属医院）

组成：生马钱子、透骨草、生穿山甲、汉防己、乳香、没药、王不留行、细辛、五加皮、豨莶草、独活、生草乌、五倍子、肉桂、枳实、牛蒡子、血余、干姜、地龙、红娘、全蝎、威灵仙、生大黄、泽兰叶、丝瓜络、麻黄、土鳖虫、防风、当归尾、蜈蚣、功劳叶、甘遂。

制法：用香油将药煎枯，过滤去渣，再熬油至滴水成珠，下铅丹即成。

用法：将膏药均匀摊于厚布上，外贴患处。每次可贴10天左右。

功效：活血散瘀，舒筋止痛。

主治：软组织损伤，骨折愈合后局部疼痛及关节活动功能障碍，慢性腰腿痛，增生性骨关节炎，以及一切关节疼痛等。

35. 溃疡洗药（山东中医药大学附属医院）

组成：金银花、当归、白蔹、黄柏、苦参、乳香、没药、煅石决明、赤芍、连翘、大黄、甘草。

用法：同解毒洗药。

功效：消毒排脓，祛腐生肌，收敛疮口。

主治：一切溃疡脓性分泌物较少者，或慢性溃疡，疮口经久不愈者。用之能促进肉芽组织及上皮组织增生而使疮口愈合，临床应用有良好效果。

36. 回阳止痛洗药（山东中医药大学附属医院）

组成：透骨草、当归、赤芍、川椒、苏木、生天南星、生半夏、生草乌、川牛膝、白芷、海桐皮。

用法：同解毒洗药。

功效：回阳止痛，活血通络。

主治：一切肢体怕冷、发凉、疼痛者，如血栓闭塞性脉管炎、雷诺综合征等。

37. 玉红油膏纱布（山东中医药大学附属医院）

组成：当归、白芷、紫草、甘草、血竭、轻粉、白蜡、香油。

制法：将前四味药放入香油内浸泡5天，再将药煎枯为度，过滤去渣，继续加热熬油，再把血竭、白蜡放入油内熔化，后再加入轻粉，搅匀成膏（即《外科正宗》的生肌玉红膏）。如加纱布条经高压蒸气灭菌后，即制成玉红膏油纱布，备用。

用法：外敷疮口，每日或隔日换药 1 次。

功效：解毒祛腐，生肌敛口。

主治：一切溃疡，疮口坏死组织及脓液很少者。

38. 追毒丹（山东中医药大学附属医院）

组成：红升丹、大黄、白芷、冰片。

制法：共研为极细末，备用。

用法：用少许撒于创面。

功效：提脓祛腐。

主治：创口有坏死组织，脓液较多者。

39. 生肌珍珠散（山东中医药大学附属医院）

组成：乳香、没药、铅丹、血竭、儿茶、煅龙骨、芦荟、煅象皮、煅石决明、煅海蛤、珍珠、冰片、轻粉。

制法：共研极细末，贮瓶备用。

用法：均匀撒布于创口一薄层，外盖玉红膏油纱布包扎。

功效：活血生肌敛口。

主治：化脓性感染创口的后期，坏死组织及脓液已净者，或慢性溃疡等，能促进肉芽组织及上皮组织增生使创口愈合。

40. 全蝎膏（黑龙江中医药大学附属医院）

组成：全蝎、蜈蚣、冰片、凡士林。

制法：将凡士林熔化，入全蝎、蜈蚣煎熬，至冒出白烟为度，过滤去渣，待温后，再入研细之冰片，搅拌均匀，冷后成膏。

用法：外涂疮口，或摊在消毒纱布上外敷疮口，换药 1 ～ 2次 / 日。

功效：祛腐生肌，活血止痛。

主治：急性化脓性感染疾病创口有坏死组织，血栓闭塞性脉管炎、闭塞性动脉硬化症发生肢体坏疽溃烂，有坏死组织，剧烈疼痛者。

注：此方剂是黑龙江中医药大学盖世昌教授所创用，临床应用20多年，对外科化脓性感染疾病创口有坏死组织、脓多，剧痛者，外敷创口，具有显著的祛腐生肌、活血止痛作用，促进环死组织脱落和创口愈合。

41. 黄马酊（重庆市中医研究所）

组成：黄连、马前子（打碎）。

制法：将上药放入75%乙醇内浸泡3～5天，密封备用。

用法：外涂患处，3～5次/日。

功效：消炎止痛。

主治：一切急性化脓性感染疾病，局部红肿热痛，炎症浸润硬块，如疔、痈、蜂窝织炎、脓性指头炎、丹毒、血栓性浅静脉炎以及周围血管疾病肢体溃烂局部红肿热痛者。

第五章 验案选编

第一节 闭塞性动脉硬化症验案

验案一 刘某，男，82 岁，2016 年 11 月 29 日初诊。

主诉：右下肢发凉、怕冷、间跛 5 个月，加重两周。

现病史：患者于 5 个月前无明显诱因双下肢出现发凉、怕冷症状，并间歇性跛行，跛距约 100 米，曾于当地诊所行针灸治疗，效果不佳。2016 年 7 月 28 日于我科住院行"右下肢动脉球囊扩张成形术 + 支架植入术"，2016 年 8 月 31 日行"左下肢动脉球囊扩张成形术 + 支架植入术"，术后双下肢发凉、怕冷症状明显缓解。现患者右下肢发凉、怕冷、间歇性跛行，跛距约 100m，纳眠可，二便调。舌暗红，苔薄白，脉弦。

既往史及个人史：高血压、冠心病病史两年，口服代文，血压控制尚可。

专科查体：双下肢肌肉轻度萎缩，体毛部分脱失，皮肤光薄，趾甲增生肥厚，双足皮色暗，足趾端苍白，皮温低。双足泛红试验阳性，恢复时间约 5 秒，肢体位置试验阳性，下垂位恢复时间约 12 秒。双侧足背、胫后动脉搏动消失，腘动脉搏动减弱。

辅助检查：双下肢动脉彩超：①双下肢动脉粥样硬化并斑块形成，多处狭窄、闭塞；②双股浅动脉中远段支架置入术后；③右股浅动脉血栓形成。（2016-11-29，本院）

中医诊断：脉痹。

中医证型：血瘀证。

西医诊断：闭塞性动脉硬化症。

治法：益气通脉，活血化瘀。

处方：丹参30g，赤芍30g，黄芪30g，桑寄生30g，当归30g，鸡血藤30g，郁金15g，川芎15g，川牛膝15g，熟地黄30g，山萸肉15g，甘草9g。水煎服，日1剂。

成药：四虫片，10片，1日3次。

按语：老年患者，患高血压病、冠心病在先，有气血双亏之本，气虚无力行血，血瘀脉中，加之阴虚血少，故有血瘀之标。中医治疗中需要标本兼治。因此方中丹参、赤芍凉血活血，黄芪、桑寄生、郁金、川芎行气，共助活血之力，当归补血活血，牛膝引药下行。此外还要加用熟地黄、山萸肉等滋阴之品，"阳得阴助而生化无穷"。

验案二 张某，男，67岁，2015年1月14日初诊。

主诉：右下肢发凉怕冷3年。

现病史：3年前发病，两年前于我院行右股动脉球囊扩张术+支架置入术，术后下肢症状减轻，口服抗血小板药物。现患者近1个月患者下肢发凉怕冷症状再次加重，并出现间歇性跛行，跛行距离50米。纳眠可，大便溏薄，小便清长。舌暗红，苔白，脉弦。

既往史及个人史：高血压病史8年。

专科查体：右下肢营养障碍征，肌肉萎缩，体毛脱失，皮肤光薄，趾甲增厚变形。右足皮色暗红，皮温低，第4趾缺如，右足背动脉、胫后动脉均未触及搏动，股腘动脉搏动减弱。右足泛红实验（－）。

辅助检查：动脉彩超显示右股浅动脉血栓形成，支架内无血流。

中医诊断：脉痹。

中医证型：气虚血瘀。

西医诊断：闭塞性动脉硬化症。

治法：益气活血通络。

处方：桑寄生30g，当归12g，生地黄30g，黄芪30g，山萸肉30g，川芎12g，连翘12g，独活12g，鸡血藤30g，赤芍15g，苏木15g，杜仲15g，夏枯草12g，牡丹皮15g，茯苓15g，肉桂6g。水煎服，日1剂。

成药：溶栓胶囊，2粒，1日3次。

按语：该患者为介入术后再栓塞患者，故又出现严重的间歇性跛行。此类患者久病且年老体虚，血瘀阻络日久，化生瘀毒，故治疗当攻补兼施，不可一味活血化瘀，应在补气固本的基础之上再活血解毒，并少量应用滋阴药物，以为阳气生化之源。

验案三 吕某，女，64岁，2015年5月7日初诊。

主诉：左足溃破两月余。

现病史：患者以往无明显下肢发凉、怕冷，两个月前左足不慎碰伤后，大拇趾端坏疽，疼痛重，曾于当地医院静滴抗生素治疗，疗效不佳。为求系统治疗，来我院就诊。现患者双下肢乏力，左足大趾端疼痛，夜间重，无法行走，纳可眠差，大便无力，小便黄。舌质红绛，无苔，脉弦。

既往史及个人史：3年前患腔隙性脑梗死，现近期记忆力明显减退。

专科查体：双下肢皮色可，皮温略低，肌肉萎缩，体毛脱失，皮肤光薄，趾甲增厚。左足苍白，皮温低，左拇趾端坏疽色紫绀，约 1cm×1cm 大小，无渗液，触痛明显，左足泛红试验（＋），回复时间约 4 秒。左足背、胫后、腘动脉搏动消失。

辅助检查：颅脑 CT 显示陈旧性腔隙性脑梗死。

中医诊断：脱疽。

中医证型：血瘀证。

西医诊断：闭塞性动脉硬化症。

治法：益气养阴，活血化瘀。

处方：牡丹皮 15g，赤芍 12g，黄芪 30g，川芎 12g，川牛膝 15g，当归 15g，鸡血藤 30g，郁金 12g，山萸肉 15g，熟地黄 15g，独活 12g，桑寄生 30g，杜仲 12g，连翘 12g，板蓝根 30g，桑寄生 30g。水煎服，日 1 剂。

按语：结合患者舌苔脉象，辨证为气阴两虚，患者为本虚标实，气阴虚为本，血瘀为标实，故治疗以丹参通脉汤加补阴之熟地黄、酒萸肉，加补肝肾强筋骨之独活、桑寄生。

验案四 张某，女，54 岁，2016 年 12 月 7 日初诊。

主诉：左足趾紫绀、疼痛 20 天。

现病史：患者 20 天前无明显诱因出现左足第 1、2、4 趾发绀，伴剧烈疼痛，在山东大学第二医院就诊，彩超显示左下肢胫前动脉远段及足背动脉血管炎性改变，左足背动脉中远段血栓形成。舌质暗红，苔白，脉弦细。由于疼痛持续不缓解，为求系统治疗，来我院门诊就诊。

既往史及个人史：既往体健。

专科查体：左足第 1、2、4 趾皮色紫绀，部分皮色压之可退色，1、2 趾有瘀斑，触痛明显，皮温低，泛红实验（＋），足背动脉（＋），胫后动脉（＋＋）。

辅助检查：双足光电容积脉搏描记（PPG）提示双足趾缺血

严重。

中医诊断：脱疽。

中医证型：血瘀证。

西医诊断：①闭塞性动脉硬化症；②肢体动脉血栓形成。

治法：温阳活血。通络止痛。

处方：桑寄生30g，当归12g，黄芪30g，牛膝15g，山萸肉15g，川芎12g，独活12g，葛根30g，杜仲15g，赤芍15g，炒僵蚕12g，延胡索12g，鸡血藤30g，熟地黄30g，桑枝30g，连翘12g。水煎服，日1剂。

成药：通脉安，10片，1日3次。

1周后复诊：2014年12月14日，疼痛症状有改善，但夜间疼痛仍较重。继续给予上方，外用马黄酊，给予四虫片10片，1日3次。

又2周后三诊：2014年12月28日，疼痛症状明显改善，局部瘀斑逐渐消退。停用中药方剂，外用马黄酊，给予四虫片10片，1日3次。

按语：患者为肢体动脉血栓形成出现肢体末端坏死，因老年女性，阳气亏虚，血运无力，瘀血阻滞脉络，肢端失养所致。

第二节 糖尿病肢体动脉闭塞症验案

验案一 孙某，男，81岁，2015年7月24日初诊。

主诉：双下肢发凉、怕冷、破溃10余年，左足溃破1月余。

现病史：患者自10余年前双足出现发凉、怕冷、间跛，曾多次于省立医院血管外科行双下肢球囊扩张成形术，术后症状好转出院。10余天前左足第2、3趾间糜烂、渗液，伴左足背大片红肿、疼痛，于省警官医院住院治疗，予抗生素和血管扩张药物静滴治疗，症状改善不明显，第2、3趾趾端出现干黑、坏死，曾于我院行膝下动脉球囊扩张成形术，现患者双下肢发凉、怕冷，左足第前半足皮色紫暗、局部坏死，周围红肿，纳少，眠差，小便调，大便干，3～4日1次。舌红绛，苔黄腻，脉弦。

既往史及个人史：既往有糖尿病病史30年，注射胰岛素及口服降糖药，有脑萎缩、冠心病病史10余年。

专科查体：患者双下肢肌肉萎缩，足趾毛脱落，趾甲增厚、干燥。右足皮色苍白，皮温低，左足背至踝上红肿、触痛，左足前半足皮色紫暗、局部坏死，周围红肿，触痛明显。双足泛红试验阳性，左足恢复时间10秒，双足肢体位置试验（＋），左足泛红试验阴性。右股动脉可闻及血管杂音。左腘动脉及双侧足背、胫后动脉搏动消失，双股动脉及右腘动脉搏动减弱。

辅助检查：双下肢动脉彩超显示：①双下肢动脉粥样硬化并斑块形成，狭窄、闭塞；②左腘动脉中远端血栓形成（2015-11-24，本院）。

中医诊断：脱疽。

中医证型：湿热下注证。

西医诊断：糖尿病肢体动脉闭塞症。

治法：清热利湿，活血化瘀。

处方：金银花30g，玄参30g，当归15g，赤芍15g，牛膝15g，黄柏10g，黄芩10g，栀子10g，连翘10g，苍术10g，防己10g，紫草10g，生甘草10g，红花6g，熟地黄30g，酒萸肉15g。水煎服，日1剂。

左足清洁换药，1日1次。

控制血糖等原发疾病。

按语：患者患有消渴病，且年老久病，中医辨证为气阴两虚，气虚无力行血，阴虚化热，腐肉为脓。该病为本虚标实之证。急则治其标，现以四妙勇安汤为主方，方中金银花、连翘、黄芩、黄柏、栀子、玄参清热利湿，苍术利湿消肿，当归、紫草、红花、牛膝活血通络，甘草调和诸药，共奏清热利湿、活血化瘀之功。方中再加熟地黄、酒萸肉以滋阴，兼顾阴虚之本。

验案二　邱某，男，86 岁，2015 年 10 月 9 日初诊。

主诉：双下肢发凉、怕冷、麻木 5 年。

现病史：5 年前患者无明显诱因双下肢出现发凉、怕冷、麻木症状，行走 1000 米即感双小腿肚酸胀、沉重，需休息 3 ～ 5 分钟后症状缓解，此后病情逐日加重，并伴有双足出汗减少，趾甲生长缓慢。遂来我院就诊。现患者双下肢发凉、怕冷，间跛，跛距 1000 米，纳少，眠差，小便调，大便干，3 ～ 4 日 / 次。舌暗红，苔薄黄，脉弦数。

既往史及个人史：高血压病史 20 年，口服降压药治疗，血压控制稳定。糖尿病病史 10 余年，口服降糖药治疗，血糖控制良好。

专科查体：双下肢肌肉轻度萎缩，体毛部分脱失，趾甲增生肥厚，双足皮色皮温可，左足趾端潮红。泛红试验（＋），恢复时间约 5 秒；肢体位置试验（＋）。双足背、胫后动脉搏动消失，股、腘动脉搏动正常。

辅助检查：血管超声显示双下肢动脉动脉硬化，胫前、胫后动脉严重狭窄，局限性闭塞。

中医诊断：脉痹。

中医证型：血瘀证。

西医诊断：糖尿病肢体动脉闭塞症。

治法：益气通脉，活血化瘀。

处方：桑寄生 30g，山萸肉 30g，白术 15g，赤芍 30g，黄芪 30g，鸡血藤 30g，夏枯草 12g，杜仲 15g，当归 30g，连翘 12g，郁金 15g，川芎 15g，川牛膝 15g，熟地黄 30g，山萸肉 15g，威灵仙 12g。水煎服，日 1 剂。

成药：四虫片，10 片，1 日 3 次。

按语：老年患者，既往患有糖尿病，有气阴两虚之本，又有血瘀之标。中医治疗中需要标本兼治。因此方中牡丹皮、赤芍凉血活血，黄芪、桑寄生、郁金、川芎行气，共助活血之力，当归补血活血，牛膝引药下行。此外还要加用熟地黄、山萸肉等滋阴之品。

验案三 侯某，女，70 岁，2016 年 10 月 10 日初诊。

主诉：双下肢发凉、怕冷、疼痛、间跛 6 年，溃破半年。

现病史：患者 6 年前双下肢出现发凉、怕冷、疼痛、间跛，未重视，渐加重。半年前右足破溃疼痛明显，曾于重汽医院治疗（具体不详），效不佳。6 个月前来我院治疗，行右下肢动脉造影＋球囊扩张成形术，术后患者疼痛症状缓解出院。现坏疽逐渐局限，再次来就诊。现症见患者双下肢发凉、怕冷、间跛，右足第3、4 趾干黑坏死，纳差，眠可，二便调。舌质红，舌下络脉怒张，苔白，脉弦涩。

既往史及个人史：既往有高血压、冠心病、糖尿病、类风湿病史等慢性疾病史 10 余年。

专科查体：双下肢皮色可，皮温低，双足皮色苍白。双下肢肌肉萎缩，小腿为甚，皮肤干燥，体毛脱失，趾甲增厚变形。右足第3、4 趾干黑坏死，分界处触痛明显，时有淡黄色稠厚分泌物，味腥臭，周围正常组织红肿。双足泛红试验（＋），恢复时间 10 秒；肢体位置试验（＋）。双股动脉可闻及血管杂音。双足背、胫后、腘动脉搏动消失，双股动脉搏动减弱。

辅助检查：无。

中医诊断：脱疽。

中医证型：湿热下注证。

西医诊断：糖尿病肢体动脉闭塞症。

治法：清热利湿，活血化瘀。

处方：金银花 30g，板蓝根 30g，蒲公英 30g，车前草 15g，当归 12g，赤芍 15g，黄柏 9g，黄芩 9g，连翘 9g，苍术 15g，生地黄 30g，牡丹皮 15g，威灵仙 12g，川芎 12g，黄芪 30g，独活 12g。水煎服，日 1 剂。

按语：患者老年女性，久病消渴，气阴两虚，气虚无力行血，阴虚血少，血瘀脉中，脉络瘀阻，四末失于濡养，而发病。血瘀日久，则会生湿化热，化生湿热瘀毒，本病患者以湿热瘀毒为标，气阴虚为本，治疗时当标本兼顾，清热利湿、活血化瘀的同时，加黄芪补气，生地黄养阴清热，威灵仙、独活通经络。

第三节 血栓闭塞性脉管炎验案

验案一 李某，男，46 岁，2015 年 10 月 27 日初诊。

主诉：双下肢发凉怕冷 7 年余，间歇性跛行 2 个月，静息痛 2 天。

现病史：患者自 2008 年开始出现双下肢发凉、怕冷、间歇性跛行，并出现右足小趾溃疡，于当地医院治疗溃疡愈合。双下肢仍发凉、怕冷，双足前半部皮色暗红，疼痛。间断服用中药（具体不详）治疗，效果一般。2 年前左足小趾开始出现溃疡，于我院行左足小趾清创＋部分切除缝合术，愈合出院。2 天前，左足疼痛突然加重，夜不能眠，遂来我院。现症见双下肢发凉、怕冷、酸软无力，间歇性跛行，跛距约 500 米。左足第 1 趾端溃疡，疼痛重，纳可，眠差，二便调。舌红，苔薄黄，脉弦滑。

既往史及个人史：既往身体健康状况可。嗜烟酒，吸烟 50 支/日，烟龄 20 余年；饮酒 250mL/日，5～7 次/周。

专科查体：左下肢皮温低，皮色苍白，趾毛稀疏，左侧较重。左足前半足皮色暗红，左足第 1 趾趾尖破溃，有少量淡黄色分泌物，疼痛重。双足泛红试验（+），恢复时间约 5 秒。右股动脉搏动正常，左股及双侧腘、足背胫后动脉搏动消失。

辅助检查：双下肢动脉彩超显示：①右股总动脉硬化并粥样硬化斑块形成。②双下肢动脉多处狭窄、闭塞（符合血栓闭塞性脉管炎）。（2013-08-07）

ABI：右 0.48，左 0.19。

中医诊断：脱疽。

中医证型：湿热下注证。

西医诊断：①血栓闭塞性脉管炎；②闭塞性动脉硬化症。

治法：活血利湿解毒。

处方：板蓝根 30g，蒲公英 30g，当归 15g，生地黄 30g，川芎 12g，黄芩 12g，生地黄 12g，桑寄生 30g，赤芍 15g，黄芪 30g，黄柏 12g，威灵仙 12g，牡丹皮 15g，独活 12g，车前草 15g，当归 12g。水煎服，日 1 剂。

成药：四虫片，10 片，1 日 3 次。马黄酊外用。

按语：该患者不是典型的血栓闭塞性脉管炎患者，而是双下肢动脉均有病变。从病史推测，患者早期患有血栓闭塞性脉管炎，病变累及中小动静脉；因饮食不节，嗜食用肥甘厚味，后患有闭塞性动脉硬化症，最后大中小动脉均有病变，足端严重缺血。此次复发，虽以湿热下注为主症，但患者久病脱疽，饮食失节，伴脾肾阳虚，治疗中还需加用桑寄生、威灵仙等补虚活血药物。

验案二　王某，男，35 岁，2016 年 9 月 19 日初诊。

主诉：右足发凉、怕冷 4 年余，右足拇趾坏疽半年。

现病史：4 年前，患者右足出现发凉、怕冷，遇寒加重，得暖减轻。2013 年 1 月因"血栓闭塞性脉管炎"于当地县中医院行右足第 3 趾切除缝合术，术后创面愈合缓慢。半年前，患者右足拇趾甲旁出现疼痛、红肿、破溃、渗液，疼痛夜间加重，自服芬必得后，疼痛缓解，间断睡眠。3 个月前，于我科行清热利湿、活血化瘀的中药内服、局部外敷，局部血运改善后行右拇趾部分切除缝合术，术后恢复可。2 周前因外伤致右足拇趾处再次破溃，遂来就诊。现患者右下肢发凉、怕冷，无力，右足第 1、3 趾缺如，拇趾残端创面渗液疼痛，纳可、眠差，小便调，大便干。舌淡，苔薄白，脉弦细。

既往史及个人史：既往身体健康状况可。烟龄 20 年，40 支 / 日。

专科查体：右足皮色苍白，皮温低，皮肤干燥脱屑，皮肤光薄，趾甲增厚，足趾潮红，第 1、3 趾缺如。右足拇趾残端顶部可见一疮面，约 1.5cm×0.5cm 大小，肉芽不新鲜，少量渗出，创内可见一约 0.5cm×0.5cm 的黑痂。右足泛红试验（＋），恢复时间约 7 秒；肢体位置试验（＋）。右足背、胫后动脉搏动消失，右腘动脉搏动减弱，其余动脉搏动正常。

辅助检查：血管超声显示右腘动脉管壁增厚，炎性改变。胫前、胫后动脉纤细，远端闭塞。

中医诊断：脱疽。

中医证型：气虚血瘀。

西医诊断：血栓闭塞性脉管炎。

治法：补气养血，活血化瘀。

处方：桑寄生 30g，山萸肉 30g，鸡血藤 30g，夏枯草 12g，当归 12g，川芎 12g，赤芍 15g，熟地黄 30g，杜仲 15g，葛根

30g，白术 15g，茯苓 15g，黄芪 30g，独活 12g，川牛膝 15g，连翘 15g。水煎服，日 1 剂。

右足清洁换药，隔日 1 次。

按语： 患者为典型血栓闭塞性脉管炎患者，有吸烟史，单侧肢体发病，表现为中小动静脉病变。因患者久病，瘀毒为患，耗伤气血，气血虚弱，又无力推动血行，无法温煦肢体，故治疗以扶正为主，兼顾解毒活血。

验案三 刘某，男，42 岁，2016 年 5 月 17 日初诊。

主诉：左下肢发凉怕冷 7 年余，足趾坏疽 2 天。

现病史：患者自 7 年前开始出现左下肢发凉、怕冷，行走无力，曾出现小腿浅静脉炎和足小趾溃疡，于当地医院治疗后愈合。但仍有下肢发凉、怕冷，左足前半部遇冷时皮色紫红，疼痛。间断服用中药（具体不详）治疗效不佳。2 年前因左足小趾坏疽，于我院行左足小趾清创＋部分切除缝合术，愈合良好。2 天前，左足大趾突然出现疼痛、肿胀，夜不能眠，遂来我院就诊。现症患者左下肢发凉、怕冷，行走无力，间歇性跛行，跛距约 500 米。左足第 1 趾端溃疡，无渗液，疼痛重，纳眠差，二便调。舌暗红，舌下络脉怒张，苔薄黄，脉弦滑。

既往史及个人史：既往身体健康状况可。烟龄 20 余年，30 ～ 40 支 / 日。

专科查体：左下肢皮温低，皮色苍白，小腿肌肉轻度萎缩，趾毛稀疏。左足前半足皮色暗红，第 5 趾末节缺如。第 1 趾趾尖破溃，创面约 0.5cm×0.5cm，色暗红，有少量淡黄色分泌物，疼痛重。左足泛红试验（＋），恢复时间约 5 秒。左腘、足背、胫后动脉搏动消失。

辅助检查：①动脉彩超示左下肢动脉多处狭窄、闭塞（符合血栓闭塞性脉管炎）。② ABI：左 0.19，右 0.68。

中医诊断：脱疽。

中医证型：瘀毒壅盛。

西医诊断：血栓闭塞性脉管炎。

治法：解毒活血。

处方：板蓝根 30g，蒲公英 30g，车前草 15g，威灵仙 12g，当归 12g，川芎 12g，赤芍 15g，牡丹皮 15g，生地黄 30g，苍术 15g，黄芩 12g，黄柏 12g，金银花 30g，黄芪 30g，独活 12g，连翘 15g。水煎服，日 1 剂。

成药：四虫片，10 片，1 日 3 次。

按语：患者常年吸烟，烟毒损伤血脉，脉络瘀阻，血行不畅，该病病机核心为血瘀证。血瘀日久不解，可化为毒邪，该患者表现为瘀毒壅盛，不通则痛，故有创面疼痛重，久不愈合，且邪盛伤正，已出现怕凉、行走无力等虚像。故治疗以解毒活血为主，用板蓝根、蒲公英、赤芍、金银花等，有兼有黄芪补气扶正，协助托毒外出。

第四节　下肢深静脉血栓形成验案

验案一　李某，男，40 岁，2015 年 9 月 10 日初诊。

主诉：左下肢粗肿沉胀 1 个月。

现病史：患者 1 个月前因左下肢静脉曲张在当地医院行手术治疗，术后肢体仍有粗肿、沉胀症状，朝轻暮重，1 个月前粗肿症状加重，休息及抬高肢体仍不能缓解，在当地医院行彩超检查证实左下肢深静脉血栓形成，住院治疗后症状改善不著，为求进一步治疗，来我院门诊求治。舌质红，苔黄腻，脉滑。

既往史及个人史：既往左下肢静脉曲张病史 10 余年。

专科查体：左下肢广泛性粗肿，皮色暗红，局部刀口疤痕红肿，皮温略高，胫前凹肿，霍曼征阴性，尼霍夫征阳性。

辅助检查：彩超显示左髂总静脉、髂外静脉、股总静脉、股浅静脉血栓形成。

中医诊断：股肿。

中医证型：湿热下注证。

西医诊断：左下肢深静脉血栓形成。

治法：清热利湿，活血通络。

处方：薏苡仁 30g，当归 15g，黄柏 9g，黄芪 30g，泽兰 15g，川芎 12g，牛膝 9g，桑枝 30g，车前草 15g，赤芍 15g，生地黄 15g，鸡血藤 30g，苍术 15g，牡丹皮 15g，连翘 12g，独活 12g。7 剂。水煎服，药渣外洗（温洗）。

成药：①消脱止 3 片，1 日 3 次；②脉血康 2 粒，1 日 3 次；③马黄酊外用。

弹力绷带外用。

1 周后复诊：2015 年 9 月 17 日，左下肢粗肿较前诊减轻，局部刀口瘢痕处红肿减轻，胫前仍有凹肿，舌质红，苔黄腻，脉滑。治疗：上方加桑寄生 30g，余治疗同前。

又 1 周后三诊：2015 年 9 月 24 日左下肢粗肿较前诊又有减轻，局部刀口瘢痕处红肿明显减轻，胫前轻度凹肿，舌质红，苔薄黄，脉滑。治疗：上方去车前草、黄柏，加云苓 30g，白术 15g，夏枯草 12g，余治疗同前。1 周后患者左下肢轻度粗肿，红肿消退，活动后胫前轻度凹肿。停用中药方剂。

按语：患者为下肢深静脉血栓形成亚急性期，发病始于经脉受损，气滞血瘀，瘀血留着于经脉，水湿停聚，瘀血与湿浊相夹致病，郁久化热，湿热瘀血互为病机，而致病情渐重。

验案二　唐某，男，55岁，2014年7月20日初诊。

主诉：左下肢疼痛4天，肿胀1天。

现病史：患者4天前左小腿疼痛，无肿胀，未予诊治。1天前左下肢广泛性肿胀、疼痛，曾于山大二院皮下注射低分子肝素治疗，效不佳。为求系统治疗来我院就诊。自发病以来，无胸痛、咳嗽、咯血，纳眠可，小便可，大便干。舌暗红，苔黄，脉洪。

既往史及个人史：高血压病史3年。

专科查体：左下肢广泛粗肿，皮色紫暗，皮温略高，浅静脉扩张，胫前凹陷性水肿。腓肠肌饱满紧韧，尼霍夫征（＋），霍氏征（＋）。

辅助检查：静脉彩超显示左髂静脉血栓形成，左下肢深静脉血栓形成，右下肢深静脉血栓形成（陈旧性）。

中医诊断：股肿。

中医证型：湿热下注。

西医诊断：下肢深静脉血栓形成。

治法：清热利湿，活血化瘀。

处方：金银花30g，玄参12g，赤芍12g，当归15g，苍术10g，黄芩12g，黄柏12g，川牛膝12g，红花12g，紫草12g，牡丹皮12g，蒲公英12g，薏苡仁30g，茯苓30g，独活12g，泽兰12g。水煎服，日1剂。

成药：冰硝散外用。

按语：下肢深静脉血栓形成急性期起病急，病情较重，为骤发血瘀湿毒之证，表现为下肢血瘀湿热壅盛之象，治当以清热利湿、活血化瘀为原则，故稍加茵陈30g，茯苓30g清热利湿消肿，同时外用冰硝散消肿。

验案三 孟某，男，58岁，2014年11月10日初诊。

主诉：左下肢肿胀、伴沉重感5个月。

现病史：患者5个月前左踝周肿胀，未行诊治，渐加重。4个月前，左小腿出现粗肿。2个月前，肿胀蔓延至左股部，曾于省立医院就诊，予口服华法林钠并配合外用冰硝散，左下肢肿胀略有减轻。为求系统治疗来我院，现患者左下肢沉胀，朝轻暮重，纳眠可，二便调。舌紫暗、胖大，边有齿痕，苔白腻，脉弦。

既往史及个人史：股骨头坏死10余年。

专科查体：患者左下肢粗肿，皮色、皮温可，腓肠肌饱满、紧韧，无挤压痛，胫前轻度凹陷性水肿，霍氏征（－），测肢围：

髌骨上缘上15cm	髌骨下缘下15cm	内踝上5cm
左：53cm	45cm	23cm
右：49cm	39cm	21cm

辅助检查：静脉彩超：①左髂外静脉血栓形成，小部分再通。②左下肢深静脉血栓形成，部分再通。

中医诊断：股肿。

中医证型：血瘀湿重。

西医诊断：下肢深静脉血栓形成（后遗症期）。

治法：活血利湿。

处方：车前草30g，赤芍18g，鸡血藤30g，金银花30g，生薏苡仁30g，苍术10g，苦参10g，防己10g，牛膝18g，赤芍18g，忍冬藤30g，黄柏10g，泽兰15g，川芎12g，黄芪15g，桑枝30g。水煎服，日1剂，煎渣另加水煎汤外洗。

气压治疗。

外用弹力绷带。

按语： 下肢深静脉血栓形成后遗症期因患者失治，血栓未能得到很好的溶栓治疗，再通后瓣膜功能遭到破坏，站立时部分下肢静脉血液倒流，故而表现为下肢浮肿，朝轻暮重，属于湿瘀互结之证。治疗当活血利湿，活血化瘀的同时应用利湿消肿治疗。并用药渣熏洗局部，配合气压治疗，外用弹力绷带，充分应用外治法。

验案四　王某，男，58 岁，2016 年 2 月 27 日初诊。

主诉：右下肢粗肿、疼痛 3 天。

现病史：1997 年患者因左下肢深静脉血栓形成入住我院治行，症状好转后出院。出院不久，再次因右下肢深静脉血栓形成入院治疗，好转后出院。出院后口服活血化瘀药物，双腿渐出现色素沉着。2000 年始右小腿内、外踝反复溃破，每次均需多次换药，历经月余方愈合。3 个月前，右腿外侧又出现溃破，自行换药治疗；3 天前出现右小腿内侧疼痛，后蔓延至整个右下肢。为求进一步治疗，现入住我病区。现症见右下肢粗肿，溃疡伴条索状物疼痛，纳可眠不佳，小便调，大便略干。舌淡红，舌体胖大边有齿痕，苔黄，脉弦。

既往史及个人史：既往身体健康状况可，否认其他病史。

专科查体：患者左下肢皮温可，足靴区散在色素沉着。右下肢皮温略高，沿大隐静脉走行处压痛，右小腿外侧中段可见 2cm×2cm 溃疡，肉芽不鲜，少量渗液，疮周及内踝处可见大片色素沉着，胫前轻度凹陷性水肿。小腿腓肠肌轻度饱满，尼霍夫征（＋），霍氏征（＋）。

辅助检查：静脉彩超：①右髂外静脉血栓形成（陈旧性），小部分再通；②右股总静脉近端血栓形成；③右下肢深静脉血栓形成（陈旧性），大部分再通；④右大隐静脉、隐股静脉、腹壁浅静脉血栓形成；⑤右小腿交通支静脉血栓形成；⑥右下肢静脉曲张。

中医诊断：①股肿；②臁疮；③青蛇毒。

中医证型：湿热下注证。

西医诊断：①下肢深静脉血栓形成；②下肢慢性溃疡；③血栓性浅静脉炎。

治法：清热解毒，活血利水。

处方：板蓝根 30g，当归 12g，金银花 30g，苦参 12g，蒲公英 30g，赤芍 15g，黄柏 12g，苦地丁 15g，车前草 15g，牡丹皮 15g，黄芩 12g，连翘 15g，龙胆草 15g，生地黄 30g，泽兰 15g，苍术 10g。水煎服，日 1 剂。

成药：马黄酊外用。创面换药，隔日 1 次。

按语：患者系股肿后遗症，疾病后期多为脾肾阳虚之证，阳虚水泛，为其病之本。阳虚失于温煦，瘀血内停，加之局部外感邪毒，并发臁疮，有热盛化毒之象，为其标。瘀毒热邪侵犯经脉，脉络瘀阻，而复发股肿。是病缓则治其本，急则治其标，故方中多用清解热毒药物，并应用龙胆草，味苦，性寒。待热象稍退则再加健脾利水之剂。

第五节　血栓性浅静脉炎验案

验案一　宋某，女，67 岁，2019 年 1 月 9 日初诊。

主诉：右小腿疼痛性索条 4 天余。

现病史：患者 4 天前无明显诱因出现右小腿中段扩张血管处疼痛，晨起疼痛明显，外用弹力袜后疼痛减轻。1 天后疼痛向小腿两端游移，后疼痛位置固定在右足内踝上，疼痛明显，伴压痛，纳眠可，二便调。舌淡红，苔薄黄，脉沉弦。

既往史及个人史：下肢静脉曲张病史 20 年。

专科查体：右下肢皮色暗红，皮温略高。右小腿浅静脉迂曲扩张，触之较硬，与皮肤粘连，伴压痛。内踝上压痛明显。腓肠肌松软，无挤压痛。

中医诊断：青蛇毒。

西医诊断：血栓性浅静脉炎。

治法：解毒活血，通络止痛。

处方：板蓝根 30g，当归 12g，黄芩 12g，茯苓 15g，蒲公英 30g，川芎 12g，泽兰 15g，独活 12g，桑寄生 30g，赤芍 15g，苍术 15g，黄芪 30g，薏苡仁 30g，金银花 30g，连翘 12g，陈皮 9g。水煎服，日 1 剂，煎渣另加水煎汤外洗。

成药：马黄酊外涂。

7 天后复诊：患者右小腿仍有硬结疼痛，活动后加重，右内踝处无明显疼痛，活动后小腿酸胀，纳可，眠差，小便可，大便稀。舌质暗红，苔黄，脉沉。

治法：活血止痛。

处方：活血止痛散外洗。

透骨草、延胡索、当归尾、姜黄、川椒、海桐皮、威灵仙、川牛膝、乳香、没药、羌活、白芷、苏木、五加皮、红花、土茯苓各 10g。

成药：活血止痛片口服，4 片 / 次，3 次 / 天。

按语：血栓性浅静脉炎是发生于四肢、胸腹壁浅静脉的血栓性、炎症性疾病，初起往往为瘀热毒盛，宜解毒活血通络。后续以活血化瘀止痛为主。中医外治法简便廉验，可内服药与外治法相结合，予中药内服，药渣外洗，临床上简便易行。

验案二 卢某，女，60 岁，2013 年 5 月 1 日初诊。

主诉：右小腿红肿硬结疼痛半月余。

现病史：患者半个月前出现右小腿内侧硬结疼痛，右小腿肿胀，朝轻暮重，期间未经治疗，症状逐渐加重，纳眠可，二便调。舌质红，苔薄黄，脉沉弦。

既往史及个人史：右下肢静脉曲张病史40余年。

专科查体：右下肢皮色暗红，皮温略高。右下肢浅静脉迂曲扩张，小腿内侧沿静脉走形条索样硬结，与皮肤粘连，触之疼痛。右胫前轻度凹陷性水肿，小腿腓肠肌松软，无挤压痛。

中医诊断：青蛇毒。

西医诊断：血栓性浅静脉炎。

处方：板蓝根30g，当归12g，生地黄30g，黄芪15g，车前草15g，川芎12g，泽兰15g，黄柏12g，薏苡仁30g，赤芍15g，白术15g，独活12g，威灵仙12g，牡丹皮15g，茯苓15g，连翘12g。水煎服，日1剂，煎渣另加水煎汤外洗。

成药：①马黄酊外用；②四虫片口服，10片/次，3次/天。

2周后复诊：患者右小腿内侧皮下硬结疼痛明显减轻，硬结未见减小，右小腿仍有肿胀，胫前凹陷性水肿，纳眠可，二便调，舌质暗红，苔薄白，脉沉。嘱继续服用上方，煎渣外洗，马黄酊外用。

验案三 张某，男，61岁，2013年11月13日初诊。

主诉：右小腿内侧红肿硬结疼痛7天余。

现病史：10余年前患者因长期站立出现双下肢青筋迂曲，逐渐加重。7天前患者右小腿内侧青筋迂曲扩张处出现红肿疼痛，于当地医院输液治疗，症状未见明显好转。纳眠可，二便调。舌质紫，苔白，脉沉。

既往史及个人史：下肢静脉曲张病史10余年，高血压、冠心病病史 6 年。

专科查体：双下肢浅静脉迂曲扩张，右小腿内侧皮色暗，皮温高，硬结处压痛明显，胫前轻度凹陷性水肿，小腿腓肠肌松软，无挤压痛。

中医诊断：青蛇毒。

西医诊断：血栓性浅静脉炎。

治法：清热解毒，活血通络。

处方：板蓝根 30g，当归 12g，川芎 12g，赤芍 15g，车前草 15g，泽兰 15g，连翘 15g，苍术 15g，鸡血藤 30g，黄芩 12g，桑枝 30g，苏木 15g，伸筋草 15g，黄芪 15g，独活 12g，牛膝 15g。水煎服，日 1 剂，煎渣另加水煎汤外洗。

成药：①马黄酊外用；②口服血府逐瘀胶囊，6 片 / 次，2 次 / 天。

11 月 21 日二诊：患者右小腿内侧硬结处颜色较前变浅，疼痛明显缓解，胫前肿胀减轻，口干，纳眠可，二便调，舌质紫红，苔黄，脉沉。

治疗：1. 中药上方去苍术，加知母 12g，水煎服，煎渣外洗，日 1 剂。2. 口服血府逐瘀胶囊，6 片 / 次，2 次 / 天。

按语：急性期血栓性浅静脉属瘀毒之证，瘀热毒邪胶着，故治宜清热解毒，活血通络，内服、外用药物相结合治疗。

验案四　李某，女，46 岁，2016 年 6 月 9 日初诊。

主诉：右小腿条索状硬结红肿热痛 3 天。

现病史：患者 3 天前无明显诱因右小腿内侧出现红肿硬结，初起疼痛不甚，未予治疗，后红肿、疼痛逐渐明显，患处发热，活动不利，遂来诊。现患者右小腿硬结红肿疼痛，活动不利，双小腿青筋迂曲扩张，纳可眠差，二便调。舌暗红，苔黄，脉沉弦。

既往史及个人史：既往 16 年前行剖腹产手术，有"羊水栓塞"病史，术后有下肢深静脉血栓形成病史，并于外院放置下腔静脉滤器留存体内。

专科查体：双小腿皮色暗，皮温可，浅静脉扩张。右小腿内侧可触及条索状硬结，皮色红，皮温高，触痛明显。双足靴区可见黑褐色色素沉着。

辅助检查：彩超显示右股、腘静脉瓣膜功能不全，右下肢静脉曲张；右腘静脉血栓形成（陈旧性），基本再通；右小腿肌间静脉血栓形成；右小腿交通支静脉血栓形成；右下肢血栓性静脉炎。

中医诊断：青蛇毒。

中医证型：湿热下注证。

西医诊断：①血栓性浅静脉炎；②下肢深静脉血栓形成（交通支血栓）；③下肢静脉曲张。

治法：清热利湿，活血化瘀。

处方：金银花 30g，玄参 15g，赤芍 12g，茵陈 30g，赤小豆 18g，牛膝 10g，苍术 15g，佩兰 12g，薏苡仁 30g，黄柏 12g，泽泻 12g，豆蔻 10g，生甘草 9g，黄芩 12g，黄柏 12g。水煎服，日 1 剂。

成药：冰硝散外用。

西药：尿激酶静滴溶栓、低分子肝素皮下注射抗凝。

按语：患者素食肥甘厚味，湿热内生，流注血脉，气血运行不畅而发本病，诊为股肿，证属湿热下注。湿热下注肢体故可见肢体肿胀、疼痛。治疗以清热利湿、活血化瘀为原则，以四妙勇安汤为主方，加佩兰、薏苡仁、豆蔻等利湿化浊。外用冰硝散消肿。此类患者还需依照临床路径方案正规溶栓抗凝治疗。并检测凝血等指标，中西医结合治疗，方可快速奏效。

验案五　高某，男，65 岁，2016 年 12 月 1 日初诊。

主诉：右下肢疼痛肿胀 1 周。

现病史：患者素有静脉曲张病史，自述约 7 天前无明显诱因出现右小腿出现红肿、疼痛，行走困难，自行口服静脉活性药物治疗，效不佳，遂来就诊。现患者右下肢青筋迂曲隆起，右小腿内侧红肿、疼痛，活动不利，纳眠可，二便调。舌紫暗，苔黄，脉弦。

既往史及个人史：既往静脉曲张病史 40 余年。

专科查体：右小腿多处浅静脉扩张明显，呈瘤样变，皮色暗。右小腿自膝关节以下，沿大隐静脉主干循行可触及硬结，质韧，压痛明显，局部红肿，皮温略高。右小腿胫前轻度凹陷性水肿，小腿腓肠肌饱满，霍曼征（＋），尼霍夫征（＋）。

辅助检查：下肢静脉彩超：①右下肢股腘静脉通畅，腘静脉瓣膜功能不全，右下肢静脉曲张；②右小腿腓静脉血栓形成；③右大隐静脉局部血栓性浅静脉炎；④右小腿淋巴水肿（201611230005，本院）。

中医诊断：青蛇毒。

中医证型：湿热下注证。

西医诊断：①血栓性浅静脉炎；②下肢深静脉血栓形成。

治法：清热利湿，活血化瘀。

处方：金银花 30g，玄参 15g，赤芍 12g，茵陈 30g，赤小豆 18g，牛膝 10g，苍术 15g，佩兰 12g，薏苡仁 30g，黄柏 12g，泽泻 12g，豆蔻 10g，生甘草 9g，车前草 15g，黄柏 12g。水煎服，日 1 剂。

成药：①冰硝散外用；②尿激酶静滴溶栓、低分子肝素皮下注射抗凝。

按语： 患者因本患有筋瘤，气血运行不畅，久则湿热内生，流注血脉。湿热下注肢体故可见肢体肿胀、疼痛。治疗以清热利湿、活血化瘀为原则，以四妙勇安汤为主方，加佩兰、薏苡仁、豆蔻等利湿化浊；患者肿胀较重，加车前草以增其利水之功。外治法与内治法相结合，可外用冰硝散消肿。

第六节　下肢静脉性溃疡验案

验案一　李某，男，61 岁，2014 年 11 月 5 日初诊。

主诉：左足内踝溃疡 1 月余。

现病史：患者 13 年前左下肢即患有筋瘤病，未行系统治疗，筋瘤逐渐增多。近年来，足靴区皮肤渐变暗褐色，皮肤时有瘙痒。1 月前，左足内踝处不慎碰破，形成溃疡，久不愈合，久站久行后溃疡处疼痛，渗液量多，溃疡逐渐扩大。现患者溃疡处疼痛，行走、站立时加重。纳食可，眠差，大便干，小便调。舌质暗红，苔黄腻，脉细数。

既往史及个人史：下肢静脉曲张 13 年，脑梗死病史 3 年。

专科查体：左下肢浅静脉迂曲扩张，呈瘤样改变，胫前按之凹陷，足靴区广泛暗褐色色素沉着，内踝处可见 1cm×1cm 大小溃疡，疮面暗红，肉芽不鲜。

中医诊断：臁疮。

中医证型：湿热下注。

西医诊断：下肢静脉性溃疡。

治法：清热利湿，活血化瘀。

处方：板蓝根 30g，当归 12g，生地黄 30g，金银花 30g，蒲公英 30g，川芎 12g，苍术 15g，黄芪 30g，车前草 15g，赤芍 15g，黄芩 12g，独活 12g，威灵仙 12g，牡丹皮 15g，黄柏 12g，连翘 15g。水煎服，日 1 剂。

创面清洁换药，无菌包扎。

1 周后复诊：2014 年 11 月 12 日。患者溃疡处疼痛减轻，渗液量减少。查体见内踝处溃疡约 1cm×1cm 大小，疮面周围暗红，肉芽暗红，渗液量少。舌质暗红，苔黄腻，脉细数。大便次数增多。前方生地黄改为 15g，14 剂，水煎服，每日 1 剂，早晚分服；药渣煎药外洗患肢。

2 周后三诊：2014 年 11 月 26 日。患者溃疡缩小，患处疼痛轻微。查体见内踝处溃疡约 0.5cm×0.5cm 大小，疮面肉芽鲜红，渗液量少，少量腐苔。舌质红，苔薄黄，脉细数。前方继续服用，14 剂，水煎服，每日 1 剂，早晚分服；药渣煎药外洗患肢。

按语："臁疮"又称"裙边疮"，多发于臁部而得名，西医学没有与之相对应的疾病名称，属于下肢慢性溃疡范畴。患者素体筋脉薄弱，患有筋瘤病，久之血瘀脉络，气血通行不畅，水湿内停，郁久化热，湿热互结，下注臁部而发病。治疗上寒温并用、攻补兼施，清热利湿与温阳益气并重。

验案二　谷某，男，80 岁，2015 年 6 月 8 日初诊。

主诉：右足背反复破溃 20 余年。

现病史：患者 20 余年前右足背破溃，初期为黄豆粒大小，未经系统治疗，反复发作。5 年前双下肢发凉、怕冷、间跛，跛距为 800 米。半年前于私立诊所外贴偏方膏药治疗，创面扩大疼痛，难以愈合。为求系统治疗来诊。现患者右足背外侧创面疼痛，纳可眠差，大便略干，小便频。舌暗红，苔黄，脉弦。

既往史及个人史：高血压病史 40 余年。

专科查体：双下肢皮色、皮温可。肌肉萎轻度萎缩，皮肤光薄，右足背创面大小约 3cm×2cm，肉芽暗红，有少量淡黄色脓腐组织，少量渗液，疮周暗褐色，皮肤硬韧。双足背、胫后动脉搏动消失。

中医诊断：①臁疮；②脉痹。

中医证型：湿热下注。

西医诊断：①下肢慢性溃疡；②闭塞性动脉硬化症。

治法：清热利湿，活血化瘀。

处方：板蓝根 30g，蒲公英 30g，薏苡仁 30g，威灵仙 12g，当归 12g，川芎 12g，赤芍 15g，牡丹皮 15g，生地黄 30g，苍术 15g，黄芩 12g，黄柏 12g，金银花 30g，泽兰 12g，独活 12g，连翘 15g。水煎服，日 1 剂。

成药：公英解毒洗剂，水煎外洗，每日 1 次。

按语：该患者虽然患有臁疮，但不同于以往的下肢静脉性溃疡，因其年事已高，并患有闭塞性动脉硬化症和高血压，故为动、静脉混合性营养障碍，创面久不愈合，既有静脉瘀滞，同时又存在动脉缺血，因此治疗时要少佐补气养血药物。

验案三 潜某，男，56 岁，2014 年 11 月 20 日初诊。

主诉：左下肢青筋团块 10 余年，反复破溃 3 年。

现病史：左下肢静脉曲张，自行外洗治疗，皮肤变色。近 3 年足靴区反复破溃，经久难愈。现创面疼痛，纳可，眠差，二便调。舌紫暗，苔薄黄。

既往史及个人史：既往体健。为过敏体质，有花粉、青霉素过敏。

专科查体：老年男性，一般情况可。心肺（－），腹部（－）。

左下肢浅静脉迂曲扩张，成瘤样变。足靴区大片色素沉着，内踝上一约 3cm×2cm 大小创面，肉芽不鲜，渗液较多。皮肤厚韧，脱屑。

中医诊断：臁疮。

中医证型：湿热下注。

西医诊断：下肢静脉性溃疡。

治法：清热燥湿（外用）。

处方：白鲜皮 30g，当归 20g，茯苓 15g，桑枝 30g，地肤子 15g，赤芍 15g，泽兰 15g，黄芪 30g，桑白皮 30g，苍术 15g，黄芩 12g，独活 15g。水煎外洗，每日 1 剂。

成药：硝矾散，加入中药煎剂中溶化后外洗，每日 1 次。

按语： 患者为过敏体质，对我院自制剂公英解毒洗药过敏，陈老师自拟方剂煎汤外洗，以清热燥湿为主，并加入硝矾散以燥湿，减少创面渗液，为肉芽生长创造了一个相对干燥的生长条件。

验案四　张某，男，73 岁，2014 年 10 月 15 日初诊。

主诉：右小腿破溃 40 余天。

现病史：患者 10 余年前右下肢静脉曲张，伴小腿酸胀乏力，未予治疗。右小腿皮肤渐呈褐色。7 年前右小腿皮肤溃破，至我院就诊，行右小腿曲张静脉切除术及溃疡创面植皮术，溃疡愈合。2 年前右小腿曾溃破，于我院治愈。40 天前，右小腿不慎再次碰破，于当地医院换药治疗，创面扩大，再次来诊。舌暗红，苔黄腻，脉弦。

既往史及个人史：高血压病史 5 年，血压控制可。有头孢类抗生素过敏史。

专科查体：右小腿足靴区广泛黑褐色色素沉着及疤痕组织，

小腿中下段两处约 3cm×2cm、1cm×2cm 大小创面，少量脓腐组织覆盖，肉芽不鲜，少量渗液，胫前凹陷性水肿。

辅助检查：血管彩超显示右下肢深静脉通畅，股、腘静脉瓣膜功能不全。

中医诊断：臁疮。

中医证型：湿热下注。

西医诊断：下肢静脉性溃疡。

治法：清热利湿，活血化瘀。

处方：金银花 30g，玄参 30g，当归 15g，赤芍 12g，川牛膝 15g，黄柏 9g，黄芩 9g，栀子 9g，连翘 9g，苍术 9g，防己 9g，紫草 9g，生甘草 9g，红花 6g。水煎服，日 1 剂。

按语：久病患者，气血亏虚，气虚无力行血，血瘀阻络，日久生湿化热，湿热下注而发病。现患者为臁疮急性炎症期，治疗以清热利湿、活血化瘀为原则，待炎症消退可适当减少清热药味，加用益气扶正药。

第七节　雷诺综合征验案

验案　郝某，女，52 岁，2014 年 11 月 26 日初诊。

主诉：双手及双足发凉、遇冷出现皮肤三色改变 6 个月。

现病史：患者 6 个月前出现双手及双足发凉，遇冷后出现皮肤颜色改变，呈苍白 - 潮红 - 紫绀变化，舌质暗红，少苔，脉弦。近日症状加重，为求系统治疗，来我院门诊求治。

既往史及个人史：既往体健，无不良嗜好。

专科查体：双手及双足皮色略显苍白，皮温略低，手指及足趾端皮色紫暗，泛红实验（++），恢复时间约 10 秒；握拳实验

（＋）。双侧桡、尺动脉搏动正常，足背动脉、胫后动脉搏动正常。

辅助检查：血管彩超显示双上下肢动脉内膜略增厚，未见狭窄。

中医诊断：脉痹。

中医证型：血瘀证。

西医诊断：雷诺综合征。

治法：温阳散寒，活血祛湿。

处方：桑寄生 30g，当归 12g，桂枝 12g，黄芪 30g，伸筋草 15g，川芎 12g，苏木 15g，羌活 12g，威灵仙 15g，白芍 15g，僵蚕 12g，云苓 30g，山萸肉 30g，桑枝 30g，姜黄 30g，白术 15g。水煎服，日 1 剂，煎渣另加水煎汤外洗（温洗）。

成药：通脉安，10 片，1 日 3 次。

按语：患者为雷诺综合征，表现为双手及足的皮色变化，多为风寒湿邪侵袭经络，寒凝经脉，阳气不达四末所致，故治疗上应温阳散寒、活血化瘀，常配合应用祛风湿的药物达到祛风除湿散寒的功效。应用僵蚕为解痉通络，桑枝为引经药。通脉安为我院自制剂，有温阳活血止痛之功效。

第八节　血管炎验案

验案一　马某，女，38 岁，2014 年 8 月 6 日初诊。

主诉：双小腿红色痛性结节 1 个月。

现病史：患者近半年因工作关系特别劳累，1 个月前发现左小腿出现红色结节，逐渐扩大，有压痛，两周前双小腿散在出现多个红色痛性结节，伴有双下肢乏力，沉胀，为求系统治疗，来我院门诊求治。舌质红，苔黄腻，脉滑。

既往史及个人史：既往体健，否认高血压、风湿等病史。

专科查体：双小腿散在多发红色结节，大小不一，最大约2cm×2cm，最小约0.8cm×0.8cm，压痛，质较韧，胫前轻度凹陷性水肿，霍曼征阴性，双侧足背动脉及胫后动脉搏动正常，泛红试验阴性。

中医诊断：瓜藤缠。

中医证型：湿热下注证。

西医诊断：血管炎。

治法：清热解毒，活血散结。

处方：白鲜皮30g，当归12g，黄芪30g，金银花30g，地肤子15g，生地黄12g，苍术15g，秦艽15g，板蓝根30g，赤芍15g，黄芩12g，连翘12g，车前草15g，牡丹皮15g，独活15g，夏枯草12g。水煎服，日1剂。

成药：①穿王消炎片3片，1日3次；②紫丹活血片2片，1日3次；③马黄酊外用。

2周后复诊：2014年8月20日。双小腿红肿、疼痛症状减轻，新发结节较前变小，舌质红，苔黄腻，脉滑。治疗：上方去夏枯草，加绵萆薢15g，余治疗同前。

两周后三诊：2014年9月3日。双小腿结节缩小，红肿减轻，但近日有两个新发结节。舌质红，苔黄腻，脉滑。治疗：上方去威灵仙，加忍冬藤30g，余治疗同前。

四诊：2014年9月17日。双小腿结节基本消退，局部遗留有色素沉着，无疼痛，舌质红，苔薄黄，脉滑。停用中药方剂，口服四虫片，8片，1日3次。

按语：患者为血管炎急性期，为湿热毒邪郁于血分，致脉络损伤，瘀血与湿热毒邪相搏结，故出现红肿痛性结节。

验案二　王某，女，65 岁，2015 年 3 月 25 日初诊。

主诉：双小腿多发痛性结节反复发作 16 年。

现病史：患者无明显诱因发病，12 年前于省立医院病理检查示结节性血管炎。服中药治疗可缓解，近年来病情复发频繁。半年前服用强的松治疗，现停药 20 天。仍有双小腿红斑结节，疼痛重。舌紫暗，苔白，脉弦。

既往史及个人史：风湿性关节炎病史 30 年。

专科查体：双小腿皮温正常，多发红斑结节，触痛重，结节局部皮色暗红，部分结节中心有皮肤坏死痂，足背轻度肿胀。

辅助检查显示血沉：25mm/h。

中医诊断：瓜藤缠。

中医证型：湿瘀互结。

西医诊断：结节性血管炎。

治法：活血利湿解毒。

处方：板蓝根 30g，当归 12g，生地黄 30g，细辛 3g，车前草 15g，黄芩 12g，萆薢 15g，桑寄生 30g，赤芍 15g，黄芪 30g，茯苓 15g，威灵仙 12g，牡丹皮 15g，独活 12g，陈皮 9g，独活 12g。水煎服，日 1 剂。

成药：马黄酊外用。

按语：血管炎在中医辨证属于瓜藤缠，活动期临床表现多以热毒、湿毒为主，故治疗以清热解毒为主。因患者肿胀较重，故有萆薢、茯苓等健脾利湿药物。

验案三　张某，男，55 岁，2016 年 6 月 12 日初诊。

主诉：反复口腔溃疡 10 余年，周身皮下红色硬结 10 天。

现病史：患者 10 余年前出现口腔溃疡，后每月发作 1 次，未使用药物治疗，持续约 1 周后愈合，静脉输液后针眼反应明显，无会阴部溃疡。大约 3 年前患者下肢曾出现散在红色硬结，持续时间 1 个月左右自愈。10 天前患者下腹部、腘窝、前臂出现红色硬结，约黄豆粒大小，轻度压痛轻，为求系统治疗，特来我院就诊。现患者下腹部、腘窝内侧、前臂可见皮下红色硬结无瘙痒不适。患者自述近 1 周视力下降明显。纳眠可，二便调。舌红苔白润，脉沉。

既往史及个人史：白塞病史 10 余年。2008 年因左下肢深静脉血栓形成在外院行下腔静脉滤器置入术，现口服华法林 2.5mg，每日 1 次。

专科查体：患者下腹部、双腘窝内侧、前臂中段可见皮下硬结节，约黄豆粒大小，压痛轻，周围皮温略高。双下肢略粗肿，皮色暗，皮温略高，双侧腓肠肌松软，无压痛，霍曼征阴性。

辅助检查：血管彩超显示左下肢深静脉血栓形成，大部分再通。

中医诊断：狐惑病。

中医证型：湿热毒盛。

西医诊断：①白塞性血管炎；②下肢深静脉血栓形成后遗症期。

治法：清热利湿，活血化瘀。

处方：板蓝根 30g，当归 15g，生地黄 30g，车前草 15g，川芎 12g，黄芩 12g，萆薢 15g，桑寄生 30g，赤芍 15g，黄芪 30g，茯苓 15g，威灵仙 12g，牡丹皮 15g，独活 12g，蒲公英 30g，生地黄 30g。水煎服，日 1 剂。

按语： 白塞病在中医属于"狐惑病"范畴，可以侵犯血管而表现为血管炎。患者早年有不明原因的下肢深静脉血栓形成病史，考虑也与白塞病的血管炎症有关，只是近年来才出现比较典型的的白塞病表现。现患者为疾病活动期，临床表现以热毒、湿毒为主，故治疗以清热解毒凉血为原则，药用板蓝根、赤芍、生地黄、牡丹皮等药物；因患者有肿胀，故用萆薢、茯苓等健脾利湿药物；并应用独活、当归、川芎、威灵仙、桑寄生补肾养血活血，攻补兼施。

验案四　张某，男，61 岁，2015 年 7 月 15 日初诊。

主诉：双下肢及腰胯部红紫色斑片 6 个月。

现病史：无明显诱因发病，初起为腰胯部红色斑片，可触及皮下硬结，疼痛。2 天前颈部出现新发红斑，疼痛不甚，伴四肢关节、肌肉酸痛。纳眠差，大便调，小便黄赤。舌紫红，苔白，脉细弱。

既往史及个人史：既往体健。吸烟史 40 年，10 余支 / 天。

专科查体：患者颈部、腰背、胯部、双下肢广泛紫红色斑片，部分斑片皮下可触及小硬结，压之不退色，腹部、腰背部较重。双胫前凹陷性水肿。

辅助检查：CRP 及补体升高。

中医诊断：瓜藤缠。

中医证型：湿热蕴结。

西医诊断：血管炎。

治法：凉血解毒，活血化瘀。

处方：白鲜皮 30g，当归 12g，黄芩 12g，秦艽 12g，地肤子 15g，赤芍 15g，桑枝 30g，苍术 15g，板蓝根 30g，牡丹皮 15g，黄芪 30g，茯苓 15g，威灵仙 30g，生地黄 30g，独活 12g，柴胡 15g。水煎服，日 1 剂。

按语：血管炎是周围血管疾病中的疑难病症，其发病原因不明，多与系统性结缔组织病有关，中医辨证有其优势。该患者以红斑为主，伴有全身症状，根据症状体征辨证为湿热蕴结，并有血瘀之象，治疗以凉血解毒为主，辅以凉血活血之品，并少量应用益气、行气及活血药物。

验案五 张某，男，35岁，2016年9月27日初诊。

主诉：双小腿多发红色痛性结节5年，加重2个月。

现病史：患者5年前双小腿散在出现红色结节，初期时如黄豆，轻压痛，自行消退，经常反复。近2个月双小腿出现红色结节数量增多，反复发作，压痛明显，伴有双下肢乏力，沉胀，为求系统治疗，来我院门诊求治。舌质红，苔黄腻，脉滑。

既往史及个人史：既往体健，否认高血压、风湿病等病史。平素偶尔饮酒。

专科查体：双小腿散在多发红色结节，大小不一，压痛，质较韧，足背及胫前凹陷性水肿，霍曼征阴性，双侧足背动脉及胫后动脉搏动正常，泛红试验阴性。

辅助检查：无。

中医诊断：瓜藤缠。

中医证型：湿热下注证。

西医诊断：结节性血管炎。

治法：清热利湿，活血散结。

处方：板蓝根30g，威灵仙12g，当归12g，生地黄12g，黄柏12g，萆薢15g，川芎12g，苍术15g，金银花30g，独活15g，牡丹皮15g，赤芍15g，黄芩12g，秦艽15g，独活15g，夏枯草12g。水煎服，日1剂。

成药：①四虫片，5片，1日3次；②马黄酊外用。

按语：血管炎的患者中，往往瘀、热毒邪并重，应清热解毒活血，血管炎多与风湿相关，因此方中加入祛风胜湿药物，如独活、威灵仙、秦艽，硬结不消可以加入散结通络的药物，如夏枯草等。

验案六 李某，男，36 岁，2016 年 7 月 13 日初诊。

主诉：右足坏死伴疼痛 1 年。

现病史：患者 1 年前右足皮肤局部出现坏死瘀斑，伴疼痛，部分溃破，上覆坏死痂，曾在省级医院诊断为血管炎，应用糖皮质激素等治疗，症状曾好转，近 2 个月，右足第 2、3 趾趾端出现坏死，疼痛重，舌质暗红，苔黄，脉弦。为求系统治疗，来我院门诊就诊。

既往史及个人史：体健。烟龄 20 年，40 ～ 50 支 / 日。

专科查体：右下肢皮色皮温尚可，小腿肌肉萎缩。右足皮色暗红，趾端紫暗，皮温低。右足背皮肤远端部分病损溃破约 3cm×4cm，上覆坏死黑痂，少量渗液，右足第 2、3 趾趾端坏死，周围组织红肿，触痛，界限不清，泛红试验（＋），恢复时间约 5 秒，右侧足背、胫后动脉搏动消失。左足皮色皮温尚可，泛红试验（－），动脉搏动正常。

辅助检查：彩超显示右足背、胫后动脉闭塞。

中医诊断：瓜藤缠。

中医证型：湿热瘀毒证。

西医诊断：坏死性血管炎。

治法：清热利湿，解毒通络。

处方：板蓝根 30g，当归 12g，生地黄 30g，黄芪 30g，薏苡仁 30g，川芎 12g，泽兰 15g，黄芩 12g，车前草 15g，赤芍 15g，苍术 15g，独活 12g，蒲公英 30g，牡丹皮 15g，金银花 15g，连翘 12g。水煎服，日 1 剂。

成药：①穿王消炎片，3 片，1 日 3 次；②四虫片，5 片，1 日 3 次；③马黄酊外用。

按语：患者先天禀赋不足，加之后天嗜烟酒厚味，烟毒损伤脉络，气滞血瘀；酒炙厚味损伤脾胃，湿热内生，湿热瘀毒互结，局部形成坏死、渗液。故治疗上应清热利湿、解毒通络，湿热之毒为标，瘀毒为本，标本兼治，四虫片为治疗瘀毒之专药，马黄酊为外用消肿止痛药物。

第九节　淋巴水肿验案

验案一　刘某，女，59岁，2014年12月08日初诊。

主诉：左下肢浮肿10余年。患者自述10余年前出现左下肢浮肿，未系统治疗；近1年左下肢浮肿加重，沉胀不适，朝轻暮重。曾多方求医治疗，疗效不佳。现患者左下肢沉胀不适，暮时加重。纳眠可，大便溏薄，小便调。舌淡胖，有齿痕，苔白腻，脉沉滑。

既往史及个人史：既往冠心病、高血压病史10年，糖尿病史5年，右胫腓骨骨折病史。

专科查体：左下肢浮肿，小腿皮肤呈橘皮样，胫前及足背按之凹陷，抬手即复。

中医诊断：大脚风。

中医证型：脾肾阳虚，湿瘀互结。

西医诊断：下肢淋巴水肿。

治法：温补脾肾，益气活血，利水渗湿。

处方：桑寄生30g，当归12g，连翘15g，姜黄30g，薏苡仁30g，川芎12g，桑枝30g，黄芪30g，车前子15g（包），苏木15g，黄柏12g，升麻12g，威灵仙12g，泽兰15g，僵蚕12g，苍术15g。水煎服，日1剂。

外用芒硝 2000g，冰片 10g 外敷。

1 周后复诊：2014 年 12 月 15 日。下肢沉胀感减轻，午后仍浮肿加重。查体见左下肢浮肿较前减轻，小腿皮肤呈橘皮样，胫前及足背按之凹陷，抬手即复。舌淡胖，有齿痕，较前齿痕减轻，苔白腻，脉沉滑。前方加石斛 12g，14 剂，水煎服，每日 1 剂，早晚分服；药渣煎药外洗患肢。

2 周后三诊：2014 年 12 月 29 日。患者仅午后偶有下肢沉胀感。查体见左下肢无明显浮肿。舌淡红，苔薄白，脉沉缓有力。前方去连翘，继续服用，14 剂，水煎服，每日 1 剂，早晚分服。

按语： 该病患者为老年人，嗜食肥甘厚味，素体脾肾阳虚，气化不利，痰浊水湿内停，水湿下注而发病。证型属脾肾阳虚，湿瘀互结。

验案二 肖某，女，84 岁，2015 年 3 月 11 日初诊。

主诉：双下肢肿胀半年。

现病史：2 年前行直肠癌手术，术后放疗。半年前左下肢肿胀，1 月前右下肢肿胀。现双下肢沉胀，行走不利。纳少，眠差，二便调。舌暗红，苔黄燥，脉弦细。

既往史及个人史：直肠癌及手术史、放疗史 2 年。

专科查体：双小腿、足部浮肿，左下肢较严重，组织硬韧，小腿皮色暗红，皮肤板硬，按之凹陷，抬手即复，压痛明显，散在皮肤水泡。腹股沟淋巴结肿大、质硬，轻度压痛。

辅助检查：静脉彩超显示双下肢淋巴水肿。

中医诊断：水肿。

中医证型：湿瘀互结。

西医诊断：下肢淋巴水肿（淋巴侵害，放射损伤，低蛋白血症）。

治法：利水消肿，活血化瘀。

处方：桑寄生 30g，当归 12g，赤芍 15g，泽兰 15g，板蓝根 30g，茯苓 15g，猪苓 15g，薏苡仁 30g，黄芪 30g，桑枝 30g，僵蚕 12g，半枝莲 15g，姜黄 12g，牡丹皮 15g，熟地黄 30g，甘草 12g。水煎服，日 1 剂。

成药：①消脱止 3 片，1 日 3 次；②迈之灵 2 粒，1 日 2 次。

按语：患者老年女性，体虚久病，气血双亏，湿瘀互结，故有下肢肿胀，水泡，治疗以益气活血为主，并加以行气药物，调动气机，以助血行。肿瘤在中医辨证中可归为"岩毒"，故用少量解毒药物如半枝莲等。

验案三　路某，女，45 岁，2016 年 1 月 25 日初诊。

主诉：右下肢粗肿 9 个月。

现病史：4 年前，患者因宫颈癌于济南市中心医院行手术治疗，9 个月前，患者右下肢肿胀，渐加重，于当地静滴药物效果不佳，来我院就诊。现患者右下肢粗肿，乏力，无疼痛，纳眠可，二便调。舌紫暗，苔薄白，脉弦。

既往史及个人史：4 年前因宫颈癌于济南市中心医院行手术治疗。

专科查体：右下肢皮色皮温可，腓肠肌饱满、紧韧，右胫前、右足按之凹陷，抬手即复。尼霍夫征（-），霍氏征（-），右下肢动脉搏动正常。

辅助检查：超声显示右下肢淋巴水肿。

中医诊断：水肿。

中医证型：血瘀湿重。

西医诊断：下肢淋巴水肿。

治法：清热利湿，活血化瘀。

处方：茵陈 30g，赤小豆 18g，牛膝 10g，苍术 15g，佩兰 12g，薏苡仁 30g，黄柏 12g，泽泻 12g，豆蔻 10g，车前草 30g，黄芩 12g，黄柏 12g，夏枯草 12g，皂角刺 12g，黄芪 15g，生甘草 9g。水煎服，日 1 剂。

成药：冰硝散外用。

按语：患者罹患肿瘤，术后气血双亏，脾肾阳虚，脾失运化，痰湿内生，久则生瘀化毒，瘀毒痰浊内停，脾肾阳虚，则下肢浮肿，朝轻暮重。治疗除应用活血利湿药物之外，还需加入行气散结之品，并少佐黄芪补气以助血行。

验案四　崔某，男，81 岁，2019 年 1 月 16 日初诊。

主诉：左下肢肿胀 1 月余。

现病史：患者平素久坐，1 个月前开始左小腿粗肿、胀痛，未行诊治，逐渐加重，足部肿胀无法穿鞋，纳少眠差，大便调，小便频数。舌淡红，苔黄，脉弦。

既往史及个人史：既往高血压、冠心病、脑动脉硬化病史 20 余年。

专科查体：左下肢皮色可，小腿及足部皮温略高，皮肤光薄、紧韧，按之凹陷，抬手即复，未触及结节。橘皮征（＋）。腓肠肌略饱满，无挤压痛。

辅助检查：血管彩超显示左下肢淋巴水肿。

中医诊断：水肿。

中医证型：血瘀湿重。

西医诊断：下肢淋巴水肿。

治法：湿瘀互结。

处方：桑寄生 30g，薏苡仁 30g，车前子 15g，威灵仙 12g，黄芪 30g，当归 12g，川芎 12g，苏木 15g，泽兰 15g，连翘 15g，桑枝 30g，僵蚕 12g，姜黄 12g，黄柏 12g，升麻 12g，苍术 15g。水煎服，日 1 剂。

成药：消脱止，4 片，1 日 3 次。

按语：患者年老多病，气血不足，气虚无力行血，故有瘀血阻于络脉，水湿外溢，而发为水肿，为本虚标实之证。治疗当兼顾标本，治疗水湿可健脾利水、淡渗利水，同时注意调动气机，使其上下通达，气行则水行。同时少量应用扶正之黄芪、桑寄生等药物兼顾本虚。

第十节 丹毒验案

验案一 张某，女，62 岁，2016 年 3 月 10 日初诊。

主诉：右小腿红肿、疼痛 2 年，加重 7 天。

现病史：患者既往有脚气病史，2 年前，患者出现高热寒战，右小腿红斑，双下肢肿胀渐加重，此后右小腿红斑反复发作，自 2015 年 6 月起，右小腿反复红斑间隔时间缩短为 1 个月。7 天前，患者右小腿再次出现红斑，来我院就诊。现患者右小腿红斑、局部疼痛，纳可眠差，大便干结，小便调。舌红，苔黄腻，脉弦。

既往史及个人史：既往高血压、冠心病病史 10 余年。2010 年曾行下肢静脉曲张手术。

专科查体：右下肢略粗肿，小腿、右足散在红斑，皮色嫩红，皮温高，右胫前、足背呈凹陷性水肿，霍氏征（－），右下肢动脉搏动正常。

辅助检查：血管超声显示右下肢深静脉通畅。

中医诊断：丹毒。

中医证型：湿热下注证。

西医诊断：①丹毒；②下肢淋巴水肿。

治法：清热利湿，活血化瘀。

处方：薏苡仁30g，当归12g，生地黄30g，桑枝30g，车前草15g，川芎15g，苍术15g，黄芪30g，石斛12g，赤芍15g，泽兰15g，独活15g，板蓝根30g，栀子15g，黄柏12g，连翘15g。水煎服，日1剂。

成药：①外用马黄酊涂擦治疗；②消脱止，2片，1日3次。

按语：患者有下肢淋巴水肿病史，阳虚水泛，加之足癣感染，毒留肌肤，生湿化热。治疗在活血利湿的基础之上需加用解毒药物板蓝根、栀子之类，则毒去湿瘀随之而去，而不可单纯用活血利湿之品。

验案二 孟某，女，84岁，2015年6月25日初诊。

主诉：右下肢红肿疼痛4天。

现病史：患者9天前出现高热，体温达38.5℃，于就近诊所按"感冒"静滴抗生素治疗4天后体温正常。4天前患者右下肢出现局部红疹，迅速发展为整个小腿红肿疼痛，自行中药外洗治疗无明显效果，特来诊。现患者右小腿肿胀疼痛，影响行走，纳可眠差，大便干结，小便调。舌红，苔黄腻，脉滑。

既往史及个人史：下肢静脉曲张病史19余年，4年前于我院行手术治疗。8年前因外伤骨折与我院行右股骨头置换术。1年前于省立医院查体发现肺气肿，1月前因眩晕于省立医院确诊为耳石症。

专科查体：右小腿粗肿，皮色潮红，按之凹陷，皮温高，皮肤硬韧，触痛。双下肢浅静脉扩张，陈旧性手术瘢痕。

辅助检查：血管彩超显示右下肢深静脉通畅，轻度皮下积液。

中医诊断：丹毒。

中医证型：湿热下注。

西医诊断：丹毒。

治法：清热解毒，活血化瘀。

处方：板蓝根 30g，蒲公英 30g，车前草 15g，威灵仙 12g，当归 12g，川芎 12g，赤芍 15g，牡丹皮 15g，生地黄 30g，苍术 15g，黄芩 12g，黄柏 12g，金银花 30g，黄芪 30g，独活 12g，连翘 15g。水煎服，日 1 剂。

成药：麻黄酊外用。

按语： 丹毒发作多辨证为"热毒"，因此治疗应用凉血解毒药物，如板蓝根、栀子、蒲公英、苦地丁等等。但患者为老年患者，往往气血弱于年轻人，在治疗时需注意适当保护脾胃，避免攻伐太过，损伤脾土。

验案三 陈某，男，68 岁，2016 年 10 月 8 日初诊。

主诉：右小腿红肿疼痛伴高热反复发作 20 年，复发 1 天。

现病史：患者 20 年前，左小腿首次红肿疼痛伴高热，于当地诊断为丹毒，住院治疗后好转出院。此后多次发作类似症状，每次均使用抗生素等药物治疗，症状缓解。2 个月前患者右小腿多次出现红肿疼痛，虽经抗生素静滴治疗后好转，但停药后及复发。1 天前，患者右小腿再次出现红肿热痛伴高热，体温 39.5℃，为求系统治疗，遂来我院住院治疗。现症见患者右小腿红肿疼痛明显，伴发热，体温 39.0℃，足趾间有糜烂、脱屑，纳眠可，大便干结，小便调。舌红，苔黄腻，脉弦。

既往史及个人史：反复发作足癣史 20 余年。13 年前因肺癌于肿瘤医院行左肺全切术。高血压病史 10 余年，口服拜新同控制血压，效可。

专科查体：右小腿大片红肿，色如涂丹，皮温高，压之退色，胫前肌肉饱满、紧韧，压痛。足趾间有糜烂、脱屑。

辅助检查：无。

中医诊断：丹毒。

中医证型：湿热下注证。

西医诊断：丹毒。

治法：清热利湿，活血通脉。

处方：板蓝根30g，蒲公英30g，车前草15g，威灵仙12g，当归12g，川芎12g，赤芍15g，牡丹皮15g，生地黄30g，苍术15g，黄芩12g，黄柏12g，金银花30g，黄芪15g，独活12g，夏枯草12g。水煎服，日1剂。

成药：①外用马黄酊涂擦治疗；②消脱止，2片，1日3次。

按语：患者有下肢淋巴水肿病史，阳虚水泛，加之足癣感染，毒留肌肤，生湿化热，致瘀热毒邪内蕴而发病。治疗时，急则治其标，当予清热解毒之板蓝根、蒲公英之类，则毒去湿热瘀随之而去，同时少量加用生黄芪扶正，生地黄滋阴，协助托毒外出。

第十一节　脂膜炎验案

验案一　李某，男，64岁，2019年1月16日初诊。

主诉：右小腿内侧红肿硬结疼痛7天。

现病史：7天前患者无明显诱因出现右小腿内侧红肿硬结，伴疼痛，未予治疗，现症状逐渐加重，纳眠可，大便干结，小便调。舌质暗红，苔薄黄，脉沉。

既往史及个人史：左下肢深静脉血栓形成病史14年。

专科查体：右下肢皮色、皮温正常，浅表小静脉扩张，胫前无凹陷性水肿。右小腿内侧可触及一约 3cm×2cm 大小皮下硬结，色潮红，皮温略高，压痛明显。右小腿腓肠肌松软，无挤压痛。

辅助检查：静脉彩超显示左下肢深静脉血栓形成，大部分再通。右下肢深静脉薄膜功能不全。

中医诊断：皮痹。

中医证型：湿热下注。

西医诊断：脂膜炎。

治法：清热利湿，活血散结。

治疗：板蓝根 30g，当归 12g，生地黄 30g，黄连 9g，白鲜皮 30g，川芎 12g，黄芪 15g，金银花 30g，车前草 15g，赤芍 15g，秦艽 12g，连翘 15g，威灵仙 12g，黄芩 12g，茯苓 12g，夏枯草 12g。水煎服，日 1 剂。

成药：马黄酊外用。

按语： 脂膜炎又称脂质硬皮症，是一种在静脉高压下白细胞活化和炎性介质表达增加引起的皮肤和脂肪的非细菌炎症反应，多发生在下肢静脉功能不全的下肢。在中医古籍中并未有系统记载，但是我们根据其临床表现的结块，红肿疼痛，结合舌苔脉象，可以辨证为湿热下注证，故治疗以清热利湿为主，并用活血化瘀散结之品。可以中药内服和外治法相结合，提高临床疗效。

验案二　姚某，女，65 岁，2020 年 7 月 29 日初诊。

主诉：双小腿红肿疼痛 2 个月。

现病史：患者 2 个月前无明显诱因出现左小腿内侧痛性包块，红肿疼痛，就诊于当地诊所，口服迈之灵、血府逐瘀胶囊治疗，症状减轻。1 个月前，患者右小腿内侧出现痛性包块，外用散剂治疗，效果不佳。现患者双小腿痛性包块，红肿疼痛，纳眠可，二便调。舌暗红，苔黄腻，脉沉弦。

既往史及个人史：既往体健。

专科查体：双下肢浅静脉迂曲扩张，皮色略暗，皮温略高，小腿及双足凹陷性水肿。左、右小腿内侧分别可见一约10cm×9cm、10cm×10cm大小包块，皮色暗红，皮温高，压痛明显。右内踝上可触及多个皮下硬结块，压痛明显。双侧腓肠肌松软，无挤压痛。

中医诊断：皮痹。

中医证型：湿热毒蕴。

西医诊断：脂膜炎。

治法：清热利湿，活血解毒。

处方：板蓝根30g，当归12g，生地黄30g，黄芪30g，薏苡仁30g，川芎12g，泽兰15g，黄芩12g，车前草15g，赤芍15g，金银花30g，苍术15g，桑寄生30g，牡丹皮12g，连翘12g，白芷12g。水煎服，日1剂，煎渣另加水煎汤外洗。

2周后患者复诊。患者左小腿红肿硬结范围无变化，右小腿硬结较前变软，纳眠可，小便调，大便稀，3～4次/日。舌质暗红，苔薄黄，脉沉。陈柏楠教授认为患者血分热毒之邪稍减，故中药上方去车前草、牡丹皮，加夏枯草12g，茯苓15g，煎渣外洗。

又2周后患者三诊。双小腿红肿范围均缩减局限，皮色变为暗红，硬结均较前变软，触痛感轻微。纳眠可，小便调，大便稀，1～3次/日。舌质暗红，苔薄黄，脉沉。中药上方继服，改为隔日1剂，并用药渣煎汤，冷凉后外洗患处。

用药约1月后，患者双小腿皮肤硬结质韧，无触痛，皮肤遗留褐色色素沉着。舌暗红，苔薄白，脉沉。

按语：脂膜炎急性发病时往往以湿热毒盛为主要病机，治疗中当以清热利湿、活血解毒为主，但用药多为寒凉之品，患者易出现大便稀或次数增多，此为邪从下出，但此法不宜久用，恐耗伤正气，待邪气稍减，则逐渐加用健脾利湿茯苓之流。同时，可充分发挥中医外治法，用药渣煎汤外洗，使其作用于局部，充分发挥药效。

验案三　李某，女，76 岁，2020 年 7 月 8 日初诊。

主诉：左小腿红肿疼痛硬结 3 月余。

现病史：患者 3 个月前磕碰外伤后出现左小腿红肿疼痛硬结，就诊于当地医院，效果不佳。现患者左小腿硬结仍有板硬疼痛，纳眠可，二便调。舌质紫，苔薄黄，脉沉。

既往史及个人史：高血压病史 5 年，血压控制良好。

专科查体：左下肢皮色暗，皮温可。小腿外侧踝上约 4cm×5cm 大小区域皮下硬结，皮色暗褐，皮温略高，压痛明显。右下肢皮色、皮温可，左胫前轻度凹陷性水肿，腓肠肌松软，无挤压痛。

中医诊断：皮痹。

中医证型：瘀毒蕴结。

西医诊断：脂膜炎。

处方：板蓝根 30g，当归 12g，生地黄 30g，金银花 30g，蒲公英 30g，川芎 12g，泽兰 15g，连翘 15g，桑寄生 30g，赤芍 15g，苍术 15g，黄芪 30g，薏苡仁 30g，牡丹皮 15g，黄芩 12g，独活 12g。水煎服，日 1 剂，煎渣另加水煎汤外洗。

成药：马黄酊外用。

1 周后患者复诊。患者左小腿局部红肿，皮温好转，硬结稍有压痛，肿胀减轻。纳眠可，二便调。舌质紫，苔薄白，脉沉。中药前方牡丹皮改用 9g，加陈皮 9g，煎渣外洗，2 周后痊愈。

按语： 患者发病已久，湿热之象不显，此时病机以瘀毒蕴结为主，故治疗当以祛除瘀毒伏邪为主，兼以清热利湿、行气活血、扶助正气，攻补兼施。

第十二节 痛风验案

验案 王某，男，69岁，2014年5月28日初诊。

主诉：右踝周疼痛4天。

现病史：4天前患者右踝周疼痛，行走时加重，X线检查无骨折，无外伤史，不伴发热。纳可眠差，大便干结，小便调。舌紫暗，苔黄腻，脉弦数。

既往史及个人史：高血压、糖尿病、冠心病病史6年，痛风病史5年。

专科查体：右小腿无粗肿，右踝部红肿，压痛明显，胫前无凹肿，霍氏征（-）。

辅助检查：彩超显示深静脉通畅。

中医诊断：痛痹。

中医证型：湿热下注。

西医诊断：痛风性关节炎。

治法：清热利湿，祛风除湿。

处方：苍术30g，车前草15g，伸筋草15g，桑寄生30g，当归12g，赤芍15g，白芷15g，牡丹皮15g，生地黄30g，黄柏12g，苍术15g，牛膝15g，黄芩12g，通草12g，独活12g，草薢15g。水煎服，日1剂。

按语： 痛风为风湿之邪留着关节所致，治以清热利湿、祛风除湿，其中祛除湿邪为主，同时要活血通络止痛，解除症状。

第六章　著述题录

一、著作

1.侯玉芬，陈柏楠.中医外科病名释义［M］.济南：山东大学出版社，1997：189.

2.陈柏楠，侯玉芬，周涛.周围血管疾病中西医诊疗学［M］.北京：中国中医药出版社，1999：562.

3.尚德俊，侯玉芬，陈柏楠.周围静脉疾病学［M］.北京：人民军医出版社，2001：142.

4.尚德俊，陈柏楠，秦红松.尚德俊外科心得录［M］.北京：人民卫生出版社，2009：212.

5.陈柏楠.中西医结合静脉血栓栓塞性疾病诊疗手册［M］.北京：中国中医药出版社，2009：192.

6.陈柏楠，许永楷，赵波.闭塞性动脉硬化症临床诊疗实践［M］.北京：中国医药科技出版社，2014：283.

7.陈柏楠，秦红松，刘明.第二届国医大师临床经验实录 – 国医大师尚德俊［M］.北京：中国医药科技出版社，2016：395.

二、代表性论文

1.陈柏楠.闭塞性动脉粥样硬化中医治疗研究进展［J］.山

东中医杂志，1988，7（3）：53-54.

2.陈柏楠.周围血管疾病常用方剂浅析［J］.山东中医学院学报，1990，14（3）：50-51.

3.陈柏楠.我国血栓闭塞性脉管炎的治疗现状与展望［J］.齐鲁中医药情报，1990，3（4）：15.

4.陈柏楠.我国血栓闭塞性脉管炎实验研究现状概述［J］.临床荟萃，1992，7（增刊）：18.

5.陈柏楠，周涛.免疫反应与血栓闭塞性脉管炎（译文）［J］.齐鲁中医药情报，1992（4）：33.

6.全胜弘，益田顺一，陈柏楠.动脉硬化发生发展的机理与血管内皮细胞的作用（译文）［J］.国外医学老年医学分册，1993，14（6）：249-251.

7.陈柏楠，侯玉芬.股静脉瓣膜环缩的手术适应症［J］.山东医药，1993，33（12）：55-56.

8.陈柏楠，侯玉芬.股浅静脉瓣膜环缩手术的适应症——附30例病例分析［J］.医学研究通讯，1994，23（3）：24-25.

9.陈柏楠，徐展望.中西医结合诊治老年下肢深静脉血栓形成68例［J］.北京中医药大学学报，1995，18（2）：59.

10.陈柏楠，王嘉桔.我国血栓闭塞性脉管炎的治疗现状与展望［J］.中国中西医结合外科杂志，1996，2（3）：212-214.

11.陈柏楠，周涛，钱秋海，等.益气活血法治疗糖尿病坏疽45例［J］.山东中医药大学学报，1997，21（2）：125-126.

12.陈柏楠，尚德俊.中西医结合治疗闭塞性动脉硬化症研究概述［J］.中国中西医结合杂志，1998，18（2）：122-124.

13.陈柏楠，秦红松.尚德俊教授对外科外治疗法的研究与临床经验［J］.中国中西医结合外科杂志，1998，4（4）：57-59.

14.陈柏楠.尚德俊教授应用外治疗法治疗周围血管疾病的经

验[J].中国中西医结合外科杂志，2000，6（1）：56-57.

15.陈柏楠，李昭辉，周涛，等.中西医结合治疗对急性下肢深静脉血栓形成血浆内皮素的影响[J].中国中西医结合外科杂志，2000；6（2）：35-36.

16.陈柏楠，徐展望，周涛，等.下肢骨折并发深静脉血栓形成的临床研究[J].山东中医药大学学报，2001，25（1）：20-21.

17.陈柏楠，周黎丽，张勇，等.彩色多普勒超声诊断小腿软组织肉瘤1例[J].中国超声医学杂志，2001，17（4）：318.

18.陈柏楠，李克，李昭辉，等.深静脉血栓形成血管张力因素的研究[J].中国中西医结合外科杂志，2001，7（4）：5-7.

19.陈柏楠，周涛，刘明，等.深静脉血栓形成血管张力因素与中医辨证分型的关系[J].中医杂志，2002，43（2）：13-15.

20.陈柏楠，秦红松.尚德俊教授中西医结合治疗外科疾病经验概述[J].中医药学刊，2003，21（1）：24.

21.陈柏楠，周涛，秦红松，等.糖尿病坏疽的临证治疗探微[J].中医药学刊，2003，21（11）：1809-1851.

22.陈柏楠，秦红松，刘政.深静脉血栓形成不同中医证型ET、NO的变化特点[J].山东中医药大学学报，2004，28（2）：117-118.

23.陈柏楠，秦红松，刘政.糖尿病肢体动脉闭塞症血管张力因素的变化特点[J].中国中西医结合杂志，2004，24（9）：798-800.

24.陈柏楠，尚德俊.中西医结合治疗闭塞性动脉硬化症研究进展[J].中国中西医结合外科杂志，2005，11（2）：100-102.

25.陈柏楠，侯玉芬.下肢深静脉血栓形成的中医辨证论治[J].中国中西医结合外科杂志，2006，12（5）：437-438.

26.Bainan C, Hongsong Q, Zheng L.Characteristic Changes of

Vascular Tension Factors in Diabetic Arterial Occlusion of Lower Extremities [J]. The Proceedings of The China Association For Science and Technology, 2006, 2(4): 149–153.

27. 陈柏楠, 丁承宗, 宋岳梅, 等. 肺栓塞的 CT 诊断及与深静脉血栓形成临床类型的相关性研究 [J]. 中国中西医结合影像学杂志, 2006, 4（6）: 410–412.

28. 陈柏楠, 秦红松. 尚德俊中西医结合治疗周围血管疾病经验 [J]. 北京中医药大学学报, 2006, 29（11）: 783–784.

29. 陈柏楠, 许永楷, 任晋蒙. 急性肢体动脉栓塞发病现状与病因 [J]. 中国中西医结合外科杂志, 2007, 13（5）: 437–438.

30. 陈柏楠, 秦红松, 刘明. 下肢深静脉血栓形成中西医结合研究述评 [J]. 中华中西医杂志, 2008, 9（1）: 22–23.

31. 陈柏楠, 秦红松, 刘政, 等. 糖尿病肢体动脉闭塞症与闭塞性动脉硬化症血管张力因素改变的对比 [J]. 中国中西医结合外科杂志, 2008, 14（4）: 337–339.

32. 陈柏楠, 范长海, 宋福晨, 等. 糖尿病肢体动脉闭塞症中医证型与血流动力学及踝臂指数的相关性研究 [J]. 世界中西医结合杂志, 2008, 3（12）: 717–719.

33. 陈柏楠, 秦红松, 李彦州, 等. 肢体静脉功能障碍性疾病的中西医结合治疗 [J]. 中国中西医结合外科杂志, 2009, 15（4）: 351–354.

34. 陈柏楠, 秦红松, 刘政. 尚德俊诊治闭塞性动脉硬化症的临证经验 [J]. 中华中医药杂志, 2010, 25（1）: 77–79.

35. 陈柏楠, 刘明, 姜元顺, 等. 急性期下肢深静脉血栓形成中西医结合治疗的多中心研究 [J]. 山东中医药大学学报, 2013, 37（4）: 298–299.

36. 王雁南, 陈柏楠. 浅谈周围血管疾病的中医辨证内涵 [J].

世界中医药，2013，8（10）：1154-1156

37. 许永楷，赵波，陈柏楠. 糖尿病肢体动脉闭塞症不同中医证型炎症指标比较［J］. 中国中西医结合外科杂志，2013，19（6）：630-632.

38. 王建国，陈柏楠，王雁南. 闭塞性动脉硬化症髂股动脉形态学表现与中医证型的相关性研究［J］. 中国中西医结合影像学杂志，2013，11（6）：590-592.

39. 陈柏楠，李彦州，许永楷，等. 糖尿病肢体动脉闭塞症中医证型与股总动脉内－中膜厚度的相关性研究［J］. 世界中西医结合杂志，2014，9（4）：386-388.

40. 王雁南，陈柏楠，许永楷，等. 解毒洗药溻渍治疗对下肢静脉性溃疡疮周微循环的影响［J］. 中国中西医结合外科杂志，2015，21（5）：443-446.

41. Yudong Z, Bainan C, Ming L, et al. MicroRNA-141 inhibits vascular smooth muscle cell proliferation through targeting PAPP-A［J］. Int J Clin Exp Pathol (international journal of experimental pathology), 2015, 8(11): 14401-14408.

42. 张大伟，陈柏楠. 浅议"瘀毒"在周围血管疾病病机中的地位［J］. 世界中医药，2016，11（3）：414-417.

43. 陈柏楠，秦红松，刘明. 大师风采，薪火相传——国医大师尚德俊教授学术成就简述［J］. 中国中西医结合影像学杂志，2016，14（5）：497-499.

44. 陈柏楠，秦红松，杜丽萍，等. 国医大师尚德俊治疗闭塞性动脉硬化症经验的应用研究［J］. 中国中西医结合影像学杂志，2016，14（6）：623-626.

45. 宋奎全，张恒龙，陈柏楠. 炎性因子与动脉硬化闭塞症中医证型相关性研究［J］. 中国中西医结合外科杂志，2016，22（4）：

315-317.

46.赵波，王雁南，许永楷，等.公英解毒洗剂对下肢静脉性溃疡患者血清 MMP-3 及 TIMP-1 表达的影响的研究［J］.中国中西医结合外科杂志，2020，26（1）：53-57.

三、指导研究生论文

1.徐丽.糖尿病肢体动脉闭塞症中医常见辨证分型与临床指标相关性的研究［D］，山东中医药大学，2006.

2.任晋蒙.糖尿病肢体动脉闭塞症血瘀证临床证候相关研究［D］，山东中医药大学，2007.

3.许永楷.糖尿病肢体动脉闭塞症湿热下注证相关指标检测［D］，山东中医药大学，2007.

4.范长海.糖尿病肢体动脉闭塞症中医辨证分型与血流动力学及踝臂指数相关性研究［D］，山东中医药大学，2008.

5.李彦州.股总动脉内膜－中层厚度与糖尿病肢体动脉闭塞症中医证型的相关性研究［D］，山东中医药大学，2008.

6.赵波.闭塞性动脉硬化症动脉血管检测指标与中医辨证分型相关性研究［D］，山东中医药大学，2009

7.宋奎全.炎症因子等指标与闭塞性动脉硬化症中医证型相关性研究［D］，山东中医药大学，2009.

8.陈健.闭塞性动脉硬化症中医证型与血脂和同型半胱氨酸的相关性研究［D］，山东中医药大学，2010.

9.张陆.基于数据挖掘技术闭塞性动脉硬化症用药规律研究［D］，山东中医药大学，2010.

10.姜元顺.下肢深静脉血栓形成的多中心研究［D］，山东中医药大学，2011.

11. 张莉.祛瘀生肌膏治疗下肢慢性溃疡的临床研究［D］,山东中医药大学, 2011.

12. 李会含.尚德俊治疗闭塞性动脉硬化症血瘀型的临床经验方案的对照研究［D］,山东中医药大学, 2012.

13. 梁刚.脂质代谢紊乱与深静脉血栓及其中医证型的相关性研究［D］,山东中医药大学, 2012.

14. 王建国.闭塞性动脉硬化症髂股动脉形态学表现与中医证型的相关性研究［D］,山东中医药大学, 2012.

15. 徐传熙.尚德俊教授治疗闭塞性动脉硬化症的临证经验应用研究［D］,山东中医药大学, 2012.

16. 魏令珂.糖尿病肢体动脉闭塞症中医临床路径方案对内皮功能及血脂的影响［D］,山东中医药大学, 2013.

17. 范莹.闭塞性动脉硬化症中医体质特点与股总动脉内膜－中层厚度相关性初步研究［D］,山东中医药大学, 2014.

18. 姚登峰.糖尿病肢体动脉闭塞症中医临床路径方案对患者ABI、彩超指标及凝血功能的影响［D］,山东中医药大学, 2014.

19. 谢晨.解毒洗药治疗下肢静脉性溃疡的临床疗效观察［D］,山东中医药大学, 2014.

20. 刘慧娜.解毒洗药治疗下肢静脉性溃疡的优化方案研究［D］,山东中医药大学, 2015.

21. 李涵泊.血瘀型糖尿病肢体动脉闭塞症影像学血管形态病变规律研究［D］,山东中医药大学, 2015.

22. 杨雪松.湿热下注型闭塞性动脉硬化症影像学血管形态特点规律研究［D］,山东中医药大学, 2015.

23. 刘祥.高血压合并外周动脉闭塞性疾病的中医证候规律研究［D］,山东中医药大学, 2016.

四、学术继承人研究论文

1. 张大伟 . 周围血管疾病瘀毒病机及解毒活血法的探讨，2017 年（第二批山东省五级中医药师承）。

2. 张大伟 . 陈柏楠教授治疗周围血管疾病血瘀 – 瘀毒病机的研究及解毒活血法的探讨，2021 年（第六批全国老中医药专家学术经验继承工作师承）。

2. 王雁南 . 陈柏楠教授学术思想总结及临证应用研究，2017 年（第二批山东省五级中医药师承）。

3. 许永楷 . 陈柏楠教授从瘀毒论治周围血管疾病经验总结及基于数据挖掘陈柏楠教授治疗闭塞性动脉硬化症用药分析学术观点总结，2021 年（第六批全国老中医药专家学术经验继承工作师承），2020 年（第五批山东省五级中医药师承）。

4. 赵波 . 陈柏楠教授辨治下肢静脉性溃疡（臁疮）的临证经验，2020 年（第五批山东省五级中医药师承）。

主要参考文献

［1］董正华.辨病与辨证相结合是《伤寒论》的基本诊断模式［J］.陕西中医学院学报，2005，28（6）：5-7.

［2］仝小林.论症、证、病结合辨治模式在临床中的应用［J］.中医杂志，2010，51（4）：300-303.

［3］陈以平.提倡辨病论治，力主微观辨证［J］.中国中西医结肾病杂志，2012，13（5）：377-378.

［4］张臻，阙华发.中医药内外合治术后合并细菌感染之难愈性创面临床观察［J］.新中医，2012，44（1）：62-63.

［5］陈曦，张宇鹏，于智敏，等.关于中医理论体系框架研究的若干思考［J］.中国中医基础医学杂志，2013，19（1）：3-6.

［6］孙广仁.中医基础理论［M］.2版.北京：中国中医药出版社，2007：60-61.

［7］郭振球.主诉辨治法与微观辨证及其学科群的和谐发展［J］.南京中医药大学学报，2009，25（3）：161-163.

［8］梁文杰，方朝义，丁英钧，等.实验诊断学在微观辨证中的价值评析［J］.中国中西医结合杂志，2012，4（32）：543-546.

［9］谭碧珠，李德辉，廖锐，等.对无症状疾病的辨证论治浅解［J］.时珍国医国药，2013，23（9）：2285-2286.

［10］韦祎，唐汉庆.中医宏观辨证的微观解读［J］.广西中医药，2010，33（2）：40-42.

［11］刘明，赵永利.闭塞性动脉硬化症中医证型与 TASC Ⅱ 分型的相关性［J］.中国中西医结合外科杂志，2012，18（6）：563-565.

［12］秦红松，陈柏楠，李彦州，等.糖尿病肢体动脉闭塞症股动脉内膜 - 中膜厚度、血流速度及脉动指数与中医证型的相关性研究［J］.中国中西医结合杂志，2009，29（8）：754-755.

［13］李建鹏，王峥.下肢动脉硬化闭塞症辨证分型与血管内皮功能相关性探讨［J］.辽宁中医杂志，2011，38（5）：915-916.

［14］谭达全.中医病因病机理论研究方法的再思考［J］.湖南中医杂志，2012，2（1）：2-5.

［15］王健.中医病因病机研究的思路与方法［J］.中国中医基础医学杂志，2012，18（6）：581-583.

［16］尚德俊.活血化瘀法在周围血管疾病的应用［J］.中国中西医结合外科杂志，1995，1（6）：327-329.

［17］李运伦.毒邪的源流及其分类诠释［J］.中医药学刊，2001，18（1）：4445.

［18］吴国伟，徐文君，万红建，等.从毒治肾病论［J］.浙江中医杂志，2007，42（2）：6668.

［19］吴子辉，吴林.毒为出血性中风至笃之本——三因级联内毒为本［J］.广西中医药，2005，28（1）：49-50.

［20］张杰，尹艳艳，王芝兰.中医毒邪辨析［J］.中医药信息，2007，24（2）：12.

［21］苏凤哲.毒邪论［J］.中国中医基础医学杂志，2007，13（9）：649-650.

［22］屈静，邹忆怀，支楠.毒邪学说的现代研究进展［J］.中国中医急症，2012，21（10）：1629-1631.

［23］王军，徐阳.下肢慢性溃疡中医循证临床实践指南［J］.中国中西医结合外科杂志，2015，21（5）：543-545

［24］孟建霞，徐旭英.徐旭英分期辨治臁疮经验［J］.世界中西医结合杂志，2017，12（12）：1670-1672，1730.

［25］王琪，孙庆.全国名中医迟景勋教授学术渊源及治疗臁疮的用药规律［J］.中外医学研究，2018，16（31）：128-129.

［26］陆永攀，张玉冬，赵波，等.刘明内外合治臁疮经验［J］.山东中医药大学学报，2019，43（1）：72-74.

［27］汤佳崿，王聪，冯泽宇，等.基于文献分析与德尔菲法筛选法制定下肢慢性溃疡中医药标准化诊疗指南方案体会［J］.中国中西医结合杂志，2018，38（7）：876-880.

［28］尚德俊，秦红松，秦红岩.尚德俊熏洗疗法心得录［M］.北京：人民卫生出版社，2016.

［29］王雁南，张玥，颜光宇.中药复方脉络通洗剂外洗治疗血瘀型闭塞性动脉硬化症的局部微循环疗效评价［J］.世界中西医结合杂志，2016，11（7）：979-982.

［30］王雁南，陈柏楠，许永楷，等.解毒洗药溻渍治疗对下肢静脉性溃疡疮周微循环的影响［J］.中国中西医结合外科杂志，2015，21（5）：443-446.

［31］王雁南，陈柏楠.浅谈周围血管疾病的中医辨证内涵［J］.世界中医药，2013，8（10）：1154-1156.

［32］侯玉芬，刘明，周黎丽.实用周围血管疾病学［M］.北京：金城出版社，2005.

［33］尚德俊，王嘉桔，张柏根.中西医结合周围血管疾病学［M］.北京：人民卫生出版社，2004.

［34］尚德俊.新编中医外科学［M］.济南：济南出版社，1995.

［35］尚德俊，陈柏楠，秦红松.尚德俊外科心得录［M］.北京：人民卫生出版社，2009.

［36］陈柏楠，侯玉芬，周涛.周围血管疾病中西医诊疗学［M］.

北京：中国中医药出版社，1999.

［37］陈柏楠，许永楷，赵波，等.闭塞性动脉硬化症临床诊疗实践［M］.北京：中国中医药科技出版社，2014.

［38］张大伟，陈柏楠.肢体动脉支架内再狭窄瘀毒病机的探讨［J］.世界中西医结合杂志，2018，13（2）：166-169.

［39］张大伟，陈柏楠.浅议"瘀毒"在周围血管疾病病机中的地位［J］.世界中医药，2016，11（3）：414-417.

［40］刘国全，王雁南，梁刚，等.陈柏楠教授诊疗臁疮经验撷华［J］.中国民族民间医药，2021，30（3）：79-82.

［41］许永楷，温雅.周围血管疾病中医淤毒病因论［J］.世界科学技术——中医药现代化，2020，22（9）：3318-3322.

［42］刘天娇，王雁南，张陆，等.陈柏楠教授治疗变应性皮肤血管炎经验［J］.亚太传统医药，2020，16（12）：104-106.

［43］王建国，陈柏楠，王雁南.闭塞性动脉硬化症髂股动脉形态学表现与中医证型的相关性研究［J］.中国中西医结合影像学杂志，2013，11（6）：590-592.

［44］陈柏楠，李彦州，许永楷，等.糖尿病肢体动脉闭塞症中医证型与股总动脉内—中膜厚度的相关性研究［J］.世界中西医结合杂志，2014，9（4）：386-388.

［45］陈柏楠，刘明，姜元顺，等.急性期下肢深静脉血栓形成中西医结合治疗的多中心研究［J］.山东中医药大学学报，2013，37（4）：298-299.

［46］林玮，张文.贝赫切特综合征病因和发病机制［J］.中华临床免疫和变态反应杂志，2015，9（1）：67-72.

［47］郑文洁.重视白塞病血管病变［J］.中华风湿病学杂志，2016，20（12）：793-795

［48］陈柏楠，侯玉芬，周涛.周围血管疾病中西医诊疗学［M］.

北京：中国中医药出版社，1999.

［49］中国中西医结合学会周围血管疾病专业委员会.动脉硬化闭塞症诊断及疗效标准（2016 年修订稿）［J］.北京中医药,2016,35（10）：909-910.

［50］中国中西医结合学会周围血管疾病专业委员会.糖尿病肢体动脉闭塞症诊断及疗效标准［J］.中国中西医结合外科杂志,2003,9（2）：150-151.

［51］中国中西医结合学会周围血管疾病专业委员会血栓闭塞性脉管炎专家委员会.血栓闭塞性脉管炎中西医结合专家共识［J］.血管与腔内血管外科杂志，2019，5（6）：471-480.

［52］黄如冰，罗群强.血栓闭塞性脉管炎病因及发病机制研究进展［J］.中外医学研究，2019，17（33）：184-186.

［53］中华医学会外科学分会血管外科学组.深静脉血栓形成的诊断和治疗指南（第 3 版）［J］.中国血管外科杂志（电子版），2017,9（4）：250-257.

［54］中国医师协会介入医师分会，中华医学会放射学分会介入专业委员会，中国静脉介入联盟［J］.下肢深静脉血栓形成介入治疗规范的专家共识（第 2 版）［J］.中华介入放射学电子杂志，2018，6（4）：283-288.

［55］吴丹明，沈世凯.髂静脉受压综合征的支架治疗［J］.中国实用外科杂志，2018，38（12）：1430-1432。

［56］Cojocaru M, Cohocaru IM, Chico B.New insight into the rheumatoid vasculitis［J］. Rom J Intern Med, 2015, 53(2): 128-132.

［57］Makol A, Crowson CS, Wetter DA, et al. Vasculitis associated with rheumatoid arthritis: a case-control study［J］.Rheumatology (Oxford), 2014, 53(5): 890-899.

［58］栗占国，张奉春，鲍春德.类风湿关节炎［M］.北京：人民卫生出版社，2009.